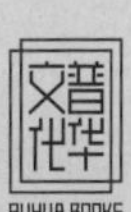

我们一起解决问题

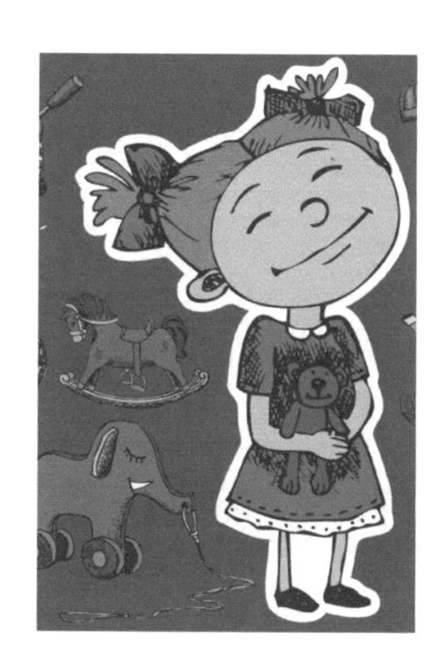

Spiel-Räume

Lehrbuch der systemischen Therapie mit Kindern und Jugendlichen

游戏空间

儿童和青少年心理问题系统治疗

[德] 吕迪格 · 雷茨拉夫（Rüdiger Retzlaff）◎著

余萍　李雪　洪彦◎译　施琪嘉◎审校

人民邮电出版社

北　京

图书在版编目（CIP）数据

游戏空间 ：儿童和青少年心理问题系统治疗 / (德)
吕迪格·雷茨拉夫著 ；余萍，李雪，洪彦译. -- 北京 ：
人民邮电出版社，2021.5
ISBN 978-7-115-56231-9

Ⅰ. ①游… Ⅱ. ①吕… ②余… ③李… ④洪… Ⅲ.
①精神疗法 Ⅳ. ①R749.055

中国版本图书馆CIP数据核字(2021)第054059号

内容提要

在儿童和青少年的心理问题方面，系统式心理治疗是近年来被广泛应用的治疗方法之一，不断有新的研究证明其有效性。

本书作者吕迪格·雷茨拉夫是儿童和青少年心理问题家庭治疗领域的权威，他的这本书被业内人士称为"当之无愧的系统治疗百科全书"。本书首先严谨地从理论层面讲解了系统治疗的框架前提，然后进入实践领域，详细地教授了治疗系统的构建、语言与行动导向的干预措施、模拟干预措施以及其他干预措施。由于系统治疗汲取了很多来自儿童心理动力治疗、人本治疗、行为治疗等治疗流派的灵感，书中讲解的技术方法非常具有实操性；而且由于系统治疗更多地考虑了儿童与青少年的特点，游戏式的、充满趣味性的、对儿童友好的工作步骤成为其主要治疗风格。

本书适合每一位心理治疗师，尤其适合家庭治疗领域的工作者。希望大家在阅读后，都能开辟出自己的游戏空间，更好地帮助儿童与青少年。

◆ 著 [德] 吕迪格·雷茨拉夫（Rüdiger Retzlaff）
译 余 萍 李 雪 洪 彦
责任编辑 姜 珊
责任印制 胡 南
◆人民邮电出版社出版发行 北京市丰台区成寿寺路 11 号
邮编 100164 电子邮件 315@ptpress.com.cn
网址 https://www.ptpress.com.cn
涿州市般润文化传播有限公司印刷
◆开本：787×1092 1/16
印张：25 2021 年 5 月第 1 版
字数：300 千字 2024 年 12 月河北第 15 次印刷
著作权合同登记号 图字：01-2020-3744 号

定 价：110.00 元

读者服务热线：（010）81055656 印装质量热线：（010）81055316
反盗版热线：（010）81055315
广告经营许可证：京东市监广登字20170147号

推荐序 1
德式心理治疗中的“游戏精神”

吕迪格教授与我的面对面交往不算多，但我们曾经紧密合作，做过一件很有意义的事——2010 年前后，他协助时任德国家庭治疗协会主席的约亨•施魏策教授，收集全球临床研究资料，向德国国家心理治疗科学评定委员会申请，将系统式治疗批准为“有科学依据的心理治疗方法”。这个申请后来获得通过，系统式治疗获得了与精神动力性心理治疗、行为治疗等科学同等的地位。他们在告诉我这个喜讯时说，我们中国同事提供的几篇临床研究论文对成功申报起到了重要作用。我们对此深感荣幸和振奋，因为系统式家庭治疗在中国得到越来越广泛的应用，有大量的临床案例证明它在跨文化情境下也有疗效，理应受到各个国家的重视和推广。

家庭治疗是系统式治疗最早的实践模式，1988 年传入中国的就是特别能体现系统思维的系统式家庭治疗。当时来华讲课、培训的海尔姆·史第尔林（Helm Stierlin）和弗里茨·西蒙（Fritz B. Simon）是吕迪格的老师。他们通过几次互动性、参与性很强的培训活动，传授了不使用针对个人的教化、训导、阐释，而是在关系现实中通过行动来让一个人际系统产生变化，继而让系统中的个体产生领悟和行为改变的临床干预方式。这一套理论、技术，以及培训教学的方法，对学员们产生了犹如棒喝般的强烈“扰动”作用，很多人都觉得这个疗法“很好玩”。

德国系统式家庭治疗培训有个很大的特点，就是充满了“游戏性”。培训师绞尽脑汁发明游戏，经常让学员在少则两个人多则十多人的小组里进行角色扮演、家庭雕塑、绘画等艺术创作或分析等练习，然后在“反映小组”环节里谈心得体会、讨论理论和技术问题。这些用于培训治疗师的游戏可能来源于任何一种灵感，如临床案例、传统神话典故、文学艺术作品、社会热点、日常生活、科技发明，不一而足。主要目的是要将观察、处理人际关系问题和内心痛苦的系统视角和方法，以直接体验、象征性表达、非言语沟通的方式教给受训人员。这样的教学法比照本宣科上课、刷题考试要好得多，也符合我国文化推崇的“实践出真知”的思想。通过行动而得到领悟的学员往往一回到实践中就几乎自动地、自然地使用这些方法来进行工作。

在心理治疗中应用游戏方式进行干预，其实遵循着同样的心理学、教育学原理。本书第一部分对有关的理论做了介绍，可以看到很多先辈的真知灼见。其中，创立发生认识论的皮亚杰说：“只有通过游戏行为来学习客体、事务、情境和角色，才能发展出更高的心理过程。”

我在 1988 年第一次参加德国老师的讲习班时就有这样的经历。在此之前，对一些文献所谈的“价值中立”“无条件尊重”“非指导性干预”等概念，我常觉得其有点像禅修顿悟的过程，很微妙、神奇和智慧，但是又会心生怀疑——在强调严肃的科学性和庄严的伦理价值原则的医学、心理学领域里，怎么可以这样做呢？

在那次培训中，有个游戏练习作业让我开了一点窍：记得西蒙老师曾经让我们在三人小组里讨论“晕车有什么好处”。几分钟后大家围坐一圈，一位自愿报名当求助者的年轻女学员坐于中央的椅子上，先说自己的晕车问题，然后老师让她说，要是让车上乘客知道了她会晕车将会有什么好处。我记得她提到几条“好处”，其中包括“可能会得到前排靠窗的位子”。随后，西蒙老师让她抱紧椅背，开始猛烈摇晃椅子，这持续了大约 1 分钟，停下来以后再问她：“晕了吗？”结果，这位学员满脸涨红，而不是如往常晕车那样面无血色，连声说：“不晕不晕！”这个印象深刻的练习让学员领会了“悖论干预”的妙用。在本书中，我看到了这样的一个案例：一位怕坐飞机出差的年轻母亲通过与孩子们一起在治疗室里做游戏而克服了飞行恐惧。看到这里，我会心一笑，立即想到了 33 年前我们玩过的这个游戏。

1990 年，我去海德堡大学跟随史第尔林、西蒙、施魏策等很多老师学习。通过上课、培训、观摩治疗以及日常接触，对这个流派的精神底蕴和行为“做派”算是比较充分地耳濡目染了三年。1993 年年底在海德堡毕业后，我迫不及待回国，终于可以自己操作家庭治疗了。28年以来，我一直在精神科临床工作中坚持做家庭治疗，用这种乍看起来有些荒诞、“不正统”的方法帮助了大量的家庭，而且把它与讲求理性、规则的生物医学方法结合起来，让令人生畏的诊疗过程变得有了艺术的灵气、活力和创造性，增加了人文的温度，同时我自己在繁重的工作之余也很少产生倦怠。

这本书是个百宝箱。读者不但可以从中掏出可以让孩子们摆脱各种内外羁绊、放飞心情的“小把戏”，还可以让在养育孩子的过程中黔驴技穷的父母或祖辈别再“认死理、死认真”，跳出“再加一把劲却越陷越深”的恶性循环（或称“无结局游戏”）。把它当专业书来看的心理健康工作者，其实可以将书中方法当作“脑筋急转弯”的益智游戏，这也许有助于在严肃认真地救死扶伤、解困济苦的“不好玩游戏”中，培养幽默、机智、乐观、宽容的心理品质，让您成为“会变戏法”、有本事的助人者。

赵旭东

同济大学心理学、精神医学教授，主任医师

世界心理治疗学会副主席

中国心理卫生协会副理事长

2021年3月7日

推荐序 2
玩好游戏靠什么

2020年，太过特殊的一年。我在年底收到琪嘉的微信消息和他牵头组织翻译的书稿，琪嘉邀请我从精神分析的视角为一本系统式家庭治疗的书写个序。一看书名，我发现这是一本用游戏把儿童青少年的系统性心理治疗串起来的实操书。凭直觉，这是个很难驾驭好的主题，但又非常具有挑战性。我在30年前首次进入“中德班”时（1990年青岛）参加的是系统家庭治疗组，5天培训结束时，懵懵懂懂的，感觉理论概念不少，消化不了，对如何开展实践更是感到一头雾水。当时留下来的印象就是搞搞循环提问，美其名曰“扰动”。就如圈内在评论几大心理治疗流派的特点时戏称的，系统性家庭治疗就是“啥也不知道，啥也不做”。对于非常资深的治疗师来说“啥也不做”有时候是可行的或合适的，因为这样能使人看明白一些问题的本质，并承受某些不确定所带来的焦虑。但对于一个经验有限的治疗师来说，清晰明了、可操作的技术和方法步骤却是非常重要的，因为这意味着自己可以积极努力地回应来访者并做点什么，意味着治疗师需要维护基本的自我价值感和工作动力。

而本书的作者显然非常能够体谅想要完整学习系统治疗的读者们在面对一个个遭遇困扰的家庭时最需要什么样的专业帮助。从系统性心理治疗的病因理论、态度、原则、治疗框架和设置的建立，到每一次访谈如何进行的细节和可能出现的问题及其应对策略，一直到如何恰当地结束，本书内容非常符合临床实践的情形而又有理论支撑，极大地提升了治疗师的胜任感。尤其难能可贵的是，作者完全不忌讳，直接借用了许多其他流派经常采用的行之有效的技术如心理动力治疗、人本治疗、行为治疗和催眠治疗等，以及如施魏策教授所言的，自创或者引入从别人那里观摩得来的“小机灵”。而这些借用，肯定不是简单的堆砌，而是在系统治疗的框架背景下，针对各种具体的临床情景需要而实施的灵活多变的丰富的治疗手段。拒绝这些，就意味着僵化和教条，意味着不愿承认自己的局限。你是否会为了维护自己主要受训的流派的纯正而不屑于借用其他流派的技术和理解问题的视角？你借用其他流派的技术多了以后是否担心“迷失”自己的专业认同？或者干脆就号称自己是个“整合派”？

看到使用游戏的技术，我就会想到安娜弗洛伊德、克莱因、温尼科特等人，他们把精神分析的对象从成年人扩展至儿童。但我又想，采用游戏的技术，肯定不仅仅是因为儿童更适用于游戏的方式互动，还要看治疗师是否愿意并能够进入“游戏”的状态，能否比较顺畅地退行并全身心地投入游戏的体验，然后又可以从退行中折返，保持着自我觉察。施魏策教授在原版序中提到，“从这本书里，人们能感觉到该作者不仅是一个喜爱游戏的大男孩……”作为治疗师，如果应用游戏治疗技术，一定需要思考和孩子做游戏的动力和乐趣的来源是什么？这个过程是否会触动自己早年和父母互动的体验，也可能触动自己现在作为父母和自己的孩子互动的体验。治疗师是用游戏同时在弥补自己早年曾经的缺陷吗？治疗师自己想做更好、更合格的父母吗？这样的热情和执着能示范并带动一个有困扰但试图改变的家庭吗？在实施游戏的过程中，这些潜在的情绪往往会影响我们的投入程度并带来治疗过程中的困难，而有些困难不是从技术中去找原因，而是从我们自己身上找原因。因此可以这么说，什么样的治疗师，就会发明创造或选择组合什么样风格的技术，并以他独特的方式和来访者（家庭）一起找到一个互相匹配的节奏。

系统治疗很考验治疗师的共情和觉察能力，尤其是在面对各种情境中的儿童、青少年及其家庭的时候。治疗师不仅要对儿童和青少年以及他们的父母有很多经验，还要对医生、教师、青少年救助机构及部门非常熟悉。所以第 5 章的内容是本书的精华所在，治疗师和不同职业背景的人员在一起帮助孩子及其家庭，需要从对方所担心和需要的地方入手，才可能建立良好的合作网络。那些有赶赴突发灾难现场实践心理危机干预中的治疗师，就会对此很有共鸣。治疗师既要进入系统中每一个角色的位置去感同身受，又要能抽身出来反思和进行工作，这种转换能力非常考验治疗师的自我功能，反思、觉察多了，就容易理智化，情感隔离；反之，感同身受多了，就容易深陷其中而偏离系统观。当然，治疗师也是吃五谷杂粮的凡人，要承认自己的局限，不可能游刃有余地“进”“出”。这时候，有一本书做指导，再加上实践后有反思和督导，那么他一定会功力大增。

最后，非常感谢翻译团队过硬的语言能力和专业水准，使我这个对系统性心理治疗一知半解的人能够流畅地阅读并饶有兴致地从书中找到了很多自己想要的东西。

张海音

中国心理卫生协会精神分析专委会候任主委

上海精神卫生中心临床心理科主任

中德班中方负责人之一

2021 年 1 月 6 日于上海

推荐序 3
博采众长的系统性心理治疗

家庭治疗起源于20世纪50年代，与当时的儿童指导运动、团体治疗、对重性精神病的心理干预等发展密不可分。

与有儿童和青少年的家庭一起工作，是家庭治疗各个模式都非常重视的部分。自从“中德班”的家庭治疗培训项目开展以来，结构式家庭治疗、Satir模式家庭治疗等培训在国内都渐入常态，走向正轨。连续性、系统性的培训，培养了一批理论知识比较扎实的心理治疗师。可惜的是：经典的学院式培训，让新入行的心理治疗师眼界比较狭窄，常常固着于培训中老师所教的知识，鹦鹉学舌式地只会用有限的招数，还常常自认为自己才是“正统”。

本书的出版，正好可以帮助咨询师扩展思路和技术，灵活地将系统思维与面对儿童和青少年的工作结合起来。临床工作，强调的是实践中的智慧，本书作者在书中介绍的方法技巧，除了让人大开眼界外，也真的会给治疗带来意想不到的效果。

看到书中约亨·施魏策教授写的序，我突然想起2004年他来深圳给“中德班”第二期培训上课前，在香港中文大学办的一天的工作坊。当时我正好在香港中文大学读博士，因此全程参与和协助了他的工作坊。

在此之前，我认识的约亨·施魏策是一个高大、热情、留着卷发、常常不拘小节的并不“严谨”的德国人。知道他曾经在美国学习过Satir模式家庭治疗，我想他可能像“人”的部分多于像“学者”的部分。而在那天的工作坊里，我发现他还有像“音乐家”或者“艺术家”的部分。令我印象特别深刻的是他把参加者分成不同的声部群，来表现不同的抑郁所表达的状态。他在中间指挥，一时间大厅里此起彼伏、“群魔乱舞”，后来慢慢变成一种很奇特的旋律。

我当时在心里也暗暗琢磨，这是心理治疗吗？这是家庭治疗吗？后来在深圳的培训中，他也采用了不少新颖的方式教学，例如，用“家庭太极”来表现家谱图，用一次性纸杯来铺排家庭雕塑，用照片来进行咨询和教学，等等。

现在看到这本书的出版发行，我开始理解了在他们 HelmStielin 研究所，所有相关的理论研究和临床经验的积累都在连贯性地进行着，大家各尽所能、各展所长，经年累月之后，必有累累硕果，这也是我们国内同行需要学习和借鉴的地方，多一点博采众长，少一点“国内第一人”。是为序。

陈向一

中国心理卫生协会家庭治疗学组原组长

2021 年 3 月 2 日

推荐序 4
游戏的系统玩法——启动儿童心灵疗愈的金钥匙

2009年6月，在海德堡，我和德中心理治疗研究院创始人、刚刚卸任的首任德方主席马佳丽女士一同去拜访吕迪格·雷茨拉夫博士。那时，“中德高级家庭治疗连续培训项目”在停滞了五年后，重新艰难起步，在2009年4月初完成了第三期连续培训的第一次集训。在第三期培训中，我与来自崴茵海姆（Weinheim）家庭治疗研究所的鲁道夫·考夫曼（Rudolf Kaufmann）、乌拉·特洛伊舍－休夫纳（Ursula Troescher-Huefner）等老师合作，担任中方教师。

在吕迪格舒适、雅致的家里，我们边喝下午茶，边讨论第四期连续培训的德方教师人选和教学安排。当时，由于多种因素的影响，想找到合适的家庭治疗方面的德方教师非常困难。好消息是吕迪格愿意尽全力去组织师资。他承诺在四次集训中，自己可以保证来两次。事实上，他不仅做到了自己的承诺，也邀请了其他优秀教师加盟到了“第四期中德高级家庭治疗师连续培训项目”中来。吕迪格的课严谨清晰、实践经验全面丰富、答疑细致耐心。作为第四期的中方教师，我在与他配合教学的过程中，对系统性心理治疗有了更深入的理解和思考，同时我也被他的深厚的理论背景和灵活的实践智慧深深吸引。

在“中德高级家庭治疗师连续培训项目”不断向前推进、培训效果广受好评、掌握系统性家庭治疗基本技能的学员越来越多的同时，德中心理治疗研究院开始考虑拓展系统性家庭治疗培训主题的范围。这在中德班的历史上，是具有开创性的事件。结合我国的发展状况和民众需求，系统性家庭治疗的专题培训被正式提上日程。很多已经从“中德班”毕业的学员因为在实践中遇到了很多困难和挑战，纷纷呼吁开展有关儿童青少年主题的相关培训。为了回应社会和学员的需求，德中心理治疗研究院、北京大学精神卫生研究所和北京大学临床心理中心在2016年、2017年和2018年，分别举办了四次“中德儿童青少年家庭治疗培训专题工作坊”。其中，2018年4月16-20日的工作坊，由吕迪格·雷茨拉夫和曼弗瑞德·沃格特（Manfred Vogt）担任教师。

吕迪格是海德堡HelmStielin研究所的“儿童青少年系统式治疗培训项目”主任，有着丰富的临床、教学、培训经验，出版和撰写过多部儿童系统性心理治疗方面的书籍和论文。他的好朋友曼弗瑞德是“北德短程治疗研究所”的创始人，精通儿童青少年短程治疗和游戏治疗，也出版过多部有关儿童和青少年焦点解决治疗的书籍，并自己设计和开发了很多儿童游戏治疗的方法和材料。二人的合作珠联璧合，精彩纷呈。培训结束后，学员反馈收获极大，对实践非常有帮助，并一致建议继续开设连续培训班，以便更系统地学习如何对儿童青少年开展系统性家庭治疗工作。

经过德中心理治疗研究院的反复讨论，“首届中德儿童青少年家庭治疗连续培训项目”立项，吕迪格·雷茨拉夫和曼弗瑞德·沃格特担任德方教师，参与全部两年四次、每次五天的连续培训。2019年5月和9月该项目已经顺利完成了第一次和第二次的集训。受全球新冠疫情的影响，该项目的第三次、第四次集训经讨论决定推迟。

《游戏空间：儿童和青少年心理问题系统治疗》一书，是“中德儿童青少年系统治疗连续培训”的指定教材，也是吕迪格极具影响力的代表著作之一。书中，吕迪格介绍了很多自己工作的具体游戏方法。其中一个案例，在治疗中，他让两个孩子扮演父母，而让父母扮演不想起床的孩子，情景是起床—早餐流程。情景本身是紧张的，而“扮演对方的角色”这个设置让每个人都可以从自己长期的紧张中跳脱出来。游戏，瞬间让所有人都轻松快乐起来，从而容易体会到对方的处境，并开始改变自己的观念和行为方式。

“要想让面向儿童的工作富有成效，就必须适应他们的世界、他们的语言以及他们的表达方式，治疗师开展工作必须好玩有趣，应用富有创意的、符合儿童表达方式的技巧。”游戏，就是儿童最重要的、最常规的表达方式。在治疗过程中，吕迪格用游戏推进了治疗的进程，同时促发了家庭所有成员的治疗性改变，是快速有效的工作理念和干预方式的呈现。

该书具体地介绍了系统性心理治疗的流程，而治疗的细节则充满了治疗师对儿童和青少年的尊重、接纳、联结和影响。当了解家庭关系时，他邀请孩子画出家的平面图，并问孩子，“哪个房间是大家都喜欢去的”“谁和谁共享房间”等。看图回答问题，对孩子来讲，比单纯听到一个问题去回答，要简单容易得多。画图、唱歌、讲故事、看卡片、用手偶等，对各种孩子们喜欢的游戏方法，吕迪格都驾轻就熟，信手拈来。作者在应对“母子恶性循环”的案例时，竟然一口气给出了 19 种“跳出循环”的具体方法，每种方法都简明扼要，有的甚至只有寥寥数字（请注意，不是“寥寥数语”）。在培训课程中，吕迪格经常拿出图片、手偶、橡皮筋等工具，给治疗师示范如何与儿童和青少年交流，并要求咨询师在小组里反复练习直至熟练。

结果是，学员们不但练习并掌握了技术，还爱上了这样的学习内容和学习过程。因为整个培训教室的空间，就是一个大大的游戏空间。每个居于其中的人，都逃不脱，也不想逃脱，都一直开心地沉浸于其中、享受于其中、改变于其中。因为这个游戏空间，激发了每个学员心中保留的或多或少的孩童特征，游戏空间本身就有沁人心脾、深入心灵的疗愈作用。

吕迪格游戏式的、系统式的玩法，是启动儿童心灵疗愈的金钥匙，同样也能启动成年人心灵的疗愈过程。因此，我把这本书推荐给大家，也推荐给我自己。

刘丹
北京大学临床心理学博士
清华大学学生心理发展指导中心副主任
德中心理治疗研究院中方副主席
中国社会心理学会婚姻与家庭心理学专委会副主任委员
2021 年 1 月 27 日于北京

推荐序 5
先吃一颗巧克力

吕迪格·雷茨拉夫老师是德国人，是“首届中德儿童青少年家庭治疗连续培训项目”的德方教师。作为该项目的中方教师，2019 年 5 月 5 日，我和他第一次在北京见面吃饭。这顿饭是主办方招待双方教师的接风晚宴。宾主寒暄后，吕迪格老师小心翼翼地拿着筷子，当他成功地“铲”起菜并吃进嘴里时，他露出了怡然的笑容。他一直不怎么讲话，瘦削的脸被灯光映照得红彤彤的。

我们简单聊过几句，了解彼此的工作状况。我知道他任职于海德堡 HelmStielin 研究所，负责儿童与青少年的家庭治疗。我告诉他，HelmStielin 研究所是我心中的“圣地”，系统治疗在中国的普及也起源于那里。我同时还向他表达，这些年中国的心理咨询师格外需要学习儿童心理干预。虽然国内已经有不少训练有素的系统式家庭治疗师了，但针对儿童和针对成年人的工作风格有着本质区别，我们仍然缺乏有能力对儿童和青少年开展干预的家庭咨询师。他问了问学员的构成情况，此外就没有再多说什么。他看上去有点严肃，我猜他是在为第二天的课程做准备。

第二天开始上课，一个简短的开幕式后，就到了吕迪格老师的授课时间。

这是长达两年的连续培训中的第一次集训。学员们来自全国各地，初次见面，大家又要在一起相处整整一周，都有点拘谨。大家望着台上的德国老师，不知道眼下的知识之旅将从哪里启程。只见吕迪格搬上来一个大包，变魔术一样从里面掏出几个花花绿绿的大盒子，然后笑眯眯地展示给大家——

学员们一阵欢呼，那些盒子装的竟是他从德国带来的巧克力！

我惊呆了，这完全是一个出乎意料的开场。

教室里沸腾起来。每个人都挑了自己喜欢的口味，塞进嘴里，脸上写着甜美的快乐。大家一边吃，一边听吕迪格说："开始工作的时候，要让自己心情好一点。我喜欢从糖果开始，糖果不光能让小孩子开心，也能让大人开心。"

就这样，大家眉开眼笑地吞下了第一个知识点。

接下来的课，理所当然地让人又兴奋，又专注。初来乍到的拘束感被迅速一扫而空。即使面对的是相对枯燥的理论学习，也因为这样一个小小的插曲，学员们有了一种愉悦的学习氛围。更不用说课堂当中的抢答和游戏，学员们纷纷踊跃响应。原来一颗小小的巧克力糖，就能让大家自然而然地回到儿童的状态。

我为这神奇的效果感到惊奇。

而在这一屋子"儿童"中，最兴奋的一个，莫过于讲台上的吕迪格了。他的脸红红的，说话声音不大，眼睛里却闪着活泼的光。他不断地出主意，建议大家可以怎么玩，就像一个长不大的"孩子王"，脑子里有着层出不穷的点子，整个教室都是他的游乐场。他握着一只黑板擦，把它当一个"遥控器"，请学员互相扮演机器人，按他的指令做动作：迈左脚，迈右脚，伸手，卡住——

学员们玩得不亦乐乎。

而这个游戏，是他发明出来帮助一个强迫症儿童的。对方的症状在于肢体的动作常常"卡住"，走路走到一半，突然不知该迈左脚还是右脚，就此陷入无穷无尽的违拗："为什么做这个动作？为什么不能做另一个？身体是听我的指令还是自有一套算法？"这一卡住，身边人都跟着揪心。有时上学路走到一半，孩子竟像泥塑木雕一样难以挪动脚步。全家人困扰至极，于是找到吕迪格做治疗。吕迪格了解情况之后，就请孩子及他的妈妈一起玩"遥控机器人"的游戏。一会儿他遥控妈妈，一会儿妈妈遥控他。玩过几轮，治疗结束，孩子的症状竟大为减轻。

如果你了解系统治疗当中的悖论干预原理，那么你对这个游戏的疗效想必就不会吃惊。说白了，吕迪格把"症状"重构为一套"游戏"，游戏中的每个步骤刚好在重复症状行为，孩子的症状就具有了不同的含义：既可能是失控的，也可能是对规则的遵守。围绕症状的解释方向被改写了，每个人的想法和反应就都受到了扰动——同样的行为，再也不只是令人生畏的疾病，也可以变成亲子之间轻松有趣的玩耍。父母不再抱以强烈的焦虑，孩子也不再陷入“越控制，越失控”的恶性循环。再发生卡在半路的情况时，父母足以轻松应对，拿出“遥控器”一点，嘻嘻哈哈地就能解决问题。

这个游戏最让我佩服的，不是构思的精巧，而是它从头到尾都没有一句理论阐释，甚至都不怎么需要对话。这对儿童咨询来说尤其价值连城。能把深奥的理论用简洁的语言讲出来，已经是第一流的专家。而一个字的理论都不提，全都藏进玩耍的过程里，那是更高的境界，“不著一字，尽得风流”。玩就够了，玩的过程就传递了改变所需的全部信息。游戏，胜过一切有形的语言。

要做到这一点，并不容易。除了依赖经验、智慧和深厚的理论功底，还要有一种看向“对方”的深切关注。这是一种稀缺的品质：时刻把对方的状态当作自己的服务目标。“我”想表达什么，有哪些表达偏好？都不重要。跳出来，要去看对方是谁，他处在怎样的情绪状态里？是否准备好接受新的信息？（要么先来一颗巧克力？）——这些问题必须萦绕在咨询师的头脑里。不但如此，他还要考虑自己的工作将会给对方带来怎样的结果：接受信息的过程是否有困难？是否愉快？能否感受到支持和尊重？会不会在未来生活中学以致用？

面向小孩，我们就用小孩最受用的方式。那就是游戏。

把游戏当成工作方式，也需要咨询师具有足够大的内在空间。如你所知，在游戏中我们不计较对错真假，相比道理，游戏更注重乐趣和体验。这需要我们有“容错”的空间。如果执着于弄清什么是对的，或者抓住“坏人”，这就和游戏的乐趣无缘。家不是讲道理的地方，而我们作为“专家”，常常忍不住在心里替家庭设定立场：孩子是对的，父母有些病态，妈妈过度付出了，爸爸始终缺位；这种教育理念还不错，那种理念有问题……何必呢？这些想法把我们固定在了“专家”的立场上，也失去了玩耍的机会和乐趣。如果能为家庭找到一种新的互动，相比于用批判的方式指出来，不如请家庭直接把它当成一个游戏，试试看？

如果有效，用这种乐呵呵的方式不是更好吗？

系统式家庭治疗背后有着最精密、最复杂的现代理论——系统论、信息论、控制论，同时也可以用最浅显、最生动的载体，同这个世界最年轻、最简单、最有活力的人群工作。吕迪格让我看到这两者结合的可能性：进得去，同时也出得来。

而我们常常只偏重其一。这是我尤其想提醒本书读者的。作为一本名副其实的“教科书”，这本书基本采用了严谨的书面化写作，像一本学术专著那样介绍儿童和青少年系统性心理治疗领域的理论和方法。这样读下来，读者很容易记住吕迪格作为学者的严肃的一面，也会带着如履薄冰的心情学习和模仿。但我想，如果未发现他的工作方法是多么好玩、多么富于乐趣，学到的这些知识就未免缺了一点调味料。毕竟，这是一本教你跟孩子做游戏的书，它要帮助人更会“玩”。

大家不妨趁此机会，看看自己的心情：我是否做好了边玩边学的准备呢？

那么，学习之前，先吃一颗巧克力吧！

李松蔚
北京大学临床心理学博士
中国心理学会注册心理师
首届中德儿童青少年家庭治疗连续培训项目中方教师
2021年1月

推荐序 6
齐家在儿童，在青少年

家庭治疗进入中国是在20世纪80年代末期。

20世纪90年代中期，“中德班”在昆明开始举办连续心理治疗培训项目，精神分析、行为认知和家庭治疗成为三大支柱，那时不同学派互相演示观摩，这种机会即使在德国也不多见。

在我国，传统婚姻提倡“劝合不劝离”，人们通常认为父亲、母亲和孩子构成了一个类似三角形的最稳定的结构。那时普通人不熟悉鲍文的去三角理论，不熟悉疾病获益的概念。而心理咨询师们正拼命学习西方心理学理论，强调要分化，要个体化。

现在，家庭治疗在我国得到了长足的发展，中国也进入了一个既尊重个体，同时也强调家庭的阶段。在过度融合和过于强调个体分化方面，大家也有了新的理解和认识。

儿童、青少年心理治疗与成年人心理治疗相比，几乎属于完全独立的学科，儿童、青少年的家庭治疗就更为稀罕。这本原文内容丰富的著作涵盖了儿童青少年家庭治疗中的各种技术，包括讲故事、隐喻、仪式、心身、叙事、舞动、催眠，它不仅有具体的案例作为理论概念和技术说明，同时也针对父母训练专辟了一章加以论述，简直就是一本儿童青少年家庭治疗的百科全书。

经过两年的雕琢，这本书终于呈现在大家面前。我们译者与审校者团队十分期待它在我国推进家庭治疗的应用中发挥作用，并且为之感到自豪。

施琪嘉
中国首批国家注册心理督导师
华中科技大学附属同济医学院教授
武汉市心理卫生研究所所长
湖北省心理卫生协会理事长
2021 年 2 月 26 日于武汉

中文版自序

2009年，当我受“中德班”邀请前往北京第一次讲授系统性心理治疗时，我就产生了将实践材料翻译成中文的想法。遗憾的是，当时我和我的同事使用的材料并没有译好的中文版本。

我非常高兴，并且十分感激施琪嘉教授着手此事，将我的这本《游戏空间：儿童和青少年心理问题系统治疗》翻译成中文。因为这本书介绍了广泛的系统性技术，并为治疗工作提供了非常实用的指南，所以它一直深受心理治疗师、专科医生、心理学家、社会工作者以及教育工作者的好评。

从系统的观点来看，家庭和社会环境对于精神障碍的形成和治疗至关重要。在本书中，除了支持一个良好的家庭组织的方法，我还介绍了许多创新技术，并通过案例研究进行解读。在我看来，有趣的方法以及创造潜能的运用是系统性治疗以及所有心理疗法的主要基本原理。治疗技术诚然重要，但从业者的态度更为重要——一种尊重、友善、以资源为导向的方法。这种方法要求来访者提供某些东西，但同时我们要支持他和他的亲属们。当然，中国读者还必须检验，所有这些因素如何与大家的生活方式及家庭文化相适应，必要时应予以调整。

小孩子、大孩子对于他们的家庭，以及每个国家来说都是不可估量的宝贵财富。如果我们能照顾好他们的情绪，令他们保持良好的心态，他们就会成长得更好。

我希望，这本书对所有从事儿童和青少年心理治疗工作的人都是有用的，并能够帮助他们更好地成长。

原版序

“哇！”当我第一次见到这本书的手稿时就暗自惊叹，如今写这篇序言时，我的心情依然如此。

《儿童治疗百科》——这本书大可以这么命名，因为它真的为所有儿童和青少年治疗师提供了系统而全面的、富有创造性的治疗方法。如果你在治疗工作中开始觉得神思枯竭，以后你就可以停下来歇口气，走到书架前，翻翻这本书——不一会儿你就能重新充满干劲儿回到工作中。

这是一本实操手册，但是具有扎实的理论和研究基础。从这本书里，人们能感觉到该作者不仅是一个喜爱游戏的大男孩（在长年交替从事学校心理学、家庭教育咨询、精神病学和心身医学的工作中，他保留并发展壮大了自己的游戏乐趣），而且在这本书里他还推广了许多他自己创造或者从别人那里观摩得来的“小机灵”。或者更确切地说，他对系统治疗理论了如指掌，并且精通系统治疗的技术与功效。

另外，本书还顺便对当前系统治疗的发展研究和普遍的心理治疗提出了一些建议。

一些案例显示，成年人在一处咨询，儿童和青少年在另一处咨询，这种分开很荒唐。因为，要想消除这个人的症状，几乎总是要对与其关系密切的另一个人也进行咨询。在一个案例中，孩子成了治疗母亲飞行恐惧的共同治疗师；在另一个案例中孩子与父母进行了一场比赛，看双方谁会更快地克服各自的缺点。

作者带领系统治疗师们一起回顾了自1950年以来的整个系统治疗历史，而不仅是从1980年建构主义的重大转变开始的。这使得象征性的、游戏式的，以及以行为为导向的治疗方式重新进入人们的视野。很多重要的事情是没办法用语言与孩子们沟通的，而更容易通过游戏、绘画、唱歌或者符号来表达，即最重要的是：行动。叙述形式的工作在吕迪格·雷茨拉夫的丰富的方法中只占一小部分。

同样清楚的是：在执行以行为为导向的工作时，通常实行的并非行为治疗，而是真正的系统治疗。系统治疗的先驱，如瓦茨拉维克（Watzlawick）及其在Paloalto心理研究所的同事们——萨尔瓦多·米纽秦（Salvador Minuchin）、克洛伊·迈达尼斯（Cloé Madanes）或简·黑利（Jay Haley），都曾经常“紧贴症状”进行工作，并为人们行为的改变提出精确对应的建议。但是这些始终都是“语境中的行为”。通常来说——要改变这些引发痛苦的行为方式，进行“团体工作”会更容易实现。

儿童和青少年的系统性心理治疗非常普及并且评价良好，尤其是在面对“严重”障碍如药物滥用、进食障碍、慢性疾病和违法行为时，这些问题能被他们的身边人充满痛苦地迅速察觉。吕迪格·雷茨拉夫书中的案例显示，可治疗的问题种类远远大于迄今为止评估研究所显示的范围。

我们在阅读时会发现，作者不仅与儿童、青少年以及他们的父母有很多沟通经验，还对医生、教师、青少年救助机构及政府部门非常熟悉。成功的治疗，尤其是“困难案例”，需要一个关系良好的“合作网”以及相应的共同治疗师。在本书的第5章，吕迪格·雷茨拉夫形象地展示了如何顺利地建立这样的网联。治疗师之间这种良好的合作，在所有的心理治疗课程以及对心理治疗的指南中都迫切需要被升格为一项标准。

我个人认为，本书非常有希望成为有关儿童和青少年系统性心理治疗进修培训的权威著作，被称为“教科书”，也当之无愧。在其他心理治疗方法的培训课程中越来越多地出现了系统治疗的要素（尽管有时被换了个名字），所以我设想，在心理治疗师的继续教育培训课程中，人们可能会将本书作为必备参考。

本书可以激励我们在自己的生活中开辟更多的游戏空间。从事儿童治疗的人，必然乐于游戏，或者必须变得更喜欢游戏，这样才会和孩子一起乐在其中。我非常感谢作者在Helm Stielin研究所的教学中带来的无数游戏案例，这激发了我无限的灵感。并且我想，这本书也一定会激发许多读者的游戏兴趣！

约亨·施魏策（Jochen Schweitzer）教授、博士

2007年12月于海德堡

前言

系统治疗是儿童和青少年心理治疗领域中被广泛使用的方式之一，许多研究已证实了该治疗的有效性。对于具有极大潜在痛苦的严重精神障碍尤其有效。有权威机构建议，将家庭治疗作为许多障碍的标准治疗。在许多欧洲国家，如奥地利和瑞士，它是公认的心理治疗流程。在德国，它作为住院儿童和青少年精神病护理领域的常规治疗方法，已经有超过25年的历史。许多私人执业的儿童和青少年心理治疗师的实践工作，在很大程度上都受到系统治疗理论的影响。在教育和家庭咨询机构里，绝大多数工作人员都拥有系统治疗或家庭治疗的额外资质证明。系统治疗的概念和实践已融入社会教育工作者和社会工作者在门诊和住院部的儿童和青少年援助方面的日常工作。

几十年来，针对儿童和青少年的心理治疗工作发展出了大量面向儿童的干预措施、创造性技术和特定的治疗方法。自从米尔顿·埃里克森（Milton Erickson）和简·黑利就个体治疗和家庭治疗之间的关系进行讨论以来，系统治疗的主要代表们一再要求更多地考虑儿童的视角，呼吁一种在家庭治疗中对儿童更友好的工作步骤。这一诉求如今可以说是得到了满足。

为了在治疗培训阶段也能更好地考虑儿童和青少年系统治疗工作的特殊性，我与约亨·施魏策一起为Helm Stielin研究所开发了“儿童和青少年系统性心理治疗”的课程。今天，德国和美国的系统协会制定了儿童和青少年系统治疗培训指南。针对儿童和青少年特定障碍的详细划分的系统治疗模型也在不断增加。

本书介绍了大量的技术和干预措施，这些在儿童和青少年系统治疗教学课程中教授的技术和干预措施，在实际治疗工作中也被证实有效。它们主要来源于系统的传统治疗，或者是专为家庭治疗工作而研发的。在其发展过程中，系统治疗从儿童心理动力治疗、人本治疗、行为治疗和催眠治疗中汲取了许多的灵感。反过来，许多其他的儿童和青少年心理治疗流派也将家庭治疗理论内化到他们自己的工作中。所以，我希望这本书中介绍的技巧能够丰富不同流派治疗师的工作方法。

给本书读者的一些提示：即使没有特意说明，大多数技巧都既适用于儿童，也适用于青少年。为了便于阅读，本书基本上采用男性指代，女性自然是被同时涉及的。出于保密原则，我对所有案例里的名字进行了修改。在描述谈话技巧和干预措施时，我会尽可能清楚地介绍这一过程。这里提及的建议，当然需要加以调整，使之适应每一位读者的工作方式。书中所描述的系统治疗技巧繁多，因此读者最好不是读完即可，而是将本书当作工具书，在需要更多干预手段的灵感时一再翻阅。

目录

第一部分 导 论

第二部分 儿童和青少年治疗系统的构建

第三部分 语言与行动导向的干预措施

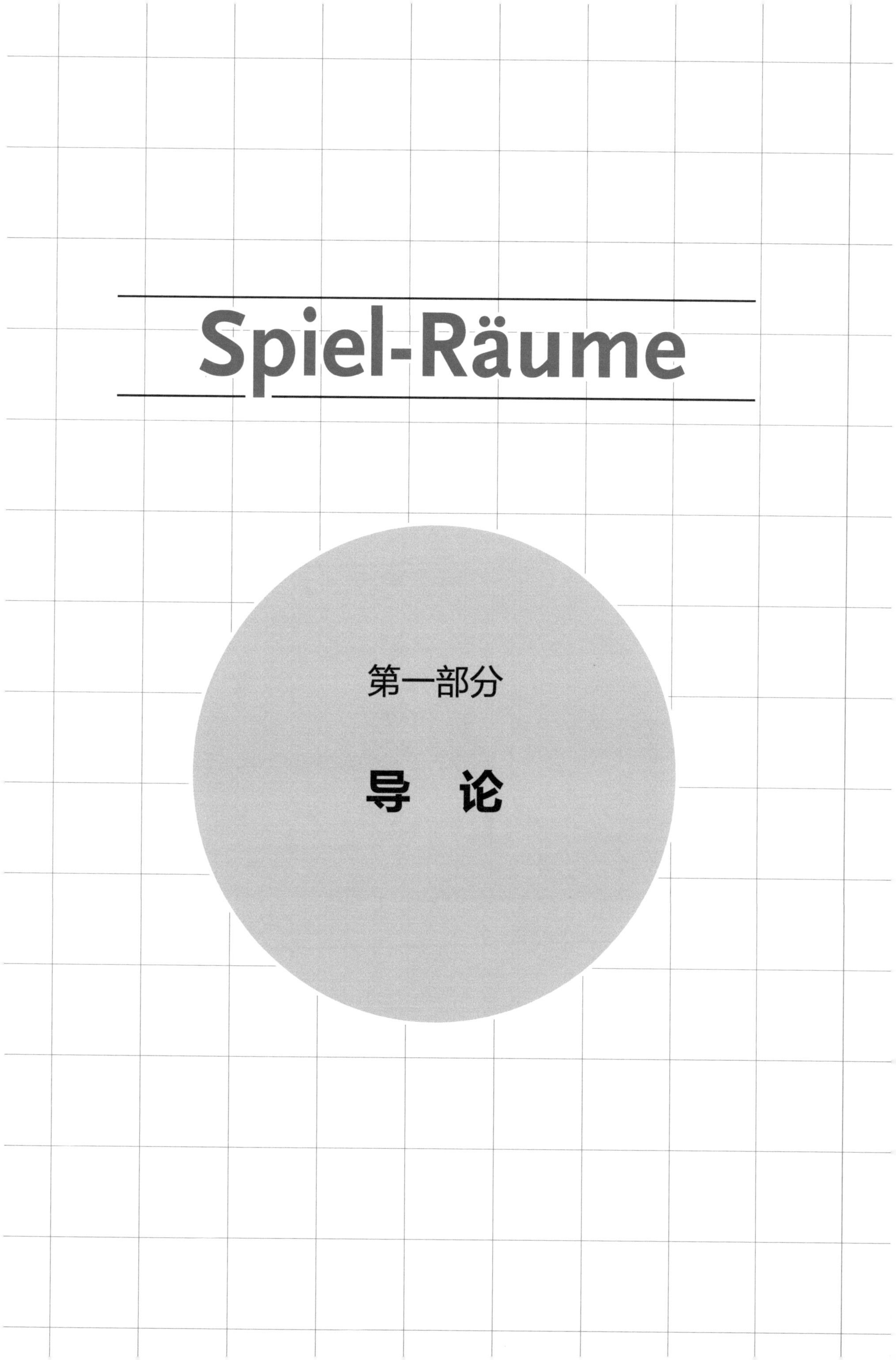

Spiel-Räume

第一部分

导　论

第 1 章 系统治疗环境下的儿童与青少年

1.1 简介

系统治疗形成于面向患有严重行为障碍、成瘾问题、进食障碍或精神分裂症的，或在不良生活条件下成长并且可以在家庭环境背景中得到更好治疗的儿童和成年人的工作过程中。

系统治疗的出发点是一种生态学视角：受病痛折磨的儿童，并不是生活在真空里，儿童本身是社会关系系统中的一部分。儿童发展的各个方面都受到家庭背景的决定性影响。因此，不要孤立地治疗儿童，而要把他们放在家庭环境中去看待。在治疗工作中纳入对他们生活环境的考量，就能全面理解他们的痛苦。因此，系统治疗聚焦于社会环境作为心理障碍的背景。要想让面向儿童的治疗工作富有成效，治疗者就必须适应他们的世界、他们的语言以及他们的表达方式。治疗师所开展的工作必须是好玩、有趣的，并且使用富有创意的、符合儿童表达方式的技巧。治疗师还应该胜任面向成年人的工作。从系统的角度来看，儿童治疗与成年人治疗并无本质上的区别，儿童系统治疗的许多观点也可以被看作成年人治疗的可选项。

1.2 病因学模式

在系统治疗的发展史中，研究者发展出了不同的疾病解释模型。直到20世纪80年代，人们认为可观察到的互动过程是问题形成之处，如僵硬的人际界限、冲突的三角关系、父母与子女之间的角色混淆、含混的沟通、代际传承的行为模式以及反复的、适得其反的解决方式。20世纪80年代以来，在系统理论发展的第二个阶段，即更多以语言为导向的阶段，给定意义的过程、信仰体系和片面的叙事逐渐成为行为问题的解释模型，例如，负面归因和充斥着问题的叙事。孩子和父母认为是它们造成了棘手的行为方式。如今，在这些发展阶段发展出的不同技术，成为系统性“工具箱”的共同组成部分。

传统上，将家庭（错误地）理解为病理的发源地。然而，这种错认对儿童发育的影响并不足以解释精神障碍的发生。确实，有一些更容易引发精神障碍的家庭问题模式，但是家庭关系模式与特定障碍之间没有线性相关。

基于美国精神病学和内科教授恩格尔（Engel）的生物－心理－社会模型，在面对问题和疾病时，既考虑“坚硬的”现实，也考虑更为柔和的现实想象是有意义的。因此，在我与儿童和家庭一起工作时，我感兴趣的是：孩子生活的“客观”世界是什么样的？即家庭的运转和居住状况如何？父母的收入水平如何？如果父母离异，父母是彼此协作的，还是冲突不断的？家庭有哪些负担，如疾病、贫困、作为移民或者难民的后续影响？这个家庭拥有哪些资源，如教育、良好的社会支持、身体健康或者家庭成员善于理解？孩子的脾气如何？家庭和社会环境之间契合得怎么样？我也试图了解，家庭对其现状是否有所应对，家庭是如何利用自身的家族史作为解决现有问题的资源的；还是他们觉得现实已无法改变，自己已沦为了现实的受害者。

1.3 系统治疗的基本原则

在儿童和青少年的治疗工作中，除了语言的交流方式之外，治疗师还可以运用儿童在日常生活中喜欢的接触方式，如游戏、做动作、唱歌、听音乐、完成特定的绘画和艺术造型。尽管成年人的心理治疗主要是依靠语言交流，但语言交流的过程不一定是心理治疗中最有效的沟通方式。在儿童心理治疗中，如果治疗师只用语言交流的手段，很快就会碰壁：许多孩子表达含糊，甚至根本不说话，他们要么羞怯，要么在治疗环境中特别拘谨。

孩子最自然的表达方式就是游戏，游戏是他们生活的一大部分。如果你想了解孩子，就必须使用好玩的方法。当治疗师让布娃娃说话或给孩子们讲故事时，孩子们会更放松，自己就开始讲述。图画、玩偶、魔法物品或一根可以为家人许下三个愿望的魔法棒，都会让孩子们对这项工作感兴趣。当治疗师变得风趣幽默，让孩子们知道“这里没有正确或错误的答案”时，孩子们就会乐于参与。有趣的交流方式会让他们更容易讨论和表达自己的症状。

儿童的表达不同于成年人，他们不采用那种理性的、以话语为导向的、深思熟虑的表达方式。只有6岁以后，孩子们的认知水平才允许他们理解更复杂的循环提问，才能够描述家庭的互动模式。对于处于低幼阶段且无法理解复杂问题的幼儿来说，向他们提出复杂问题没多少意义。如果想与孩子建立起关系，治疗师就必须使自己的语言适应孩子当前的发育年龄。例如，治疗师可以调整声音，使之更加充满感情色彩，与年幼的孩子“戏剧性”地说话。一定要让孩子参与进来。如果治疗想要触及儿童，就必须生动、能带来新的体验、调动不同的感官感觉。即“与孩子的最佳治疗对话是利用其童年时期的特殊天赋：想象、幻想和情感表现的能力”。而在现实中，治疗的关键也并不总是以孩子为中心的，因为孩子在玩游戏时可能会回避冲突话题。在某些情况下，如果我们坚信事关重大，也需要严肃对待孩子，哪怕他们觉得不舒服。

儿童和青少年的系统治疗措施是积极且针对行为的。问题有时可以被看作挑战。长远来看，在不利环境中成长却能应付自如的人，都持有一种积极的基本态度。系统治疗的目标就是引导来访者从无能、无助的位置走向拥有自我效能感的状态。

咨询的开始，我将心理治疗定义为给自助提供支持。我强调自己是一位可以提供建议、激发灵感的积极的治疗师。儿童或青少年以及他们的父母会被请求组成团队，在我的支持下共同解决问题。这种工作方法关注症状，同时也会促使家庭结构发生改变。面对家庭时，我这么描述我的工作情况：“根据我的经验，不断尝试新的方法、积极处理问题的家庭会走得更远。许多家长认为，心理治疗就像一种药，吃下去就能好了。现实肯定不是这样的。重要的是要变得主动。一些家长觉得只有孩子需要改变。但事实是，只有当孩子得到父母的支持时才会有最佳的进展。作为家长，您是这次治疗中很重要的部分！”

治疗师的一项核心任务就是克服孩子和父母的“问题恍惚状态”，发掘出没有问题的地方并引发希望。在不同技巧的帮助下，要引领家庭改变他们的视角，激发他们记起自己的能力。去赞扬和肯定家庭在过去不利的生活环境下的奋斗经历，通过疑难问题之外的生活价值引领出改变的可能性。

▼

9 岁的阿德里安在家里的角色是一个令人操心的孩子：在几次危险的哮喘发作之后，父母对他的担心是可以理解的。此外，父母还忧心他极易转移的注意力和飞快的语速。他们一再哄劝他，希望他的行为能正常起来，可各种尝试徒劳无功，父母因此精疲力竭。11 岁的姐姐安娜则很讨厌所有人都围着弟弟转。而阿德里安自己没有任何兴趣再做一次“心理咨询”，因为反正最后他还是那个“背黑锅”的。在这种情况下，我请求孩子们扮演家长的角色，表演一下每天早上的起床和早餐流程，目的明确，就是让孩子们安静、从容地去上学，同时父母来扮演孩子的角色。很快，在源源不断的笑声中，局面紧张起来。扮演家长的孩子，体会到要把两个不想上学的大“小孩”叫醒有多烦，同时父母也认识到，他们在孩子们的眼里早就不像他们自以为的那么平和了。这种体会另一种基本情绪的视角互换开启了一次谈话，谈论了一次与哮喘相关的严重危机是如何成功解决的。其中就提到了这种经验：冷静、谨慎的态度远比强烈的指责更有效。阿德里安有能力处理好自己的哮喘。整个家庭面对这一健康问题的镇定从容可以转化为对注意力问题处理的参考经验：“我们知道如何与它共存，尽管它会带来很多限制，但我们还是可以通过做很多具体的事，让它变得更容易。此外，我们的家庭可以拥有许多快乐！”

一些家庭沟通时要么充斥着高声喊叫，要么就是谈话气氛压抑，带着放弃后的听天由命。这可以被理解为某种有问题的恍惚失神状态。在家庭治疗中，大人和小孩的冲动可能是咄咄逼人、充满控诉的，或者他们的情绪是无助的、防御性的、抑郁的。某些情绪和激情状态是有碍的，使得解决问题、发掘个人能力和创造性潜力的过程困难重重。作为治疗师，我试图去影响家庭主要呈现的情绪状态，邀请家庭成员一起来探索，给日常生活换个基调，然后将这个基调保留下来。把家庭的情绪状态转换到另一个“波长”上，这一过程中的语言调解较少，主要是用情感引导人们生理上的变化。

系统治疗倾向于短程治疗，通常需要 5 ~ 15 次会面。对于病情严重的儿童或者有严重障碍的父母，治疗时间也完全可以更长，治疗周期并非一成不变。

治疗最开始的一个步骤，是要搞清楚父母、儿童或转托人的委托。一般来说，儿童不是心理治疗的“顾客”，而是由第三人带来的。要想让儿童更容易表达出自己的需求，应当提出适合孩子的问题，例如，问孩子对家人有哪三个神奇的愿望。

以发展心理学和生命周期的理论为背景，家庭冲突被常态化，被视为生活和成长过程所包含的一种现象。在成长发育过程中，父母必然要与孩子一起经历大大小小的无数闹剧。与过去几十年相比，如今的家庭在教养孩子上能取得的社会支持更少，家庭所在的周边环境所能提供的直接反馈也更少。许多家长找到家庭治疗师，想从一个局外人那里得到他对家庭情况的评估。一个青少年的行为，是否被评估为相关的临床症状，很大程度上取决于周边环境给出的解析。男孩子之间的打架斗殴可以归类为一定年龄特有的行为，也可以归类为攻击性、广泛的行为障碍。将症状理解为成长发育的一部分，放慢脚步来处理，会更有助益。

把问题常态化，并不意味着错误行为会被允许。父母的教育工作也包括坚持立场、设定界限和贯彻要求。家庭治疗的一个中心问题是，在不断变化的人生阶段中，如何平衡自主性和个性化的愿望与加强亲密和联系的诉求两方面的关系。家庭经历压力巨大的“热燥”情绪问题和冲突，在应对和寻求建设性解决方案的过程中，系统治疗都可以提供支持。

治疗师在其中的立场是全方位的：孩子面对父母或者兄弟姐妹时其权利要被维护，同时父母的合理需求也要被强化。系统治疗对人的设想主要是积极乐观并会自行寻求解决方案。它基于一个这样的假设，来访者本身具备有助于解决当前问题的能力和策略，并不需要先学习与掌握什么。从健康本源学研究的角度来看，有限的生活条件、疾病和残障并非严重的例外事件，而是生活里无处不在的组成部分。压力因素如贫穷、身体暴力和性暴力、精神和躯体疾病、成瘾症、父母吵架或者离异都会造成负面影响。但是心理弹性研究提供了大量的证据，证明人类对于压力和不良生活条件的反应差异巨大、形态繁多。孩子和家庭并不像有时我们所认为的那样脆弱，他们也有潜能应对困难情况。

从系统的角度来看，心理弹性在家庭中具有缓解压力的潜能。那些能够应对重大压力的家庭具有以下特征：开放式沟通和良好的情感交流，能灵活处理权力、角色和任务，利用社会支持和有凝聚力的共同的观念。如果家庭成员互相肯定和重视，那么家庭（作为社会组织的一种模式）对压力就更能应付自如。系统治疗的目标就是支持家庭增强耐受力和凝聚力。因此，系统治疗的开展方式是注重发掘资源。治疗师要赞赏儿童和其家人的潜能，并在治疗过程中对其加以利用。被激活的资源被认为是心理治疗的核心生效因素。

对资源的关注最初是在系统治疗和催眠治疗中发展起来的，如今已经广泛使用在其他治疗方式中。只有专门去探究资源时，我们才可能了解，在所有问题之外，这个孩子可能对年幼的弟妹非常友爱，会照顾宠物，会超熟练地使用电脑工作并且非常专注。同样，我们也能够不只看到父母的失败，而是将他们看作在人生中已经成功战胜了无数障碍并突破僵局的人。

然而，过分片面地关注资源，会有忽视社会歧视、不公和压迫关系的风险。期待儿童单枪匹马利用自己所拥有的资源解决问题是一种苛求。这让人联想到了冯·明希豪森男爵（Baron von Münchhausen）的传奇故事，他声称他拉着自己的辫子把自己拉出了泥潭。

总而言之，系统治疗与其他治疗相比，更具有为自助提供帮助的特征。这种基本态度意味着，治疗师应该将自己作为一名建议者加入家庭中，为家庭提供帮助，来有效地解决现有问题。若有必要，我会向来访者提供我的专业知识，介绍发展心理学的内容、障碍图谱以及行为模式的信息。真正理解所谓以来访者为导向，也包括在“赋能”上强化儿童和家庭，使其能自行建构自己的事务。

从整合–系统的角度来说，家庭被理解为孩子的成长背景，让天分不同的孩子发展其多样性，并利用家庭影响形成自己的个性。治疗师要帮助家长认识到这些特殊的能力，尊重和考虑孩子的个性需求。如果孩子的社会背景和生活史以及他的家庭得到了赞许，转变就更容易发生。家庭成员间的相处方式展示了他们的世界观和结构化的模型。这些相处方式组成了一种价值情境，在这种情境下才能对当前的情况有更宽泛的理解。在过去如何应对困难的“剧本”当中，家庭模式会显现出来。如果这些剧本、叙事和表述在一个更广阔的社会政治和历史的背景下被看到，那么就更容易发掘出新的行为选项和方案。症状不仅仅是功能失调的行为，它们也可以被理解为一种对相关事件的隐喻性表达。因此，系统治疗并不仅仅以消除症状为目的，而是旨在重塑孩子、家庭和社会环境之间的关系情境，这种情境会使症状本身不那么重要。

▼

11岁的马雷克感觉老师待他不公时总是哭。哭的时候他显得非常恐惧、无助，父母很担心他们这个独子。他们的解决方式就是劝告他没必要哭，而他的抽泣反而更加剧烈，因为他生气无法抑制自己的眼泪。由此可以发现，马雷克给了自己极大的成就压力。尽管家庭收入低，父母还是让他上网球课，希望他能成为一名成功的网球职业选手。他的父母是移民，在经济困难的情况下来到德国。为了移民，这个家庭付出了高昂的代价，他的父亲放弃了高薪的艺术家职位，而作为没有培训过的工人，他找到的工作的薪水大不如前，他的妻子不得不当清洁女工。移民的经历，还有那些关于父母做出了多大牺牲的谈话，使得整个家庭具备这样的态度颇为合理：“这必须是值得的，至少马雷克应该成功，应该过上好一点的日子！”所以，一旦孩子觉得成功之路停滞不前、自己不被认可时，他就痛苦无比。在这个案例中，接受自己才是解决之道。让父母和孩子都清楚地知道，为失望和不公平而哭泣是正常的，而马雷克也开始不再那么看重别人的意见了。

与实验室研究不同，许多家庭不是只有一个孩子有明确定义的症状，通常好几个家人都在遭受临床相关的病痛。因此，系统治疗通常是同时治疗各个家庭成员的多个症状，而不是平行或连续地治疗有多个问题的家庭。

系统治疗师更倾向于和每个家庭单独协商，制定针对每个案例的图表式的工作步骤。对于某些特定的障碍，如犯罪、物质依赖，或者身体疾病则存在着模式化的工作流程。这样做的优点是经验研究的治疗更容易生效。而针对儿童的治疗则往往迫切需要其他系统的支持，如青少年福利机构的工作人员、教师、朋友、专业的帮助者或者更宽泛的家庭系统里的成员。该疗法注重联网合作，有助于动员社会支持。

对于治疗师而言，在这个有时可能挺复杂的帮助网络里恰当地评估自己的位置，并且在其中发挥合作作用是非常重要的。儿童和家庭不是存在于社会真空中，治疗也并非在自由空间里进行。对于某些复杂的问题，如性虐待，要想治疗取得成效，治疗师对这种网络的重视就至关重要。

1.4 治疗的态度和关系格式塔

基于理论知识，有些系统治疗师怀疑，系统治疗能否对人施加影响（无论对与错）。系统治疗的艺术并不在于直接改变人，而是创造出一种环境，让改变一步一步地慢慢发生。相比影响孩子和父母，治疗师应更加关注自己的行为和方式，关注如何构造治疗的情境。治疗师并不在治疗系统之外，而是它的一部分，并且递归式地受到它的影响。

系统治疗中最重要的工具就是治疗师本人：我们将自己作为一种工具，采取一种积极的、创造性的和有趣的态度。良好的情绪和充满信任的氛围能够促进发展进程。这意味着，我们作为一个有多样化经验的人，能将我们的个性特点和特质以及任何能用得上的资源手段都带入到治疗中。幽默和坦率、分享自身经历以及自嘲都会将治疗带入一个良好、舒畅的轨道。除了专业素养，个人的发展和个人兴趣是治疗中自我提升的重要方面。成功治疗的“诀窍”在心理治疗培训的学习目录里只是被部分展现了而已。

系统治疗师通常是乐观的，并有一个坚定的立场：“是的，总有办法让你们远离那些大大小小的闹剧。走这条路是值得的，哪怕我们还要共同探索这条路的细节，我都会继续帮助你们。”知道怎么与孩子打交道的人有这样的能力：散发魅力、鼓舞人心、启发心灵。一个常被治疗师忽视的能力，是能够唤起大人小孩的兴趣来参与一些新事物。在漫长的疗程中，如果带着多动不安的幼童，讲个故事、做个游戏，或者唱些好玩儿的歌来吸引他们，比其他方法要实用得多。

心理治疗不仅仅是言语交流。在面向儿童的心理治疗工作中，治疗师必须用自己的身体、运动和触碰作为表达方式。例如，通过手势绘制视觉图像或者强调口头陈述，通过排列塑像或者相互尊重的肢体接触，运用因家庭而触发的身体感受。言语、认知过程和主观的意义解释是被高估了的。在受极端的建构主义影响的系统治疗里，这种高估普遍存在，治疗者习惯于把人们的所有问题和体系都简化成语言，这使得治疗师面对幼童、残障儿童和老年人时虽然会很积极地沟通，但因为其不掌握或者只掌握了部分语言沟通编码，而容易忽视很多问题。

这份工作需要掌握发展心理学的知识，了解各个年龄段的重要发展任务，还要了解孩子们如何适应世界。正如萨尔瓦多·米纽秦的一句名言："人们必须通过孩子的眼睛认识其家庭。"

治疗师不仅要与父母团结一致，还要与孩子结为同盟，这样才能让事情变得简单。具体来说，要能创建这样的体系：不施加控制，还能利用治疗中那些有趣和"疯狂"的方面。如果一个治疗师喜爱孩子，哪怕事情并没有按设想的进行，也能乐在其中并且保持专注，这将会大有裨益。

那些作为可触可感的人出现的家庭治疗师更受来访者的欢迎。作为一名治疗师，在场需要采取伦理负责的态度，基于自己的价值判断行事，而不能表现得像一个中立的、苍白的数据。当我们和病情严重的、被利用或者有其他沉重经历的孩子工作时，对自己和来访者的深切关注，以及活跃的灵性是我们的重要工作资源。

青少年能迅速发现人们的言不由衷，所以，治疗师要关注真实性和一致性，乐于偶尔分享自己的经历，并且时而提及自己的弱点，这会更让人信服。治疗师必须展示出自己的存在，并且随时待命。如果青少年觉得治疗师自己滔滔不绝，或说话时心不在焉，这就会削减治疗师的可信度。一些发展步骤是需要时间的。问题的解决也不会像施展神迹一样唾手可得，仿如儿戏。孩子需要足够的支持，在解决问题上也是这样。坚持不懈、准备好长期耐心地追求目标，是儿童和青少年系统治疗师最重要的品质。

当治疗师意识到自己的优缺点和允许自己犯错时，其就更显得平易亲和，也更不易受到伤害。家庭可以敏锐地发觉治疗师是否具有生活经验，是否已经克服了一个或几个生活的难关。有孩子并不是当儿童治疗师的先决条件，但是自己养育孩子期间那些快乐和困难的经验会让治疗师更加谦逊，面对父母时更能放下身段。

我经常用"登山向导"来比喻治疗师和家庭之间的关系，即治疗师受一家人的请求为其指引穿越全新区域的道路。登山向导服务于家庭，帮他们到达一个约定好的特定目的地。受益于他之前多次实地考察的经验，以及他对这片新领域拥有的专业知识，他知道哪些路容易哪些路费力，他认识捷径和弯路、观光点和危险路线，他清楚哪些地方要人们提前准备好应对雷暴风雨或其他意外，他知道哪些准备和装备必不可少。这家人是想继续前行还是宁愿原地不动，是想走完全程还是满足于登上一个小台阶，或者行至半途宁愿折返，这都取决于他们自己。有些家庭走得比其他家庭快。这会是一次冒险之旅还是散步，共同上路是兴趣盎然还是劳心费力，这要看这家人是如何应对处理的。作为登山向导，我可以指出正道和歧途，但是要想前行，每个家庭成员都必须亲自一步步走下去。有些目标，必须有耐心和毅力才能抵达。

1.5 从系统的角度来玩游戏

游戏是一种情感的交流，期间发展出新的行为规则，也会从中发现人不同的一面。游戏可以被理解成探索行为，可以表达内在冲突和情感过程，可以满足人们与生俱来的好奇心，可以是孩子的学习方式，可以是对现实的学习掌握，也可以用来自我疗愈。系统治疗并不先关注游戏的表现功能，而是更重视其作为家庭环境下新的关系体验和作为某种解决方案的构建。这种方式并不突出指令性，而是更针对主题。

按照皮亚杰的观点，只有通过游戏行为来学习客体、事务、情境和角色，才能发展出更高的心理过程。认知能力由此得以实践、强化、改变以及进一步发展。他将游戏分成三种模式：练习游戏（练熟某些功能）、象征游戏（用符号和想象进行游戏）和规则游戏（涉及社交环境）。

在维果茨基（Vygotski）的发展理论中，游戏之乐和情感的展现占据第二名的位置。在他的理论中，社交和社会过程对于学习更高阶的人类功能（尤其是认知的发展和思考）至关重要。孩子在扮演“母亲”时，他会接管属于这个角色的社会规则。在“父亲、母亲、孩子”的角色扮演游戏中，孩子不一定能准确描述一个母亲该有什么样的行为，但是他们完全有能力在游戏里通过行为去呈现。孩子们通过游戏来理解其他人由规则引导的行为，他们构建社会意义并改变自己。他们的经历得到了改变和转换，这将为未来独立的、由规则引导的行为奠定基础。

“假装游戏”是孩子的一种丰富的表达方式，它们以一种特别的方式适用于治疗过程。贝特森（Bateson）认识到了游戏和心理治疗的相似性，他说：“治疗过程和游戏现象之间的确存在着巨大的相似性。”人类和一些动物（如海豚）可以表现出特定的行为：可以游乐式地表现，假装在进行某种特定的活动。与此同时，通过其他行为又表达出一个明确的语境：“这种行为只是一场游戏！”

根据贝特森的说法，游戏不仅是一种特定行为模式的名字，确切地说，它描述了一种特定的行为框架。行为的意义由语境特征产生。该框架来决定某种行为应被赋予何种意义。要想归类某种行为，其语境具有更高的意义，比强化学习规则更重要。握拳一击可以是一种痛苦的攻击性行为，也可以是一种体育比赛或者男性间互相问候的方式，因情况的不同，人们的反应也会不同。

定义行为的语义框架的行为，属于另一种更高级的逻辑范畴。通过把当前行为定义为游戏，行为的互动语境意义就改变了：一个扮演“我是一个坏强盗”的孩子，同时在另一个层面展现着，他并不是真的坏，他的粗暴行为不是当真的。这种元交流的举动同时也是指涉自我的一个信号，是对自己的一个说明解释。标记为游戏的语境既涉及主要的进程，也包含了次要的进程，并具有“左右脑”效应。

对于面向大小儿童的治疗工作，从对游戏的系统性理解中可以得出以下结论：创建一个框架，通过把环绕问题进行的“表演”标记为游戏，有意引导出症状行为，从而改变问题行为的意义。当我扮演害怕时，意义就会改变，因为扮演“害怕”并不是真正的害怕。把一个问题场景扮演出来，就创建了一个特殊的参照框架，框架内所说的和所展示的东西的意义，都会改变。把症状行为刻意引导出来或者“自由”联想起来，这种看似悖论的要求，赋予那些自发的、看似无控制的行为、思考和想象一种“假象”的特质。这些行为、思考和形象当然不是自发出现的，而是“被安排好的”。

基本上，父母都会这么说自己有问题的孩子：“我们家孩子有点问题，我们很无助，不知道该怎么帮助他。”问题被定义为期望之外的、影响不了的状态。许多系统性技巧（如循环提问）都试图对这种观点追根究底。这些技巧假设一个前提，至少在想象层面我们可能会影响一下。它们引领人们在想象里行动，假装来访者会积极采取自我行动，能影响改变该症状的行为。在意义重构的层面上，把责任感和自我效能感重新拉回语境。

在安东诺维斯基（Antonovsky）的健康本源学模型中，身心健康和心理一致感是紧密相连的。心理一致感源于信仰立场或基本信念：世界是可理解和可运用的，积极投入、面对问题积极行动，寻求解决方法，看起来是有意义且值得的。有根本的信心，相信所拥有的资源能够克服未来的困难。我把心理治疗理解为一种过程，将来访者从无助沮丧的位置移到心理一致的位置的过程。

这么做的前提是，改变视角，要拥有跨越线性的、二维的看法。以瓦茨拉维克为中心的 Paloalto 心理研究所假设，问题的根源在于一再反复、适得其反的“解决”尝试。如果这些适得其反的解决方案从来访者的世界观和生平经历来看，就很合乎逻辑。但是只有认识到世界并非“一统宇宙”，而是“多重宇宙”，允许“他在的可能性”，治疗才可能取得积极的进展。从发展心理学的角度来看，这符合去中心化的过程，标示着从前运算阶段到具体运算阶段的过渡。在著名的三山实验中，皮亚杰和一个孩子从不同侧面观察三座放着物体的沙山。事实证明，如果人们要求处于前运算阶段的孩子去描述，他的实验伙伴从自己的那一面能看到什么样子的山，他们是无法进行视角转换的，也无法设身处地。前运算阶段的思维是以自我为中心的、非相关性的，并且深受神奇的想象和不切实际的期望影响，改变视角是不可能的。

根据盖尔策（Gelcer）和施瓦茨拜恩（Schwartzbein）的观点，对于接受心理治疗的孩子来说，在解决社会化问题的场景中，哪怕他们已经处于具体运算阶段了，他们也会倾向于回归前运算阶段的思维方式。连经受过社会心理压力的成年人也可能会退回到前运算阶段。如果父母单单把孩子看作问题，只选择性地通过特定角度看待某种情况，不轻易改变他们的视角，也不思考前后关联，那么这种前运算阶段的思维模式就占了上风。许多经典的系统性谈话技巧（例如，相关联的问题、对互动后果提问、假设性问题和奇迹问题）会对皮亚杰的自我中心立场穷追不舍，并改变家庭的线性认知论。循环问句传达了一种系统模式，邀请人们来进行比较，将一个人的作为和另一个人的作为或者不作为相互联系起来。这个过程所要求的认知过程符合具体运算阶段，即从发展心理学和系统的角度来理解，问题就是顽固坚持线性的、自我中心的立场所带来的后果：“正如我所看到的世界那样，这就是正确的！”成长的过程伴随着不断增强的能力，能接纳不同的角色和观点。从自己的角度单维度地看待世界也许有好处，但是会使人深陷问题之中，此时换个出发点来看待事物，在皮亚杰的自我中心上去中心化会有帮助。

根据基思（Keith）和惠特克（Whitaker）的观点，良好的家庭疗法始终是一种游戏疗法，可以帮助来访者重新发现他们的创造性和兴趣，并用来解决他们自身的问题。去中心化的能力和转换视角与角色的灵活性是系统治疗的核心。激发这种能力的许多技巧都在书中有所介绍，如系统性角色扮演游戏、外置化、创意绘画、故事和手偶以及系统性动作技巧和想象力。

第2章 系统治疗的框架前提

2.1 设置灵活的格式塔

通常来说，父母是心理治疗的委托人。当孩子被当作原发病例来登记时，我更喜欢与整个家庭一同进行治疗。在第一次谈话中，我们会商议谁将参与接下来的会面。对应父母的要求参与治疗的，或者之前已有长期治疗史的，我会先与其父母谈一两次，再邀请整个家庭。根据治疗的进展和来访者的需求，也可以与部分家庭成员一起进行会谈（如单独和孩子、单独和其父母或者兄弟姐妹及其他的家庭成员）。在后续的谈话中我喜欢邀请孩子的朋友或者其他来自更广阔社交网络的人。对于将孩童排除在治疗过程之外的治疗模式，我深表怀疑；同样，对于忽视父母，忽略对他们的能力加以利用的治疗模式，我也并不相信。

我频繁地在单人环境和家庭环境中平行工作。我认为，如果两代人之间能积极交流和协商，父母和孩子能以一种全新的、有意义的方式互动，那么系统治疗工作就是正确而有效的。

谈话的时间结构必须适应孩子的需求。如果是幼童，那么会谈的时间就要设置得更短，间隔时间也更短。因为成本高，只有在需要会诊或者面临极其棘手的案例时，我才会暂停治疗，与团队中的同事磋商。

2.2 房间的布置

治疗室的设计应该适用于儿童。比如，候诊室应该有一个孩子可以够得着的衣帽架，一个儿童洗手间；再比如，等候区要提供孩子和大人都可以阅读的读物。读物是否有教育意义并不重要，重要的是它们能吸引孩子和家长，释放出这样的信号："这里是孩子喜欢的地方！"

我们推荐将治疗室分为三个部分：谈话区、游戏区和观察区。孩子的家具，大人往往用起来不舒服；反过来，如果孩子坐在过高的椅子上，脚不着地，也容易觉得不安全。除了谈话区给大人准备的座椅之外，我还在游戏区准备了一些儿童家具。游戏区在空间上应该与谈话区分开。我喜欢在工作时坐转椅，让我可以灵活地靠近或拉开距离。在与家庭部分成员一起工作时，轻便、可移动的扶手椅方便重组座位。有几块能铺在地上的地毯也很有用，可以让我们躺在地板上（儿童治疗不一定都在座椅上进行）。

如果你工作的机构有多间治疗室，那么始终用同一个房间将有利于促进来访者的稳定感和安全感。设立单独的观察区安装一面单向透视玻璃是比较破费但非常明智的投资。与通过单向透视玻璃的观察相比，摄像机会严重干扰交谈中的情感氛围。如果要分开谈话，额外的等候室和游戏室是很有用的。房间设计应当考虑格式塔生态心理学，确保你不必经常关注小孩是否会撞疼或会破坏物件。隔音门是必备的装备。为了避免危险，插座都应该配备儿童安全装置，不要摆放装着膨胀黏土的盆栽。

机构的所有房间都可以用于治疗。害怕独处的孩子，我会让他来一次发现之旅，去数一下这座房子里一共有几个卫生间，并且去拜访一下街道对面的售货亭。我很乐意邀请来访家庭到单向透视玻璃的后面，孩子们通常会为此兴奋得不得了。

2.3 治疗室的陈设

治疗室应该为儿童设计，房间里不能有太多玩具。因此，一部分游戏材料应保存在柜子里。我很乐意在设计过程中，有针对性地为一次会谈提供两三个玩具。

游戏材料应该符合一些标准：它们应该是安全的，不能被吞下去，并且不能太分散注意力以及太复杂。最好不要选摇铃和其他会发出噪声的玩具。柔软的可组合玩具部件比积木好，因为它们产生的噪声少，而且要将其存放在篮子里而不是木盒子里。对成年人也具有吸引力，并且能够进行创造和互动的游戏玩具，比重复性的游戏更好。

如何布置一间对儿童非常友好的诊所，我的建议如下：

- 各种颜色的绘画用具，油彩锭和各种颜色的纸、彩笔、手指画颜料、海报纸，带专用笔的白板；
- 手工材料、黏土、闪光纸片、羽毛、胶水、彩色纸、儿童剪刀、黏土制模材料，彩色纸板；
- 拼插和建筑游戏，如磁力部件、棋盘游戏；
- 人物小模型；
- 一个玩偶屋；
- 沙盒或沙盘，或者一个大沙箱、泥巴房；
- 玩偶、动物家族，一些富有表现力的怪物和恐龙模型；
- 泡沫棒（用于处理攻击性问题）、大立方体泡沫、汽车、魔杖、象征石、鹅卵石、半宝石、两个电话、麦克风、“问题石”、希望的符号、婴儿奶瓶、厨房用具、游戏币、道具钱币、万花筒、急救箱；
- 柔软的、不同长度和图案的彩色绳子（非尼龙材质）；
- 板子（40cm × 40cm，50cm × 40cm，65cm × 40cm）；
- 垫子、各种大小的彩色抱枕、彩色毯子、大的彩虹色的丝巾、五颜六色的杂耍手巾；
- 装扮箱、有帽子、头巾丝巾、皮带、武器、鞋子；
- 水果、饼干、葡萄干、坚果、水、果汁；
- 一些吸引人的有趣的物品；
- 技术工具：麦克风、小型的录音设备、数码相机、拍立得相机、可外借的便携式摄像机；
- 儿童书籍：主题是分居和离婚或者住院的孩子。

2.4 治疗室里的规则

制定一些明确的规则可以确保孩子的安全，治疗师应对治疗环境负责。简单的规则包括：

- 谈话的时间范围；
- 关于离开房间的要求；
- 关于上卫生间的提示；
- 爱护玩具和物品；
- 在房间里饮食的条件；
- 会面结束后收拾房间。

有多个孩子的家庭有着活跃的沟通氛围，家中的每个人同时都想讲话，那么治疗师可以弄一个“说话帽”或者其他的标示，来提示现在轮到谁了。如果孩子们打算把房间变成体育馆或者想“攻占”治疗室隔壁的房间，我会请求父母出面维持秩序，使治疗工作得以进行。作为一个治疗师，我负责确保治疗谈话的顺利进行。在孩子违反规则的情况下（如果孩子闹起来），我会让父母来处理，要求其遵守规则。只有当孩子试图破坏物品或者想去攻击治疗师（我）时，我才可以选择直接干预并保护自己的领域。治疗师的出面干涉还适用于一些罕见的情况，比如，当孩子处在危险中而父母却不作为时（他威胁他要跑到街上去）。治疗室不能成为对抗治疗行为的舞台。要想确保这一点，如果你能够吸引住孩子，制造一个共同关注的焦点，提供吸引儿童感官的玩具，知道如何引起孩子对游戏式学习和尝试的兴趣，那么就容易多了。

2.5 系统治疗的特殊设置

上门探访式的家庭治疗，适用于那些通常从“来访型”的治疗方案中受益甚少的家庭。家访增加了治疗工作的强度。在来访者的家中进行咨询是一种有效的、节约成本的治疗方式。对于那些觉得进诊所非常困难的青少年，我们就退一步主动前去找他们，在车里交谈，在自由的天空下工作或者一起在城市里漫步。把物质上的照顾和社会服务与参与治疗联系起来，这是可由经验证实的，但并非常见的治疗方式，这种方式在无家可归的家庭中证实有效。对于身体患病、有犯罪史、厌食或残疾的孩子，我们越来越多地使用多样化的家庭治疗。针对儿童和青少年以及针对父母的系统性团体治疗，在设计上注重调用资源和解决问题。用于解决父母不断增长的无助感的方案，是系统性家长辅导和有视频辅助的系统性育儿工作，这也适用于婴幼儿、患有依恋障碍和特殊发育问题的儿童。这种工作的目标是加强父母的能力。

在所展现的儿童相关的问题被解决后，面向儿童的系统治疗可以过渡到单人治疗或伴侣治疗。在进行成年人的单独治疗时，一开始我喜欢邀请孩子参加一两次会谈，以便认识他们，并让他们直接体验一下，从而了解我的来访者如何扮演父母亲的角色。

▼

一位32岁的单亲母亲前来治疗，她渴望重返职场，但是由于害怕公开露面和飞行，所以这一步迟迟没有迈出。她很快找到了一份吸引她的工作，但是这份工作要求她经常飞到外地的公司总部做报告。在第一次商务飞行前的治疗中，我为她安排了一项针对症状的强化催眠练习。令人惊讶的是，她和她两岁半的女儿一起出现了（因为保姆最近病了）这个小女孩自豪地展示了一本关于垃圾车、消防车的儿童平装书，并且停留在了书中画有飞机场的地方。我与她谈论了附近的法兰克福机场，谈论了小型的、大型的飞机以及飞行旅行，这引起了女孩的向往；而她的母亲恰恰相反，表现出一定程度的紧张。很快，我们玩了一个游戏，作为治疗师的我和小女孩都伸出双臂，化身为飞机在房间里飞行，玩起了“起飞和降落”，母亲也在吵闹声中参与了这场游戏。接下来，在另一轮游戏里，治疗室变成了一架有多排座椅的飞机。有乘坐飞机经验的母亲被要求给女儿详细讲解飞机如何起飞和着陆，还要安慰因为起飞降落的轰轰声而肚子隐隐刺痛的女儿。最终，这次咨询在愉快的气氛中结束了，来访者通过这种“家庭治疗法”范畴内的“假装游戏”重拾了信心。

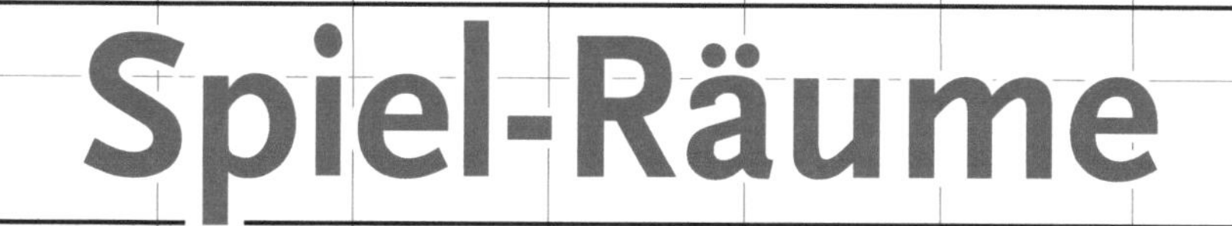

第二部分

儿童和青少年治疗系统的构建

第 3 章 第一次谈话

3.1 第一次谈话之前

在第一次谈话中，治疗师面临着一系列任务：必须与来访者建立起合作关系，以作为良好治疗的基础；家庭对现实的看法要被重新解释；要对一个更广阔的可理解的现实加以定义，以便能唤起来访者的希望，相信改变是有可能的；治疗师和来访家庭必须就目标达成一致，商定最开始的几个小而可触可感的步骤。

第一次电话联系 第一次联系通常是通过电话来实现的。在机构里，登记数据通常由登记处的一位秘书来获取。前来登记的原因、孩子的年龄、在读学校和父母职业，以及转介的背景信息都会被问及。安排预约时我喜欢亲自打电话，以便建立联系、获取更多信息以及个人印象。同时我会留意哪个家庭成员打过电话，如果登记的病人是超过 16 岁的青少年，我会请他来接电话。

对预留信息简短总结后，我会请他们描述一下咨询的动机。从症状的描述开始，并通过对话语境加以扩展。我会提出一些细节化的问题，直到我能够把所提及的问题场景想象出来，我还会打听他们是通过谁听说了我。对治疗的预先了解和期待的意义重大。我也会询问："目前您还在谁那里接受治疗？您还在哪里有咨询登记？"

除了对最关切的事情的描述，我还会注意副言语信息：这个人是否处于压力之下，这件事是否并没有那么紧急？来访者的态度是控诉的、急切的、无助的还是主动的？来访者是否期待在暑假之前进行一两次咨询就能快速将严重问题解决掉，还是在寻求长期帮助？

因为学校活动、体育运动、辅导课或父母工作的缘故，许多家庭都倾向于提前预约。如果在职的父亲和母亲也参与治疗，治疗师就必须迁就家庭的时间安排，情况许可时也可以提供晚间预约。第一次电话联系也必须澄清结算和酬劳问题。最后商定谁将参加第一次咨询。

第一次电话联系就相当于首次干预了，然后慢慢地开始进一步的治疗。这种电话首谈很少有超过 10 分钟的，临近结束时，我会唤起一些积极的期待，引导通话人关注自身资源，留意在首次会谈前该问题可能出现的大大小小的例外情况，这些例外会在首次会谈中被考虑，我会这样向他们说："两周之后的谈话，会需要一些材料，请您思考一两个不同于现有问题的例外事件，它们会让你觉得要是这样的情况多出现几次，你就会向正确的方向迈出一小步了！"

为了减轻首次会面烦冗的表格手续，可以预先给即将来访的家庭寄送书面邀请函，其中包括申请表格、关于谈话有可能录像的须知、问卷调查表和前来诊所的路线图。

建立假设 即使采取开放、中立的态度，我们的前期经验和期待也会在第一次会面中流露出来。那些前期的假定和假设建立在相关经验的基础上，我们见识过类似的家庭、问题、互动模式和生命周期的阶段。我们的常识、系统理论和发展心理学的基础知识都促进了假设的形成，同样发挥作用的还有对当地的生活条件和社会实际情况的了解。假设会为需要治疗的问题指明方向，并帮助我们有意识地去整理信息。

（1）假设应符合以下几个标准。

①有用的假设："正确的"假设并不存在。假设的目的不是为了辨认"真相"，而是在当前的时刻对该家庭的状况有所帮助。

②系统性假设：假设必须包括该家庭的各个成员，提供对全部关系功能的说明。

③假设必须关照到该家庭的烦恼。

④必须区别于该家庭的假设，以提供新信息。

（2）在谈话的过程中检验这些假设。远离那些没有被证实的假设，跟随那些被证实了的有用的假设。

3.2 初次访谈的阶段——打招呼

第一次会面通常在治疗室外，大约5分钟。等候区发生的事件会透露家庭系统的图景：家庭是否明显地来得过早或过晚，是否指责治疗师说："您这里太难找了！"孩子们是精力旺盛地冲进来，还是不情愿地被父母拖过来的？如果不遵守规则，没填写登记表和签订付款合同，那么可以预测情况不会顺利。在治疗室，我会确保每个来访者都有一把椅子；我会事先标记清楚我自己的椅子。

（1）向孩子和家人介绍自己。

（2）和所有的家庭成员打招呼并同他们握手，从成年人或者从儿童开始都可以。需要注意的是，即使是幼童，我们也需要与他们打招呼，表达问候。

（3）如果需要录制视频或录音，要在等候室获得必要的授权签名。16岁以上的青少年必须书面声明其知情同意。向来访者解释录像对工作有重要帮助，合适时提供录像节选请家庭成员共同观看。

3.3 开始阶段

开始阶段大约需要10分钟，目的在于更好地认识家庭成员，确认已具备一个安全宜人的氛围。如果咨询谈话在一种积极的、同心协力的气氛下进行，家庭会更容易被激发出创造性潜能。治疗一开始就充满积极性，会含蓄地阻止无效的模式，比如相互指责。

开始治疗的第一步，是要建立良好的联系。所谓"加入"，指的是作为治疗师，要根据这一家庭、他们的规则和世界观来调适自己，大家应该构建一个共同的治疗系统。在这个系统背景下，我们可以同心协力解决所出现的问题。“加入”这种工作方式，是所有家庭治疗方法的共同特质。例如，催眠治疗所应用的催眠师与被催眠者的“投契”（Rapport），神经语言程序学（NLP）所应用的“呼应与导引”（pacing und leading）。良好的治疗工作关系是心理治疗最重要的作用因素之一。

“加入”不仅仅是一门技术，更是一种以资源为导向的立场，这种立场表现为真诚地关注孩子、青少年和父母的能力、特点、困境和忧烦。其出发点是对人的积极假设，传达出这样的意思：“即使你现在有过不去的坎儿我也认为这是正常的，作为一个家庭，你们有潜能解决你们的问题。”

与此同时，建立整个家庭和子系统的联系，同每个家庭成员攀谈。精神上要和每个正在交谈的家庭成员站在一起。“加入”可以是温暖热情的，也可以是客观理智的。有时，在第一次谈话中，家庭就会提及当前发生的悲剧事件，例如，有家人确诊了严重疾病或者亲人突然离世。这时，最重要的“加入”形式就是坦白承认，我们无法切身体会这些事件对这个家庭的意义。对于系统治疗师来说，核心是三元加入，也就是与多人同时建立良好“投契”的能力，并重视与他们的关系。

（1）在治疗室，家庭成员按照自己的意愿自行入座，座次排列可以为诊断家庭互动提供线索。如果有一个家庭成员缺席，就留出一个空位。

（2）关注非语言的行为和每个家庭成员的话语，并努力适应他们。在日后与单个家庭成员工作时，可以使用他们的沟通风格和语言模式。

（3）让这个家庭熟悉治疗室，比如，治疗师可以和孩子一起研究摄像机和单向透视玻璃。展示一下儿童玩具的位置。录像室里的谈话可以开始于让孩子玩个发现游戏，让他们找出房间里那些特别的东西，如麦克风和录像设备。你可以跟孩子说：“这个房间有什么不一样？你们知道这个麦克风和玻璃是用来做什么的吗？”

（4）解释谈话的流程——谈话时长和可能发生的治疗间断。一些重要规则是：“每个人都可以决定要不要参与和倾听，每个人都会被请求做出贡献。”

（5）帮助该家庭感到舒适，你的谈话是非正式的、放松的、带着闲谈的口吻，例如：“我想先更好地了解您，再来谈谈是什么把您带到这里来，以及您想解决什么问题。”

（6）找合适的机会展示自己普通和感性的一面，可以进一步聊聊某个家庭成员的职业或爱好。

（7）改善关系，轮流询问每个家庭成员的相关信息：年龄、工作地点、学校、年级、朋友的姓名。

（8）提关于籍贯和居住地等社会关系的问题。努力在每个人身上都发现有趣的事情。潜台词中的根本问题是：“这是个什么样的家庭，这些人有趣的一面在哪里？”

（9）在这些话题上停留一些时间。如果某个家长开始描述病症，要把这个话题往后移，你可以说：“我清楚，这个问题对您来说已经火烧眉毛了。在我们拿出专门的时间来讨论这个问题之前，我更想好好地了解您和其他的家庭成员。”

（10）对整个家庭提问：“你们是一个怎样的家庭？家中气氛总是愉快吗？是否每个人都有事可做？你们喜欢一起做什么？你们是安静的还是活泼的人？这种事发生在你家会如何？别人都是如何评价你们家的？

（11）让会话对孩子更友好。孩子自我介绍完之后，给他们提供玩具或绘画工具是不错的主意。同时也要约定好，他们会一再被要求加入谈话：“现在我认识你们了。那边有一些玩具，我想你们会喜欢。现在我要和爸爸妈妈说几分钟话，一会儿，当我们需要你们时，就会喊你们过来，好吗？”

孩子是打开父母心扉的神奇入口，父母会自豪地提起他们的孩子都学会了什么。反过来，孩子们也会兴奋地讲述爸爸妈妈会做些什么。因此，治疗师有必要在谈话一开始就让孩子们参与进来，避免因为跟大人谈话太久，孩子会切换到“待机”模式。如果那样的话，谈话可能会变得无趣，也没有用到孩子的创造性和情感潜力，体验家庭成员自发互动的机会也就错过了。有的孩子还会被父母拉过来展示，或者试探一下咨询师：“看看这样对我们的马克斯有没有用！”在建立关系的阶段，要避免用孩子或咨询师来证明什么。就内容而言，治疗师可以先就每个人的个人爱好和特点聊一聊，然后谈谈家庭生活状况和一些特别的能力，之后再讨论家庭的问题和目标，最后商量好做出改变的最初步骤。

和孩子交谈

◎ 不要急于让自己和家庭“加入”。良好的接触不能强行实施。很多孩子需要时间才能融入新的状况。要耐心地等待建立联系的信号，然后抓住机会。

◎ 保持目光接触，从非语言的层面“加入”孩子。采用孩子容易接纳和有安全感的身体姿势。

◎ 对较小的孩子，要使用短句和鼓励的表示：“嗯”和“嗯嗯。”

◎ 提问要直接坦率，你可以这样问：“你叫什么名字？你多大啦？”并用丰富的、戏剧化的表情和手势来加以强调。

◎ 传达给孩子这种感觉：不按照指令回答问题也是没问题的。“你可以想说就说，但是如果你什么也不想说也没关系。”

◎ 检查一下孩子是否理解治疗师所说的话，解释语言里的概念。

◎ 问一问孩子最喜欢的游戏、自己的房间、宠物、最喜欢的活动、最喜欢的足球俱乐部、最喜欢的乐队以及和朋友常进行的活动，最喜欢的科目和不喜欢的科目。

◎ 提出问题，而不是进行解释和归因。你可以这样问：“你觉得和弟弟在一起好玩儿吗？会一起玩点儿什么？还是在大部分时间里，你们会打闹？”而不是：“你肯定喜欢你的弟弟。”

◎ 询问共同和特别之处：“你们俩上同一所学校，你上几年级了？”

◎ 偶尔总结一下孩子说的话：“你叫亚历山大，今年7岁，喜欢踢足球，上二年级。”

◎ 把谈话中的先行权给孩子。

◎ 对较小的孩子，选择性的问题会提升获得答案的可能性。

◎ 提供选项：“你是想坐在我们身边，还是愿意和布娃娃一起玩？”

◎ 通过重复孩子的答案形成循环反馈回路。孩子：“嗯，没兴趣。”治疗师：“嗯，没兴趣。没兴趣待在这儿？”

◎ 使用孩子的名字及其含义，你可以问：“你的名字是亚历山大。亚历山大，你知道谁给你取的名字吗？知道这个名字有什么意义吗？”

◎ 鼓励孩子解释和准确表达自己的想法。

◎ 接过孩子的话题，保持一段时间。例如：“你喜欢马，那么你喜欢马的什么？”

◎ 有时候孩子们更容易回应猜谜游戏，例如：“你不用回答，你可以猜，猜一猜是什么？”

◎ 注意“黄灯”和“红灯”，它们是棘手话题的信号（比如，谈到学校）。要改变问题的方向，打听哪些科目特别不受欢迎。

◎ 适应孩子的特殊需求，有的孩子喜欢更近的身体距离，或者不喜欢触碰和眼神接触。

◎ 对于 8 岁以下和多动的孩子，建议在 10 ~ 15 分钟之后由谈话层面转换为简单的互动和运动游戏。结构控制可能会显得过多或者过少；压力过大和放任随意的态度一样会适得其反；独白过多和提很多问题也都是不利的。

3.4 探索问题阶段

在认识和建立关系阶段之后，治疗师要让家长和孩子描述一下他们对问题的看法，需要 10 ~ 15 分钟。许多父母急于述说他们的担忧。他们期望治疗师是个能听懂他们困境的人，这样的期待可能会与系统治疗师的态度相冲突，因为治疗师感兴趣的不是问题，而是资源和解决办法。如果谈话只关注问题，孩子们很快就会感到自己被指责和被拿出来给人看。“问题恍惚”（problem trance）就可能发生，人们会把这个家庭压缩成一堆症状。一些家庭治疗师也因此会先用行动技术把家庭的愿望和目标场景化展示出来，以免产生消极的问题聚集。反过来，过于仓促地关注解决方案，会造成这样的印象：治疗师仿佛没给来访者足够的空间表述困境。

像“你知道为什么你今天来这里吗”这样的问题很容易让孩子紧张起来。孩子很容易觉得自己被当成了替罪羊。有时候孩子不知道他们为什么会被父母介绍给一个治疗师。如果在第一次接触之前，他们已经接受过某个医生或者某个治疗的检查，我会告知他们我目前所掌握的信息。不然，来访家庭可能会以为我从转介人那里得到了很多信息，而事实上并非如此。

（1）总结现有的前期信息并说明今天的谈话目的。“您的儿科医生克鲁格鉴于您儿子的情况建议您来找我，您接受了他的建议给我打了电话。今天的谈话是想进一步了解情况，我们相互认识一下，一起看看您家里正面临什么情况。”

（2）询问每一个家庭成员。请他们在行为层面上详细描述所涉及的问题。通常，我们会从一个看上去离问题最远的成年人开始：“我今天想听听你们每个人对这个问题的看法。你们认为什么是有问题的？对你们每个人来说，最主要的问题是什么？”

（3）帮助家庭成员进行具体的和特定的表达：

“对你们来说，这个问题的麻烦在哪里？”

“问题是何时开始的？是什么触动了你们，让你们决定现在来咨询？这个问题具体是什么样的？它最初出现的迹象是什么？谁对谁做了什么？什么时候做的？换个场景他的表现会不一样吗？问题存在多久了？”

“这在多大程度上对你个人造成了影响？”

“这个问题对日常生活有什么样的影响？”

（4）对于 6 岁以下的孩子来说，回答以问题为导向的问题很难。描述一下总目标会让他们觉得简单点。对于年幼的孩子，我会说：“这是一个神奇的房间，我们聚在一起是为了找出办法，让你们获得更多的快乐。你们的父母在电话里告诉我，你们上学压力很大，总是会大喊大叫。爸爸妈妈想到我这里来听听建议，怎么样才能让你们更开心。你想让家里变得更有趣吗？”

（5）采用目标导向的角色扮演游戏和设定好的媒介，把问题外化出来。让孩子们把问题画出来，这或许是个幻想中的形象，比如，一个忧郁的小矮人，总会偷走快乐的想法；或者一头需要被驯服的咆哮的狮子。

（6）问问他们对你作为治疗师有什么期望：“我怎样才能帮助你解决这个问题？”

（7）弄清楚目前是否存在紧急问题，需要在危机干预意义上迅速采取行动。

我认为对问题有不同的看法是非常正常的，不同的意见是家庭财富的一部分。问题不应该被看作缺陷，而应被理解为一种适应的努力和解决的尝试（治疗的态度是非常重要的）。“这些家庭需要一个症状携带者”，这种功能性的假设会导致对来访者的负面看法，并且是极其简单化的。

借助资源导向的系统性提问、重新释义和情感状态的改变，可以将一个治疗事件展开来剖析，这一现实开辟了行为游戏的空间并且将问题展示为可改变的。治疗会谈中发生的事件流程在某种程度上就像被加入了标点，为进一步的建设性工作提供了着手之处。在对问题进行首次描述时，我就开始扩展过于狭窄的问题焦点，把病症放置在情境之中。来访者的话题由此被提出来，来访者积极的能力被发掘出来。如果找到一个积极的焦点（孩子拥有的某个资源，某个不会引起问题的场合），那就跟进这个话题一段时间并为其提供足够的空间。进行谈话的主要手段，就是将注意力集中在特定的被强调的话题上，同时不关注其他领域。通过对事件过程添加标点，我们就共同构建了一个全新的现实（不一样的叙事），为积极的治疗步骤开辟了新的道路。来访者的故事被小心地转移，我们共同扩展出一个新的、更有积极意义的故事。

▼

16岁的耶尔玛和她的父母筋疲力尽，已经接近要抑郁的应激反应边缘了。哥哥拉尔斯19岁时死于囊性纤维化，他去世前的一年，一家人一直笼罩在没完没了的急救措施的阴影下。很显然，这个家庭仍然停留在重症治疗和生离死别的创伤中。父亲勇敢地开始对抗自己的消沉；母亲的健康问题每况愈下；学业下滑、有留级的风险，使得耶尔玛抑郁沮丧。在谈话中，我先关注了家庭的兴趣爱好，了解到母亲虽然有视力障碍，但是依旧喜欢徒步、弹吉他和写作。她和父亲都喜欢绘画和阅读，父亲除此之外还喜欢表演戏剧。三个人还积极练习柔道。这家人最大的爱好就是去北欧旅行。我了解到，这家人多年来一直在进行大范围的荒原之旅，哥哥拉尔斯也曾在旅行中度过了很多快乐时光。父母悲伤地说，拉尔斯是个非常快乐开朗的人，特别积极地面对很多医疗措施。接下来是一场热烈的讨论，我们谈到迄今为止为家庭生活增光添彩的许多美好时刻。我提醒耶尔玛和她的父母，我们可以找个地方保存这些好的回忆和不好的回忆。就像不好的照片也需要一个像家庭相册这样的地方保存起来，想看的时候就拿在手中翻阅，然后合上相册好好存放，这样大家就会更加珍视和拉尔斯一起度过的快乐时光。

第二轮提问进一步探讨问题和问题的形成背景 我建议较小的孩子在这时候去画画，或者去游戏区摆积木。有时候孩子们会“竖着耳朵”听大人的谈话，期间我会经常把他们拉到谈话里，询问他们的看法。太早进入游戏模式有时可能会发出错误的信号。有时严肃地对待孩子意味着坚持谈论重要的事情，哪怕孩子更愿意回到游戏角画画也不行。

询问转介的背景 来访家庭前来询问，可能是出于自己的想法，或者是受到熟人、儿科医生、青少年精神科医生、老师或者家庭法官的影响。在初次谈话的这一阶段，我要搞清楚，这个家庭对于家庭治疗这件事和作为治疗师的我都听说过什么。家庭、治疗师、转介者之间的相互作用关系，可能在接下来的治疗中扮演着重要角色。转介者可能对治疗中发生的事情有着非常明确的期待。这些期望在另一方面也会影响家庭对我的期望。问题的潜台词是：“是谁想从谁那里得到什么？”家庭和转介者的设想可能一致，也有可能存在分歧。有时候老师会要求某个学生接受治疗，否则就不能继续留在学校；然而，家长却觉得孩子的行为没有问题。或者一名青少年接受法院的命令来治疗，带着潜在的期待，觉得我会阻止他继续酗酒。对于强制性语境下的治疗，我会尝试与来访者商定一个共同的目标，并澄清这个问题：“你怎样才能摆脱学校的压力？”对于摸清框架有帮助的问题是：

- “您是从谁哪里听说我的？”
- “转介者是怎么向您介绍系统治疗和我的？”
- “您觉得，转介者期待会在治疗中发生什么？”
- “为什么转介刚好现在发生？”
- “如果我和转介人建立电话联系，您同意吗？”

在系统性问题的帮助下，问题的处理方式和其对家庭的意义将会更加明确。

解释性问题 搞清楚家庭对这一问题的主观看法：“大多数人都会试图弄清楚发生了什么，你们如何解释这个问题呢？这个问题以现在的形式一直存在，你们觉得是怎么回事呢？”

问题的量化 这种以问题为导向的提问可以形象地说明问题的严重程度。与此同时，这些问题也传达出一种信息：有的生活领域并没有问题。标度问题可以与格式塔技术相结合。

- “自从你发现了这个问题，从0～10的标度中，你认为自己的心情低落在哪个级别？而今天，你认为自己的心情又在哪个级别？”
- “过去的两三个星期你在哪一级？今天在哪一级？”
- “如果让你在刻度表上画个标记，标记为你感觉不错，那么你会选哪个刻度呢？”
- “有什么能帮助你让情况好转一个百分点？”“你投入了多少百分比的精力对付你的贪食症、思考食物和忧郁？有百分之几的精力用于你自己？”

采取行动的决心和对变化的希望也可以列入标度问题。

- “在0～100的量度表中，你愿意投入多少精力，来保证夏天能顺利升到高年级？”
- “再一次参考0～100的刻度，你获得成功的希望有多强烈？”
- “还是参考0～100的刻度，你认为你有多大可能实现目标？”

循环问题 要求描述主观图景，或者对一个或多个家人的行为和关系进行判断：

- “您觉得，您丈夫会怎么想？”
- “而你，作为儿子，按你的感受来说，妈妈对爸爸不慌不忙的态度会有怎样的反应呢？”“米勒先生，假如您儿子和您妻子发生争吵，您女儿会怎么做？”“保尔，如果你妹妹试图调停，你父亲就此作罢，你母亲会做何反应？”

与人文主义家庭治疗的理论不同的是，在场的人应该彼此“告发”，要“玩得越界”。向在场的人依次提出循环问题。答案里的部分句子会成为下一个问题的出发点，即让回答的反馈引导我们，例如，来访者说：“要是我母亲醉醺醺地跑来我们家骂我，我丈夫就会离开。”治疗师可以接着问：“当你丈夫离开时，你母亲会待得更久还是更短呢？”

问题的指向是从内容到过程，从描述行为和特性到描述关系和互动，从现在到过去再到未来。在语言上，主要采用“如果——那么——问题”来询问互动后果，以及大量对比问题。询问互动后果的“如果——那么——问题”意味着一个人的行为与另一个人的行为或不作为是相关的。“围绕着问题的舞步”，这些问题会在非直接语言层面上传达一个系统模式：“如果你兄弟不学习，你母亲会怎么做呢？”“当你母亲在发脾气责骂他时，你父亲回到了家，他会怎么做呢？”“如果你父亲置身事外，你母亲会怎么做？”“那么你和你妹妹是会置身事外，还是参与其中？”

对比式循环提问明确了家人们的不同立场，这些问题揭示了家庭中的子系统和联盟，揭示了他们随着时间如何变化。这些问题可以问现在、过去或者将来。在言语上，重要的是对比式提问或者要求排序。

- “谁还和你父亲一样容易被激怒？”“谁最无动于衷？”
- “在你妹妹还没那么在意她的体重之前，谁跟她最亲近？她之前和谁交谈最多？”

询问例外 这些问题将注意力集中在能力和解决方案上。

- 你们从你们的视角给我展现了一个很好的图景。为了让我的图景更清晰，我很想知道：“如果事情罕见得进展顺利，你们会怎么做？”
- 在下一次谈话之前，请你们观察有没有一些短暂的时刻，问题没有出现，这种时刻让你觉得：“如果刚才那个时刻经常发生，这将是向正确的方向迈出的第一步！”

关于心理弹性和应对的问题 将在整个谈话期间被提及。

- “您已经说明了这种情况相当的困难。事实上，人们可能觉得，换个家庭早就放弃了，但是您家并没有。你们现在坐在这里寻找解决方法。尽管发生了这一切，是什么帮助您撑过来的？”
- “有哪些您在日常生活中做的小事（也许您之前没意识到）才使您至今没有放弃？”

假设性问题 这类问题探讨“假装—现实”，属于系统治疗的核心技术。探讨问题恶化却可以得出避免恶化的结论，这类问题往往会展现出实实在在的疗效：“你想要的目标就是摆脱你的贪食症，那让我们想想：什么会让贪食症变得更严重？你必须做什么或者对自己说什么，才会造成自己的压力，让你第二天肯定会遭受一次暴食之苦？当然你肯定不想要这样的：你想要的是减轻压力，你想对自己说：不要紧张……，但是假设一下，要是推到极端会如何…… 因为如果你知道怎样恶化这种情况，那么你也就更清楚你能做哪些对你有利的事了。认出危险就能避免危险。”

未来变化　有关未来的假设性问题会在想象层面上展现出一种不同的剧本。

- “您怎么想，两个女儿中谁会更早搬出去住？”
- “要是你老实坐下来学习，摆脱了不及格的困扰并且顺利升入高年级，对家里人来说，谁会最惊讶？”
- 设想一下，接下来几个月的某一天，她会搬出去。做一些同龄女孩所做的事情，进餐对于她也变得自然而然，那时她的母亲还会是她最亲近的人吗？谁将最容易做出这样的改变？”

童话和奇迹问题　这类问题是指向未来的假设问题的一种特殊类型。

- “假设在未来的某一天，奇迹在一夜之间发生了，问题突然解决了：您会从哪里发现问题解决的迹象呢？”
- “您儿子会做什么，您会做什么？”
- “您会把精力投入到什么事情上去呢？”

外化的问题　这类问题有助于把慢性或分散性问题变得更加明显。问题或症状会被当作某个客体来呈现。

- “您描述了数不清的争吵和抱怨。就像这不是一个五口之家，而是六口之家。总是有个抱怨鬼和大家坐在一起，发出各种抱怨，破坏大家的心情。”
- “你们认识这个抱怨鬼多久了？”
- “它总在吗？还是有时你们也会把它丢在家，比方说去度假的时候？”

对系统中棘手的方面采用类比和隐喻　这有助于采用观察者视角，改变问题的焦点并且为创造性解决方案带来希望。治疗师可以询问家庭的主话题、最喜欢的曲调或他们的口头禅。

- “你在家里最常听到的一句话是什么？”
- “你们家的首要话题是什么？”
- “哪个曲调最受欢迎？
- “哪些口号、哪些格言最能反映目前的家庭状况？”
- “假设你要找一个新的格言、一个新的主旋律或者一个新的座右铭，那会是什么？”

补充句子 这是最简单有效的查明问题的方式。围绕问题构造大量句子，让来访者不假思索地、自发地去补充完整。

治疗师：“在学校最糟糕的是……”

伊尔玛：“我的物理老师！”

咨询师：“在学校里你最受不了的是……”

伊尔玛：“物理课和数学课！”

咨询师：“物理和数学会让你想起……”

伊尔玛：“那个老师，太讨厌了！”

咨询师：“你最受不了那个老师的就是……”

伊尔玛：“就是他根本不理解我，他就是个笨蛋！”

咨询师：“物理其实也有有趣的地方……”

伊尔玛：“它本来可以很有趣的，但是我跟老师总是有矛盾！”

评估改变的意愿 尽管有些人态度消极，抗拒具体化的描述，系统治疗师也会进行诊断。他们对个人进行评估，构建整个家庭系统的图景，这幅图景包括每个个体的优点和缺点、为了解决问题而采取过的方法、与支持者系统之间的联系以及努力改变的意愿。作为治疗师，我们并非置身系统之外，而是对这幅图景加以影响：诊断性问题总是带有干预的色彩，因为问问题的方式和指向及其内涵意义已经有助于构建我们对现实的新视角了。

绝大多数治疗接触时间不会超过 3 ～ 6 个小时。一个常见的错误是，误以为初次面谈的人都真正愿意接受治疗。因此，治疗师应该对改变的意愿和动机加以查问。

在首次谈话和进一步的谈话中如何与来访者打交道，取决于来访者的立场。治疗师应根据来访者态度的不同来区分不同类型的来访者。抱怨型来访者很可能是来访人群中最大的一类，他们只是想诉说烦恼，并没有准备采取行动去改变，而且他们也不把自己看作解决方案过程中的积极参与者，他们只是期待治疗师把他们的孩子带入正轨，或者他们根本没有寻求改变。“过来看看型”来访者是应某个第三方的建议而来的，这个第三方认为问题严峻，迫切需要将其转介给治疗师，即真正认识到问题的其实是转介者。比较典型的例子是因为学业问题而被父母送过来的青少年，或者迫于老师的压力将孩子送来的父母。“过来看看型”来访者主要是想随意了解一下情况。他们持一种观望的态度，对他们来说，问题确实重要，但并不紧急，痛苦的压力也不大。这里有一种希望治疗师采取主动的期待。在这种情况下，治疗师首先要了解一下家庭想要达到的目标，向他们介绍一下系统治疗的工作方式和治疗的不同选项，用心理治疗的“分裂作用”来谈谈迫切需要和观望两种不同态度同时出现的矛盾心理。对于这种家庭，治疗师要先检验一下，看有没有可能达成一份家庭和青少年真实在场的委托合同。被迫型来访者是因第三方命令而出现的（命令可能来自老师或法院），不来的话后果严重。一般来说，相关者并没有动机去积极参与改变，只是想摆脱那个要他们来接受治疗的压力。严格来说，只有当来访者感觉他们可以从治疗中受益并真正成为寻求帮助的人时，治疗工作才有可能进行。“拜托了，请您改变我的孩子吧，像我想要的那样！”这被称为“共同治疗任务”。共同治疗任务型来访者饱受痛苦，他们希望自己的孩子改变，并且对如何推进有具体的设想。只是他们仍然期望治疗师采取主动并且按照他们的设想去改变事态。但对于定期参与谈话的提议，他们往往不太热心。真正的“顾客”对于治疗有明确的目标，并准备积极参与治疗。他们会表达出自己的诉求，他们有明显的痛苦并且立场坚定：“原则上，我们可以掌握自己的命运，激活资源，实现我们的目标。”和这样的来访者进行治疗浪费的时间更少，或者至少相对简单一些。

“顾客”和“顾客导向型”这两个词来自经济学。他们隐含着这样的假设：客户确确实实地拥有可用的资源、金钱、信息和时间，能够自主自觉地表述其委托，拥有“购买”心理治疗服务的自由。但是，对于许多家庭、儿童和青少年来说，情况并非如此。他们的立场依赖他人，甚至是无能为力的，通常由家长、老师或者机构所决定。

治疗过程的一部分内容就是开辟自由决定的可能。我会向来访家庭说明系统治疗的流程，治疗师期待他们做什么，他们的角色是什么，还有哪些替代的治疗方案。

问题的发展史 父母对问题的描述往往包含许多痛苦经历、轶事、儿童成长和家族事件。问题描述往往被放置在家族历史（家族故事）的背景中，以便被合理地理解并发展出新的意义结构。这样做的前提是要探查了解治疗史、关于疾病和问题的早前经验，关于病因的设想，与问题相关的因素以及迄今为止所尝试的解决之道。故事“真相”并不重要，重要的是一个拥有多重可能的描述（描述一直是社会构建的一部分）

首次家庭谈话更重要的目标是发展出一个新故事，它既接纳了病症苦痛，又包括了在过去克服困难时的长处和积极经验。首次谈话可以发掘出家人的新的意义结构，这种意义结构有助于解释事实、变换视角和改变态度，能够激活资源，使采取行动成为可能。所有问题故事都遵循这样的模式：“一开始挺好，然后发生了……就变糟糕了，现在我们就这样了！”讲到人们怎么陷入死胡同之后，描述就停下来了。在访谈里我们要扩大焦点，让故事叙述下去。可以用这样的句子接续停滞的叙事：“嗯嗯，然后……”对故事加以细微的改变，可能会使故事走向一个更加充满希望的结局。

▼

一个母亲给她的儿子卢卡斯登记治疗：她很担心，因为16岁的儿子不再像从前那样与她无话不谈，而是花大量的时间上网。治疗师应她的要求，第二次面谈时与她单独进行，她详细地述说了家庭史。

在她的原生家庭里，多年来，她一直负责照顾有重度抑郁的妹妹。她和卢卡斯父亲的婚姻关系因为他的捉摸不透和酗酒而蒙上阴影，她无数次尝试好言好语地劝他去戒酒，都收效甚微。直到今天她还背负着他们离婚前男方冲动购物的庞大债务。

卢卡斯在之后的谈话中声明自己与父亲完全不同。他的母亲可以分辨，什么时候她是因为以前的负面经验而过度担忧，什么时候是她有理有据不赞同卢卡斯的行为。母亲开始让卢卡斯更多地为自己的行为负责，而不再试图以某种方式控制他，控制只会加强他想要逃离的心态。

家谱图是对家族史问题的一个很好的切入点。通常我在第一次谈话时就已经制作了一个简单的家谱图，并请孩子们帮助我绘制树形图。这种代表生命主题的图形提供了理解背景，帮助治疗师能够更好地与父母沟通。在第二次或者第三次会谈（当前的问题描述清楚，治疗目标也明确之后）中，我会与家庭成员一起画一幅完整详细的家谱图。

尝试解决问题的经验　儿童和家庭迄今为止处理问题的方式和方法，可以揭示出家庭的“信仰系统”，这些系统有利于问题的持续存在。家庭教育方式特别和谐温柔，可能是因为父母想避免与孩子发生激烈冲突，因为他们与自己的父母也曾经历过。

（1）探明以前曾经用何种方式来尝试解决问题，这些尝试的后果如何。

“你们以前做了些什么来解决你们的问题？”

“谁做了什么或者谁说了什么，来解决这个问题？”

“为了解决这个问题，你们目前在做些什么？”

“之前对你们解决问题最有用的方法是什么？”

“有没有什么之前很有用，但是由于各种原因你们现在不打算用的方法？”

（2）了解有没有第三方参与问题。

“你们有得到他人对这个问题的建议吗？”

“你们的朋友或家人有没有建议你们该怎么办？”

“你们如何看待他们的建议？对你们有帮助吗？”

（3）询问关于之前的治疗和其他帮助者的角色。

“你们还与谁谈论过这个问题？”

“你们在哪里就这个问题接受过治疗？”

“你们怎么确定这样做没有用呢？”

“其他帮助者或者治疗师是不是可能忽视了什么？”

“是不是有些行为，一旦我采取了，也同样会失败？”

（4）找出那些还未实施的解决问题的想法。

“一个和你们有类似问题的家庭，你们会给他们什么建议？”

“你们本来想怎么做来克服这个问题？”

3.5 互动阶段

在第一次谈话过程中，家庭成员经常会不自觉地展示他们的问题模式：一个5岁的小女孩坐在妈妈的腿上，每当妈妈要回答治疗师的问题时，她就会往妈妈嘴里塞个什么吃的；一个只要谈起自己16岁的儿子就充满了指责的父亲，沉默地站到了后边；当父母争执起来无暇他顾时，孩子们就无法无天起来。这种场景在诊断信息之外提供了干预的着手处（参见章节9.9）。

▼

麦珂因为进食障碍住院治疗。对饮食计划的第一部分，她接受得很好。我应邀与其家人一起进行咨询谈话，我很快就发现父亲因为渐进的器质性听力受损而无法参与进来，当母亲、麦珂和她的两个姐妹说话时，他只能干坐着，直到他宣布："我参与不了，没有我你们会谈得更好！"然后就冲出了房间。正是在麦珂体重减轻前不久，他的听力问题被确诊。"父亲也是家庭成员之一，他应当参与！"用这个理由，我请他的妻子和我一起把他找了回来。我让女儿们协商，家人该如何想办法让父亲参与谈话。这项任务清楚地揭示了女儿们对父亲的残障感到有多么绝望，但同时我也发掘出了这个家庭的资源。母亲开始主动接过翻译的角色，消除了孩子们的负担。在后续的一次约谈中，父母允许给自己放个假，他们想去徒步。因为经历了那么多烦恼，他们也要为自己做点什么了，这个决定让麦珂和姐妹们放松了下来。

自发的问题上演或者"行动化 | 活现" 活现可以被看作家庭的"礼物"，这个礼物能让我一探他们的典型模式。作为"回礼"，我会给予干预和建议。问题上演可以是自发出现或被主动引发出来的。问题应该被带到治疗室里来，这样我们就能清楚地看到围绕问题已经形成套路的行为模式。在治疗环境下呈现问题的最新现实状态是心理治疗的另一个主要的作用原理。这时，该家庭可以切实体验到，解决问题的确有可能。这个阶段一般持续约15分钟。

（1）让家庭成员演示一个问题实例："让我看看女儿晚回家的时候，家里会发生什么？”

（2）靠着椅子坐好并且观察家庭成员，聆听、观察他们的互动。

（3）特别注意围绕着问题会重复发生的行为的顺序。

（4）感谢这家人的展示。在接下来的目标设立阶段，利用你的观察，来协商一个共同的问题定义。

（5）在对问题进行情景表演时，治疗师可以要求一个极端的展示：“你们能表演给我看看超恐怖的版本吗？就是绝对的低谷，不可能更糟糕的那种？”

问题的上演可以过渡到解决办法的上演。

一对有着13岁女儿的父母日益焦虑，因为他们的女儿越来越强烈地要求更长的外出时间，要去看电影以及在女友家过夜，还威胁说：“我要发火了！”由于冲突升级到了暴力威胁，所以他们前来咨询。在描述冲突和紧张的家庭氛围时，女孩烦躁地斜着眼睛，指责说没人理解她，而父亲就顺从地坐在她身边。家庭用一种“活现”来说明了问题。在幻想遥控器的帮助下，我们“回倒几分钟”，然后家人被要求“再表演一次”，这一次要进行“超恐怖的版本”，这次最终释放了笑声。在一次“闪电时间旅行”里，家庭将被“一束时间之光”带到不久后的未来，那时“一切都好了”。家人们向我展示他们应对未来冲突的“更成熟”的方法。

3.6 共同规划治疗目标

在这个阶段中，要弄明白每个家庭成员所关注的问题。想要好好完成一个治疗，就得好好开始并且制定可行的目标。当孩子和父母发现自己所关注的问题都在治疗目标里，治疗将会更有效地进行。因此，治疗目标要用日常用语来描述。商定目标本身就算是第一次治疗性干预。

如果家庭气氛压抑，有急迫的负担和突如其来的丧失，或者某个严重疾病给生活蒙上了阴影，谈话的气氛高度紧张和一触即发，那么目标设定也可以放在问题描述之前进行。向幼儿解释治疗目标时，可以场景化地利用时间线，展现解决方案的角色扮演游戏，利用小雕塑、手偶和迷你人物模型来表达，或者通过创意媒介来示意。3 岁以上的孩子可以回答“仙女问题”，幼儿经常会许愿，希望家里少点争吵，多点快乐；青少年则通常可以非常清楚地描述目标。

有时候孩子们也会提出不现实的期望。儿童只能用他们的发育阶段所具备的能力来实现目标。在有青少年的家庭中，“更和谐”或“更多共同的活动”不是一个好目标。青少年在这个发展阶段里的表现特征就是争辩和自行其是。因此，更好的目标是一种有建设性的争辩（不是没有冲突）。

很多父母都希望孩子能变得独立，不需要多操心。我会追问这种需求，并指出父母的在场和指导是孩子需要的。人们普遍渴望一个“能即插即用”的小孩，一个一旦“打开包装”，无须任何帮助，他就会自发自愿地收拾房间、背单词，不用父母干预就能靠谱地制订学习计划的小孩——这是乌托邦空想。这些抱怨间接体现着日程被超量排满的父母还必须被迫抽出时间给他们的孩子。如果治疗目标是“我们的孩子应该更独立”，那么孩子一旦进步，他们拥有父母的时间就更少了。从孩子的角度来看，这个目标并不值得奋斗。更有意义的是商定一个这样的目标：一旦症状有所缓和，就花更多的时间相处，安排一下美好的共同活动。

如果想改变的目标太多或太远，我会踩下刹车，请求该家庭先就紧要的事项达成一致。改变过程中可能出现的风险和副作用要事先说明。相比从一个请求跳到另一个请求，一个接一个地处理多个目标更有意义。有时候父母会为琐事陷入与孩子的无谓的争吵中，他们苛责孩子，而孩子会开始觉得：“反正我怎么做都不正确！”实际上，家人间的争论应该发生在能够以建设性的方式解决问题，并且所讨论的话题很重要的时候。

作为优先事项的比喻，我喜欢使用三个篮子，一个蓝色篮子用来装讨厌不重要的话题，一个黄色篮子用来装重要的却并不紧急的要求，还有一个红色篮子用来装重要、紧急、迫在眉睫的问题。这些篮子用来帮助我们做决定：“哪些问题值得讨论？”一般来说，我会建议，从一个重要且可预计的、不太有争议的目标开始。先迈出有建设性的第一步后，再开始谈复杂的话题。协商出明确的治疗目标，才有可能去核实治疗进展，也有助于治疗圆满完成。

（1）请家庭成员表达切合实际的、明确的期望："到底应该改变什么？"

（2）突出家庭的优势，并强调："我相信你们在一起做了很多你们喜欢的事情。哪些是无论如何也要按原样保持下去的？"这个问题可以作为作业，让来访家庭在下一次会谈中讨论。

（3）请每个人都说出自己的目标。

（4）要求他们积极地、具体地描述目标。消极的行为描述将重新表述为积极的目标。"您想要您的女儿别那么不可靠。她的哪些表现可以说明她可靠？您从哪里可以判断自己的目标实现了呢？"

（5）让他们用生动的场景描述模糊的目标，你可以这样问："我还是不太明白它应该是什么样子的。请您给我描述一个场景，如果一切顺利会是怎样的呢？究竟会发生什么？"

（6）询问可验证的小变化，例如："有什么小迹象能说明事情正向着正确的方向改变呢？""您是怎么知道它变好了5%的呢？"

（7）必要时索要一个书面的目标清单，可以在会谈中或者作为家庭作业来完成。通过清单式书写，目标将更简洁，激烈争辩的可能性会降低，而责任约束力增强。

（8）与家人一起核实目标是否有意义和切合实际。

（9）递给孩子一根魔法棒，告诉他们："假如你会魔法，可以实现神奇的愿望，你最想为家人实现什么样的愿望？"

（10）对较小的孩子可以提出仙女和奇迹的问题："你想象一下，一个善良的小仙女来给你们施魔法。一夜之间，所有的问题在你们睡觉的时候都消失了。那么仙女离开以后，第二天哪里会不一样呢？"

（11）如果有必要的话，可以让手偶和人物小模型来帮忙展示解决方案的场景。

（12）弄清楚来访者是否还有担心和保留，你可以这样问："有没有什么事情让您会觉得：这可无论如何不要在会谈中发生（或者最终出现）？"

（13）询问目标实现后会带来的弊端，你可以这样问："如果问题得到了解决，可能会带来什么坏处呢？”

（14）请家庭制定更高的目标，并讨论出重要目标的优先顺序。

（15）商定可以很快实现的分目标。

通常来说，父母、青少年和儿童的目标及任务并不一致，让家庭讨论出最重要的目标并确定其优先顺序可能很有必要。我会促进这个过程，把目标一一写在翻转卡片上，让每个家庭成员都翻卡片并发言，引导他们做出决定。

当父母提出完全相反的目标或完全不一致的想法时，我会进行“重新解释”：“真正的问题不是因为马利安拿刀威胁了父亲，你们是否对他太过严厉，或者需要更加理解他。真正的问题是你们目前没有达成一致。”在某些案例中，孩子根本没有兴趣去商量要改变什么，因为他对现有状态感到满意，绝没有兴趣以后去整理房间或者执行其他分配给他的任务。在摸底和决策的过程中平等地对待父母和孩子，这种要求在我看来是不切实际的。在商定目标的过程中，孩子的声音会被听取，父母的声音会更有分量。

隐藏的任务　在合同里，字体越小的越重要。目标清单用灰色笔触清晰可见地书写出来，想辨认出其中隐藏的目标也常常困难重重。这种意义上的隐藏目标可能是：“看，即使是专家也无法治疗这个难搞的孩子，所有的尝试都是徒劳的。我们就是想证实：没有人能帮助我们！”对于离婚的父母来说，其暗藏的请求通常是要证明孩子严重失常，以此来表明他在父亲或母亲那里受了多少罪。孩子对父母来说，可能是一张“入场券”，此时真正有必要的咨询是父母愿意接受治疗或者亲密关系咨询。

当我判断隐藏的目标颇为重要时，我会开诚布公地提出来，并且努力摸清楚还有哪些操作空间，是否可以订立一个合作治疗的合同。

共同定义问题　在家人描述了他们对问题的看法之后，他们当然想知道，我作为治疗师是如何看待这个问题的。现在看起来是无解还是有希望的？究竟要做些什么才能改变现状？

这种对症状和烦恼的描述建立在家庭眼中的现实上。它们将会被考虑和被重新释义。对问题定义进行重构非常重要，它应当揭示相互间的关联或者行为间的互补性，展现症状在互动中如何嵌入，用循环视角取代线性视角。通常，问题会被正常化，会在一个发展变化的语境中被理解。治疗师所总结的系统性的问题定义应当涉及每个家庭成员对问题的描述和需求，并且应当具有普遍性，使每个人既能在这种定义里发现自己，同时也能为不同的观点和目标预留出位置。这种定义既包括对现状的描述，也包括一个目标设定作为补充。

家庭的动力构成是复杂的，同样复杂多样的是治疗师从首次会谈中得到的观察和假设。在社会背景下，人们只会用到他们所有可用资源的一部分。来访者不只是带来失当的行为方式和态度，他们往往还拥有重要的资源和可能的解决方案。系统工作的目标就是发现和优化发展势头和资源，以便解决问题。

治疗师对问题现状的了解永远只是一部分，对家庭经历的掌握也始终只是片段式的。在有限认知的基础上，治疗师构建出隐含的假设和公开的问题定义。这些假设和定义描述症状的行为是如何表现出来的，描述至今为止解决问题的尝试，描述哪些家庭规则和结构阻碍了自发的变化，以及有哪些个人和家庭的观念和假设让改变举步维艰。根据我的经验，更有意义的是，治疗师的假设和隐含的推断不要那么复杂，同时进行总结时要使用顺口的、日常性的和容易理解的语言，不要用专业术语，内容本质上是一种重构就可以了。共同的问题定义是实施治疗合同的工作基础。

一个好的问题定义可以唤起信心，相信改变是确实可能实现的。这样的一个定义在某种程度上就是后续治疗的商业基础，将被一次又一次地援引，让每个具体治疗措施有理有据。判断这样一个明确表述的问题定义是否适用，就要看它是不是有效。一个好的问题定义符合来访者看到的现实，同时又拓展了这一现实并指明了可能的解决之道。如果这一定义切题、中肯，那么来访者会产生一种非语言的“同意”反应。

3.7 最后的干预

发生变化最重要的地方，并不是治疗室，而是来访者所生活的世界。在第一次会谈快结束时，我会说明自己的工作方式：“你们已经回答了很多问题，现在我也来说说我自己。我可以给你们鼓励和建议，但是最重要的步伐只能由你们自己迈出。

从我这里，你们能听到关于你们应该尝试做什么的具体建议。没有你们的协助我基本上什么都做不了。根据我的经验，积极采取行动的人会从治疗中受益最大。”

如果孩子和家庭明确表示将继续配合工作，我会在会谈结束时给出建议和任务，让他们在会谈间隔中尝试。在初次的谈话中通常没有多少时间详细列举治疗目标。在这种情况下，我会布置一个观察任务：下次谈话前，家人应该带上一份书面的愿望清单，记录下目标以及偶发的积极事件。这样方便我们获得线索，知道该家庭想在哪个方向上有所进展，我会说：“请你们带上一张纸，写上你们的愿望清单，假设在 6 次或者 12 次会面后，您终于能说‘我们真的有进步了’，那么在这期间应当发生些什么呢？”

另一个任务，是请他们带给我一份关于某个家庭场景的录像，或者列举有关目标行为的例外状况的一份清单、一份一旦实现治疗目标就可能会产生不利因素的清单，或者是最开始的微小的改变步骤，能让情况最多改善 5%。治疗师的任务将会在章节 8.3 中阐述。

3.8 治疗条约和合同的阶段

谈话结束前要商量好，会谈是否需要继续进行以及治疗的框架条件应该是怎样的。这个环节大概需要 10 分钟。也有可能他们不希望进行下一步的咨询，或者治疗师认为没有进一步咨询的意义，又或者治疗师建议其有必要被转介到另一个机构。

治疗的框架条件应由治疗师负责。有些家庭会预先商定谈话的次数。在治疗或咨询的开始阶段，约定好谈话次数是一种重要的干预。治疗师告诉他们治疗需要多长时间，会影响家庭对问题情况的认知。

每次会谈都约定下一次的会谈往往没有约束力，更有效的是约定一个时间范围确定的治疗过程，并且约好会谈的次数。治疗的时长将根据具体情况与家庭需求来协商。一般来说，我会约定 6 次或 10 次的会谈，并声明，在这些会谈之后我们要进行中期总结。很多来访者在此期间已经达成了目标，会准备好结束咨询；有些家庭需要继续会谈，或者在首期目标达成之后还想解决一些新的事项。

这并不意味着治疗总是短程的，有些进展必须走很长的一段路才能取得。对于长期模式或者需要长时间才能有所改变的苦恼来说，把会谈之间的间隔拉长一点才有意义。对于孩子较小的家庭、急性的行为问题，以及多问题的家庭来说，很短的时间里就会有很大的变数。对他们有意义的做法就是安排每周会谈，以便在治疗中形成有约束力的定期节奏。

最后，治疗师还要再次总结商定好的治疗目标。一旦商量好了第一个治疗性的家庭任务，我就会请家长复述一遍每个人要做的事。如果转介人、儿科医生或老师要求获得信息、检查结果或者测试结果，那么也要在此时免除对以上人的保密义务。

（1）在咨询结束时询问家庭接下来的计划。强调指出，进行后续谈话的决定要由家庭做出："您认为，后续我们要怎样约定？"

（2）如果家庭决定不再继续咨询，可以告知他们，以后还可以再来访；或者给他们另一个可能更为方便的机构地址。

（3）如果他们愿意继续进行治疗，必须决定：

» 再进行几次预谈，还是立刻约定开始治疗？
» 谁应该参与下一次的会谈？
» 有没有重要的"外人"或是住得远的家人应该被邀请，至少参加一次或两次会谈？
» 首先安排多少次会谈？
» 一般来说，什么时间段对家庭和治疗师是都合适的？

（4）安排下次预约。

（5）总结一下，要完成哪些目标。

（6）与家长一起完成必要的手续：收费协议、结账方式和取消治疗的规定。

（7）要求成年人签署文件，同意授权视频录像以及必要的保密协议，以便从其他治疗者或治疗机构处获取相关信息，例如，医生、学校和以前的治疗师。家长会收到视频授权声明和治疗合同的副本。

（8）查问一下，看该家庭是否还有其他问题。

（9）共同整理治疗室，这是一个小小的却很有意义和仪式感的工作。

（10）利用告别的机会，再次“加入”每个人。

3.9 第一次谈话之后

结束谈话后，治疗师的后续工作是检验预先假设、评估首次谈话的过程。如果想让工作专业有效，还要从老师、儿科医生或是从肢体治疗师、语言治疗师以及养育者那里获取检查结果、报告和评估，这样才能构建一个全面的图景。

（1）使用首次谈话获取的信息，检验和进一步澄清谈话前提出的假设，并为下一次的谈话做准备。

（2）作为治疗师，以下步骤是否都进行了呢？

» 和每位家庭成员都建立联系，帮他们尽可能地感到舒适；
» 展现出清晰的谈话结构，从而引导整个过程；
» 和家人建立工作关系，不要“过于专业”或显得过于私人化；
» 赞扬了家庭和家庭成员的优点；
» 用保持共情的态度，支持家庭成员，避免指责和批评；
» 家庭前来接受治疗所带来的问题都已是明确具体的了；
» 以前试过的解决方法都问清楚了；
» 了解该家庭的世界观，每个家庭成员的语言模式、沟通风格和问题视角；
» 开始更好地理解该家庭围绕这个问题重复出现的互动模式；
» 搜集了与问题相关的重要的家庭朋友和帮助者的信息；
» 与家人订立了一个所有人都接受的协议。

（3）向医生、共同治疗者、前治疗师，青少年福利机构和其他社会机构索要报告和其他重要的相关信息。

（4）如果转介者没来参加第一次会谈，请联系他：

- 告诉他你已经见过这个家庭了，并告知你们谈妥了怎样的治疗合同；
- 了解转介者对问题的看法；
- 对家庭及其问题进行简要的初步评估；
- 提供协作，为以后一起工作打下基础，这可能是实现治疗目标所必需的。

（5）规划后续的谈话流程。书面的约定和适合儿童的“治疗合同”会提升约定后续的约束力。

第4章 与青少年一起工作的特点

4.1 简介

与青少年一起工作需要考虑一些特殊情况。治疗通常是在家长、青少年福利院或是在老师的要求下开展的，所以这件事总被青少年来访者当作烦人的强制性义务。系统治疗的优势之一就在于，对于这些起初对治疗兴致索然的人也有多样化的理解手段。综合利用社会环境（父母、朋友和其他亲属）来获取改变的契机，这是单纯的个人咨询做不到的。

孩子到了 11 ~ 12 岁的年龄，就开启了一个过渡阶段。父母必须尊重他们日益增长的自主性和其他权利需求，不能再把他们当小孩子对待。与此同时，父母仍然要采取相应的措施来保证他们在物质上、身体上和心理上的健康安适。根据德国儿童和青少年福利法，父母育儿的时间从法律角度应一直持续到他们 27 岁。如果青少年拒食或者学业面临失败，普遍建议是要其同父母分开。然而，这种建议几乎没有什么治疗意义。它没有真正传达任何新信息以区别于之前的解决方案，只是延续了父母的无助模式，怂恿了父母的退却，削弱了父母的存在感，留下一个真空，听凭青少年自己处置。相反，我们其实应该鼓励父母这么说："你对我们太重要了，所以我们没法允许你这样胡闹！"让父母利用亲子间的正面依恋，提供依靠，坚持不懈地对青少年加以约束。

对于有严重问题的青少年，积极热心地加以干预是有效的。治疗师应该明确主动地建立关系，成为父母的模板。治疗师既要和青少年，也要和父母建立良好的关系，而不是成为一方或者另一方的盟友。对系统治疗过程的研究表明，如果父母与治疗师的合作更加紧密，对孩子的态度有所不同，那么转变就会随后发生。但是要想取得长久的治疗进展，治疗师还要赢得青少年对治疗的良好态度，而不能只是单方面关注父母。为了保证多方参与，治疗师必须平衡同盟。

4.2 与青少年面谈

对于青少年中的索引患者（index patient），第一次谈话时我更愿意其家人一起参与进来。如果患者 16 岁以上，我会用尊称“您”来称呼他：“我直呼您的名字可以吗，安德烈亚斯？”

询问过年龄、家庭和上几年级这些“封闭式”的问题之后，我便开始问开放式问题。我会询问关于特长和兴趣的问题，例如，同龄人、男性或者女性朋友、音乐、上次看的电影，也会问电脑、驾照、技能和未来的打算。手机在很多青少年的生活中占据重要的位置，作为“加入”，我会问他们什么时候开始有自己的手机或者每天听什么音乐。

当青少年保持沉默时，仿佛在说：“让我一个人待着！”他们是在保护自己的边界和家庭的界限。我建议继续这一模式，并告诉他可以继续沉默，如果他愿意谈谈，我会对他很可能与父母不同的观点感兴趣。治疗师最好不要参与家庭权利的斗争，也不要强迫青少年发表谈话。治疗师可以通过假设的循环问题和“替身”技术，让他们的想法、假设和推测得以表达出来，这样做其实是间接地为沉默寡言的他们发出声音。

“替身”技术源于心理剧技术，治疗师用第一人称代言发声，表达思想和感觉，这些思想和感觉有可能是另一个内在的人的所思所想。“有可能，卡尔根本不在乎这个（更多地看向父母）……也有可能，卡尔觉得：‘反正你们都不理解我，我也受够了学校，所有的问题都针对我，我觉得我已经完蛋了，因为我要留级了！’这也是可能的。”青少年会在感觉必要时打开话题，分享他的意见。这种技术类似于假设性问题，但更有情感效果。

即使当一个青少年展示他不太令人舒适的一面时，我也会表达对他作为独立个体的尊重。我相信他会有愿意改变的一面，从这一假设出发，我尝试发掘表面行为背后的人的本性，并与之结盟。如果他的态度高冷，类似“我宁可去别的地方，我根本就没必要坐在这里和你说话！”我会接过这个话头，回应说：“这也没什么，比起和你一块儿待在这儿，我也有更好的事情去做。咱们要不这么做吧，假装一下好像咱们有话可谈的样子……”

把面谈分成两部分，先与青少年谈，随后与父母谈；然后中间间隔一小段时间，这种方式行之有效。我开诚布公，说明自己也是青少年的同盟，并告知他，我对他的个人话题都持开放的态度。一开始就要说明，有些事情我们可以保密处理；而对于有些多多少少涉及所有人的问题，最好还是与家人一起聊。

处于某一年龄段的青少年容易觉得自己被展示、被追问、被催逼，以及被充满偏见地对待，就好像他们站在聚光灯下似的。因此，过早谈及学业成绩之类的棘手话题，或者直接询问感觉和情绪，都属于策略上的不智。很容易激起他们的防御态度。比较适合的问题是询问他们与他人或活动的关系。一种平行的交际情境创造了一种轻松、安全的氛围，在这样的氛围里治疗师更容易了解青少年的生活状态，比“面对面互动”要好得多。我让好奇带领自己进入青少年生活的世界，并花时间以共情的方式去倾听。有时候我会讨论世界观的问题或者当前某个社会事件，引起年轻人想发表意见的意愿。

对亲密和距离的需求、对自主和依靠的渴望，在这个阶段会迅速转变。治疗师发出认识一下的邀请时，可以像成年人那样对待他，但是之后还要把他当成孩子对待。冲突往往是因为父母认为孩子的行为不负责任和太不成熟。这类问题不应该被轻视，但是也不应该被高估。有时候，父母认为必须分出胜负；对于本该互相喜欢的双方来说，可想而知，这是个不利的隐喻。我试着把这比喻成一场涉及权利与义务的谈判，而不是一场斗争。谈判里双方共赢并且他们会重新定义自己的新角色。

不要把具有个人特性的青少年看作一个问题，要把问题行为和他个人区分开，友好又略带挑衅的问题可以提供帮助：“来帮助我理解一下，一个开放和善的年轻小伙子怎么会这样做呢？你觉得这样有必要吗？”米纽秦将幽默对抗的技术描述为

“踢一脚，摸一下”。这种技术的前提是充满爱的人际联结和把握平衡的沟通能力。伴随着语言的挑衅，我们传达了非语言的信号：“我站在你这边，相信你会有进展。”很多成年人尽管在少年时表现得不尽良好，但后来都能够很好地生活。这种认知对我很有帮助。

父母应该认真对待青少年，信任他们，同时也要理解他们退行和幼稚的一面。当我们赢得了青少年索引患者的配合时，治疗就会得到明显的进展。所以我要强调，治疗建立在合作之上，青少年拥有合作或者不合作的自由。治疗性对话在我看来是一个契机，让青少年有机会达到自己的目标：可能是成功毕业，或者继续留在原来的班集体里，又或者与机构或家长少一点冲突。

在一对一的谈话中，治疗师和青少年最好是并排坐在一起，朝一个方向看，共同审视问题和困境。最好避免使用伪青少年用语去拉近距离。治疗师是被作为权威看待的，如果他表现得像个“老朋友”，反而会引起青少年的质疑。不要什么都严肃认真，语言坦率直接，加上比例合适的幽默，进展会更好。

年轻人对新媒体的兴趣也是治疗的资源之一。我会建议，能否给我看看其最喜欢的 DVD 碟片，在 MP3 播放器或手机的媒体播放器里用音乐编辑软件选出一组音乐，用手机里的视频软件剪辑出日常生活中的酷炫时刻和重要场景，或者把朋友的照片带过来。对于年纪稍大的青少年，我喜欢问他们的朋友中谁是他的支持者。朋友也可以一起来参加会谈，他们也可以在青少年咨询过程中通过短信和电话提供支持。

与青少年交谈

◎ 使用青少年世界的比喻——治疗语言有点老式了。把青少年比作一台程序没怎么编好的电脑，或者问他，他“脑内的 MP3”正在“播放”哪首歌曲。

◎ 唤醒希望。指出具体而实用的步骤，并引导其实施，还要传达出“你可以改变事态”的态度。

◎ 专注在核心话题上，如毕业或怎么对待偷窃。亡羊补牢地试图教育一个马上要成年的人，只会适得其反。

◎ 提出一个两难困境，邀请青少年提供解决问题的建议。

◎ 制定一个青少年有兴趣的目标清单，如公平的外出时间、拥有自己的手机、考驾照、少惹麻烦、冲突时得到支持。

◎ 促进青少年与父母之间的良好关系。激烈的冲突很容易掩盖家庭内部隐藏的亲密感情。就算这些不被公开承认，家庭也仍然是青少年的一个重要依靠，哪怕家人存在大量的行为问题。

◎ 支持商讨过程。青少年和父母必须逐步澄清冲突话题并重新商榷他们的角色。

◎ 认真对待青少年。这意味着要求他们的行为符合年纪，可以说："我会对你有一些期望和要求，对你的父母也一样！"

◎ 使用降级策略。在无数失败的尝试后，"急脾气"可能会引爆情绪。强化你内在的自主性，设法让青少年和父母调节情绪，从两条对立的死胡同里走出来。

◎ 增强存在感，即能派上用场。青少年来访者不想要一个"苍白的数据"做治疗师，他想要一个面对面的人，这个人有立场，也敢于为自己的观点辩护。

◎ 表现自己的感性，可以时不时泄露点儿关于自己的事，例如，谈谈自己克服过的窘境和危机。

◎ 采取行动时要灵活机动——阻止对方过早放弃。坚持不懈为美好时刻创造机会是值得的。即使在危急关头，这些美好时刻也是维持谈话主线的基础。当父母试图阻止一个意志坚强、追求自主权的青少年过激的发泄行为时，很快他们之间的关系就会变得僵硬，并且不外乎在这几种反应里切换：强烈而无效的对抗、认命的退让，以及断绝关系的威胁。断绝关系在任何情况下都没有积极作用。

◎ 请年轻人担当专家的角色，可以问："如果你是老师，你班里的孩子大发脾气行为失当时，你会怎么处理？"

◎ 无能为力也是一种力量。有意把自己放在无知的位置上，可以质疑某些观念或固执的假设，可以说："这我就不明白了，你想被当作成年人对待，但是又不履行协议，这怎么叫言行一致呢？"

◎ 让青少年的朋友来作为共同治疗师。朋友往往是一种很有价值的社会支持资源，他们与父母或治疗师截然不同，是治疗中非常重要的资源。

◎ 立足长远。从发展的角度来看，变化是必然的。鼓励有时很有用，可以帮助我们度过一个艰难的阶段。

第5章 网联合作

5.1 简介

儿童和青少年的治疗非常有必要注重网联和多系统。心理治疗师与他们治疗的儿童和青少年没有高人一等的关系，他们只是整个支持系统的一部分，这个系统包括养育者、教师、早期支持者、职能治疗师、特殊教育者、言语治疗师、青年福利院的工作人员、医生和心理学家。有多种问题的家庭甚至需要聘用十几个帮手。系统治疗的一部分工作模式，就是要看向治疗室之外，并主动把其他系统也纳入进来。

与机构合作并不总是那么容易，家庭和治疗师都要有较好的社交能力。所有机构携手合作的完美护理系统只是一种美好的愿景。各方之间缺乏合作，互相推诿和各自为政并不鲜见。由于机构间的相互竞争，家庭陷入充满冲突的三角关系里，这种情况也很容易发生。

我常常担任领航员的角色。我要通过心理社会护理网络明确方向、集合信息，还要为来访家庭提供指导，让他们知道为了达成目标应如何对待不同的帮助者和机构。治疗师要在支持者系统这方面加以干预，为有效治疗索引患者提供活动空间。因此，如果能与上述群体和机构愉快地合作，那么建立和他们的联系网就是值得的。大家可以通过随意的电话联系进行非正式的沟通，也可以定期约谈或者用记事手册与疗程报告进行反馈，还可以举行家庭帮助者会议（一个高成本的解决办法）。

5.2 与医疗系统合作

当一个存在健康问题的孩子被介绍给我时，我会说明，自己通常会和其主治医生紧密合作。我请他允许我给他的主治医生打电话来沟通治疗的过程。从家庭医疗的角度来看，医生、家人和治疗师可以把自己看作团队的成员，需要花时间来相互交换与年轻患者有关的治疗信息。对于厌食症、贪食症、暴力和歧视等问题，获得这种许可是我接受治疗委托的前提。在医生—家庭—治疗师的三角关系中，很容易出现“三足鼎立”的模式，这会使治疗变得困难并危及儿童健康。

不过，我们的健康保险系统对于这种合作目前还没有恰当的酬劳。因此，这种跨职业群体的紧密合作形式，如家庭医疗案例会议或者为治疗和预防厌食症而进行的网联合作，依然只是少数。

- 对于有健康问题的儿童和青少年，治疗师一开始就要打电话给他们的主治医生。
- 获取相关的检查报告并询问对他的评估。
- 医生认为哪些措施从医学的角度来看是有必要的。
- 简短地说明治疗计划。
- 必要时，请求对具体治疗问题提供支持。
- 弄清楚医生是否想要了解治疗过程以及以何种方式通报信息。
- 对于已经证实可以合作的专科医生、职能治疗师和心理治疗师要建立起和他们之间的转介网络。

5.3 与学校系统合作

学校是塑造青少年与儿童生活的中心系统（他们的一大部分时间都在此度过），他们在这里与同龄人发生重要的联系。孩子在学校过得如何，教师的影响重大。关于学校的问题是前来寻求系统性咨询的常见问题。父母与学校之间的关系往往是很紧张的，表现为互相指责、缺乏合作甚至逼迫。如果是在学校出问题，家长通常希望老师能找出解决方案，反之亦然。学校并不注重从互动视角去观察学童。而从系统的角度来看，问题应该被理解成互动事件。只有学生、家长和教师之间的互动关系发生改变，解决方案才能产生，三方一起才能构建决定性的系统。

系统治疗旨在营造合作的氛围。教师、家长和学生之间的合作是改变的关键。要与学校、家长和学生打交道，以下预设是有利的：孩子们的本性是喜欢学习并且充满好奇的。他们面对自己的缺点也会暗自羞愧，却不知道如何能做得更好。有时孩子们的确也很“烦人”。家长们都在竭尽所能，却经常觉得不堪重负。老师希望能做好自己的工作，但是通常还得完成其他任务。

首先，治疗师可以采访孩子，问问老师的情况，获取印象。

- “老师愿意倾听吗？他很严格吗？”
- “他淡定吗？大家听他的吗？”
- “课程内容简单还是困难？”
- “孩子们有没有觉得自己获得了老师的认可？”
- “孩子们做了什么，就百分百惹上麻烦了？”

其次，学校是同龄人相互接触的重要地方，孩子的许多社交问题都发生在学校背景下，也可以询问孩子在学校的问题。

- “这个同学有朋友吗？”
- “他有没有被嘲笑或者被刁难？”
- “他是不是某个被特别看待的小团体的成员？”

最后，治疗师可以和老师建立联系并交谈，这是一个易得的进步。最好亲自去，或者如果去学校拜访难以实现的话，就打电话。要以解决问题为导向来进行谈话。

- 老师对这个学生有什么看法？
- 这个学生在个性上和学业上有什么优缺点？与同学之间关系如何？
- 这个学生有没有朋友？他是不是有点格格不入？有哪些问题需要解决？
- 对于这个问题，有什么例外情况？
- 如果发生转变的话，第一个小迹象可能是什么？

- 怎么能察觉到进步？

除了教师的个人评价之外，可否达成某种协议，可否进行程度更深的合作，这些事项也特别有意义。深度合作可以采取如反馈手册的形式，其中记录来自父母和老师的信息，这些信息可以通过定期电话或者与学生定期谈话来获取。许多父母在与老师交谈时不知所措，会很快陷入防御或诉苦的角色中。我会和这样的家长一起进行训练，用角色扮演的方式练习电话交谈。同样，我也会指导学生，让他们学习如何用另一种方式与老师交谈，例如，询问老师，他们对自己有什么更具体的期望。

对于较激化的冲突局面，还有另一些系统干预措施，如学校内设置的多元家庭团体、支持者圈子，以及家访。诸如欺凌和持续的骚扰这样的问题（也称为霸凌），若想有效解决，则需要建立在全学校系统层面上的干预措施，例如，结对子，年长的学生来保护受欺凌的学生；或者建立反暴力议程。当老师受到威胁时，可以由同事组成支持者圈子，公开露面，显示自己的存在。

5.4 与青少年服务系统合作

为了给青少年提供恰当的建议，治疗师有必要与青少年服务系统展开合作，正如我们获得来自健康领域和学校系统的帮助那样。对于居住在福利院和收容所的青少年，在治疗之初我总是会邀请他的照料者同来，必要时约定更深入的交流。如果案例情况复杂，所涉及的系统众多，同时计划中青少年需要住院或者半住院，那么召开家庭帮助者会议就是非常有益的，哪怕这个方案略显昂贵。为了在目标和措施的细节上达成一致，法律规定，实施青少年援助措施时，青少年、监护人和相关支持者之间必须定期会谈。当然，在学校背景下和健康领域中也可以召开帮助者会议。

帮助者会议 鉴于大部分人的日程都比较满，在召开圆桌会议时有必要提前一些时间开始规划。可能的话，我们应该邀请所有的相关帮助系统的成员，但这并不是总能实现的。准备会谈时应该与来访家庭一起进行。

- 在家人和治疗师看来，谁应该被邀请？
- 谈话中家庭成员是否加入？是否有什么必要的理由，不让家庭成员参与？

✷ 哪些人可能是提供帮助的支持者？
✷ 家长和青少年对这次会谈的目的和期望是什么？
✷ 什么情况是希望发生的，什么情况是不希望发生的？
✷ 哪个机构或个人是最有可能接受邀请的？
✷ 哪个人最合适主持这次帮助者会谈？

首先，要获得保密授权。在邀请不同的帮助者时，我们就要强调与说明谈话的动机和目的。

帮助者会议的流程

（1）请在场各位介绍一下自己，包括他们的机构和职位。

» 他们在这个案例中发挥哪些作用？
» 以往每个帮助者与该家庭都是怎样联系的？
» 描述一下当前的情况并说明参与谈话的起因。

（2）请在场的所有人评估当前的情况，并发表他们对问题的看法。
（3）声明帮助者和该家庭的目标与关注点。

» 是否要继续接受半住院治疗或临时住院治疗，是否涉及监护权的撤销？
» 机构和家庭的需求是否在某些地方背道而驰？

（4）讨论假设的前瞻性问题，以探索不同解决方案的潜在影响。
（5）当不同机构代表的立场分歧较大时，再解读可以营造尊敬重视的氛围。
（6）应用相应的技术，例如，正面和负面的未来情境、时间表、实操任务和自我承诺等，以便在接下来的工作中商定目标。
（7）总结结果。

» 应该采取哪些具体的步骤?
» 形成一个约定，定好每个人在接下来的时间做什么，以实现所提及的目标。
» 总结一下，哪些内容应该记录在会议成果记录里。
» 如果有必要，约好下一次会谈。

（8）将会议成果记录发给在场的每个人以及无法到场的帮助者。

5.5 切实评估药物辅助的有效性

大众对于开药的态度多种多样——从彻底拒绝到热烈提倡和寄予厚望。

用非此即彼的态度对待药物和医疗辅助设备，会缩小而非扩大可选择的范围，这在我看来并不符合系统性思想。例如，尿床后会振铃的床垫之类的技术辅助设备可以很好地整合到系统治疗中。不过我很乐意将这些措施与系统干预结合起来，例如，让孩子来场比赛，看看比起床垫上的振铃装置，自己内在的闹铃是不是更好用。

偏重于肢体层面的措施，对于生物－心理－社会模式的疾病是一种有效的治疗方法。例如，针对神经性皮炎、过敏和头疼之类的问题，许多家庭都能很好地应用医疗措施、营养调节和心理调整手段加以干预。而对于哮喘或糖尿病等疾病，问题就不在于是否用药，而是如何用药了。药物可以提供机会，让心理治疗或家庭治疗的效果更好。药物还可以阻止慢性疾病的进展，改善儿童对社会的排斥。

以来访者为中心的系统性工作方式，还包括为父母展示医疗方案的多种可能。在治疗的三角关系“医生－家庭－治疗师”中，我支持父母作为治疗的委托人。有时，额外的一方（如老师）会要求开具药物，或者父母双方和主治医生对提供校医或其他医疗措施是否必要这一问题，形成三足鼎立。儿科医生、儿童神经科医生或儿童青少年精神科医生所开的药物是通过谨慎的对照实验（有时还有神经心理测试）才投入使用的，目的在于排除让内部器官和神经功能变弱的可能。

应该切实地评估采用药物治疗的可能性和局限性。与身体疾病不同，许多精神症状（如厌食症）只有一些针对性不那么精准的药物可用，例如，抗抑郁药，它只能少许改变原有的症状；而针对学习障碍，迄今为止并没有有效的药物。大部分误被当作注意力障碍的孩子，其问题形成的原因其实是睡眠不足、过度看电视后在学校里过于困倦，而且缺乏运动。药物治疗的建议属于医生的工作。从系统的角度来说更值得关注的是家庭对药物的期望和态度。如果家人都肯定药物治疗，并且孩子和家人积极参与，那么这种方式从长远的角度来看会更有效。要做到负责任地开药，必须让孩子和父母都积极参与进来，制作治疗日记、说明药物的效果和副作用的手册，以及一个简要说明，以便识别出恶化的征兆。

如何谈论药物

- 对使用处方药物保持中立立场。
- 从家庭的角度考察利弊。
- 与来访家庭一起明确：为什么推荐药物治疗？
- 哪些症状应该被改善？
- 从家庭的角度来看，有哪些好处？又有哪些可能的副作用？
- 是否存在损伤的风险？损伤的迹象又会是什么？
- 投入和产出的关系如何？
- 该家庭是否觉得自己已经足够了解预先检查的必要信息？
- 药物可能引起哪些变化？
- 这些变化由谁做记录？
- 药物应该服用多长时间？
- 如果孩子忘记服药或不想服药会如何？
- 让孩子服药时，如何对孩子进行解释说明？
- 孩子是否准备好，描述经历过的变化或进行记录？
- 争取到所有人在有关用药决定上的支持态度。

第6章 诊断和系统治疗

6.1 简介

孩子的发育状况评估、个体的优势和弱势特征、身体和精神症状的评估、家庭的运行模式和他们的社交网络，这些都为治疗提供了重要的提示。除了系统关系诊断，临床诊断、标准化问卷、访谈和观察的方法都可以并行使用。从不同角度对来访者进行多重描述，这种方式可以达成对多体系的更为深入和全面的理解。这在其他治疗过程中也很常见。在行为治疗中，除了ICD-10诊断之外，条件分析被作为第二诊断；在心理动力学治疗中，冲突分析或者结构诊断会作为参考。

传统上，系统治疗对诊断学持批判态度。不应该把特征固定成诊断法条，而应该稀释和解构这种归因和归类。从系统的角度来看，传统的心理测试诊断和临床诊断存在重大缺陷。因为在研究者看来，人的形象是静态并以孤立个体存在的。来访者的重要性在测试检验和诊断中被忽视。测试场景中与孩子建立的关系是不利于治疗的。测试人员不要与孩子和家长进行互动，而应作为负责该儿童的专家出现。

诊断是对现实的社会化认知。研究者的兴趣和可用的治疗选项会影响诊断意见。一位就职于床位宽松的医院机构的工作人员，和一位就职于居住条件紧张的青少年福利院的工作人员，对同一青少年的评估往往是不同的，后者会更倾向于进行门诊式的教养援助。

如果把诊断在心理上仅仅理解为语言上解释意义的过程，那么一旦忽略其生理过程，就会导致误诊。不管临床上如何定义诊断，诊断本身就意味着生活格式塔的自由度要受到限制。

诊断本身无所谓好坏，这取决于怎么应用诊断。从社会心理学中我们知道，测试中给出的预定答案会影响观察者的评价。许多标准化的检查工具把孩子负面测定为是有问题的，却并不询问其家庭曾经有过怎样的积极解决尝试。诊断标签对于孩子来说可能是负面的评定，也可能是一种解脱。家庭如果接受了“慢性疾病”或“残疾”的标签，会如释重负，开始积极应对。如果孩子抱怨其在学校不堪重负或太过轻松，那么考试成绩可以更好地评估他，并创造一个更适合他的学习环境。参加咨询的社会性不稳定的学龄前儿童或者小学阶段的孩子，通常都有运动发育迟缓的问题，此时运动疗法和物理疗法比单纯的心理治疗会更具针对性，也更有效果。许多儿童被诊断患有注意力障碍或多动症，同时却忽略了他们的运动发育迟缓或接收和表达方面的语言障碍。

如果从系统治疗和生物－心理－社会模型的理论来看，治疗师和患者构成了一个共同系统。作为观察者，我们并不能置身事外。诊断不仅对儿童有影响，还会波及我们治疗师。诊断和干预之间的边界是具有弹性的。系统性问题、绘制家谱图或者做家人塑像，这些诊断措施同时也一直都是治疗措施，可以在治疗过程中酌情使用。问题可以开拓看世界的新视角，或者重塑旧视角。

临床评估清单和心理诊断测试削弱了现实关联的复杂性。在现实中，事物是不可能被完全认知的，诊断类似于地图，帮助我们在知识有限的情况下也能找出头绪。

诊断措施影响各方关系的形成，这种效果在系统治疗中会反映出来。诊断不应该把儿童变成接受专家判定的某个客体，而专家单方面地拥有定义权。系统性诊断则意味着一次磋商；我作为咨询师按来访者的委托行事，并提供专业知识。在诊断过程中，治疗师与患者间的关系合作式格式塔非常重要。这种合作式的“主观诊断”强调了家庭的决策能力和责任。临床诊断和测试方法，应当使儿童和其父母觉得自身更强大，是一种为来访赋权的过程。诊断程序的选择、实施和评估应致力于强化家庭的能力。如果测试只是单纯证实儿童的缺陷，则可能会使他们感到羞耻。测试应该是一次很好的经历，一场发现之旅，能发现孩子们的所会所能。“以资源为导向”是系统诊断的核心观点。片面地只关注缺陷或只关注资源会阻断家庭重要的信息来源。

从心理弹性研究、健康本源学和家庭压力研究的角度来看，起决定作用的并不是儿童遭受的困境和病痛——负担和资源的平衡才是顺利成长的决定因素。因此除了把握缺陷和问题所在，系统诊断非常重视识别资源。一个开始就关注缺陷的描述意味着开展治疗的基础就已经受到了限制。

新的世界卫生组织诊断标准，《国际功能、残疾和健康分类》并非以医学诊断为主要导向，而是提供了一个包罗万象的资料侧写，囊括了人们可能拥有的几百项个体的缺陷和优点。

资源通常细分为儿童个体资源、父母资源、家族资源和环境资源，后者包括社会、经济和生态资源。儿童的个体或个人资源包括他的特殊天赋、个人魅力、情绪稳定度、沟通能力和自我安抚能力。除了索引患者的个人资源之外，发掘其亲属的资源也意义重大。相关人的资源包括他们的健康、解决问题的能力、个性特征（乐观、外向性、幽默）或文化水平、社会经济地位、信仰和价值观、正面的品质、信念和行动模式。霍尔茨（Holtz et al.）和福格特－希尔曼（Vogt-Hillmann）也曾拟出以资源为导向的调查问卷。

6.2 个人的诊断

对于更年幼的儿童，发育检查的结果为儿科医生提供了重要提示。孩子的发育千差万别，某些领域的发育可能超前或者滞后。才智不是单一的，其形式多种多样：绘画才智、音乐才智、个人内部才智和人际交往才智等。不同的天赋结合起来，就体现出不同的优点和长处。孩子们可不是千人一面——大脑的内部联结，存在着无数的可能。

人人都既有所长又有所短，正是这些优劣不同让每个人都独一无二。当采用和大多数人一样的方法去学习却很困难时，人们就称之为学习障碍（但学习障碍不过是学习方式的差别）。至于这到底是不是“障碍”，总是取决于社会定义。尊重孩子的差别就是尊重他们。父母的一个重要的能力是能够真实地评估孩子，而不是将他们理想化。

儿童的发育是否达到相应的年龄段要求，我们可以通过心理诊断测试来判断（见表 6-1）。看看他们的家庭作业和绘画作品，就能得到第一个简单的提示。有学习"障碍"的孩子和成年人所拥有的能力和天赋的差别，往往是我们的学校系统无法识别和判断的。抚育幼子的父母们都清楚，婴儿们的"出厂配置"有多么千差万别。他们的进食、睡眠、排泄生物钟是否稳定，对新刺激做出的反应是开放的还是淡漠的，易怒的还是情绪稳定的，更好动的还是更懒散的，都是彼此相异的。孩子和家长的性情以及周边环境的气质，可能是相互适应的，也可能是彼此冲突的。

表 6-1　测试结果

______的测试结果					
技巧 / 能力和才能	– – 很低	– 低于平均	O 平均	+ 高于平均	+ + 优秀
阅读					
数学					
拼写					
说话					
语言（接收和表达）					
辨别感知					
注意力和专注力					
记忆					
运动能力					
主动性					
性格					

发育情况

- 孩子分娩时和头两年的发育情况如何？
- 在怀孕期间和孩子出生的头两年，父母的身体状况如何？
- 有没有健康问题和调节障碍，即有没有睡眠问题、过度哭闹或喂养的问题？
- 在 1 岁、2 岁和 4 岁时孩子的运动发育情况如何？

- 孩子是否符合同龄人的发育水平，还是看上去有些滞后？

依恋行为和障碍

- 孩子和父母之间建立联系时采用什么交际策略？
- 孩子在分离情境中会做出怎样的情绪反应？
- 有哪些以关系为导向的应对策略可以使用？

性情

- 是否活泼：很活泼 / 不活泼。
- 生物节律（睡眠、饮食、排泄）：规律 / 不规律。
- 对新刺激的反应：接近 / 避开。
- 适应能力：灵活的 / 死板的。
- 情绪：亲和、友好 / 不亲和、不友好。
- 刺激阈值：稳定 / 易激。
- 由于他的性格与对环境的不适应，孩子是否会做出负面反应？

个人层面

- 孩子和父母各自的为人如何？
- 孩子有什么特别的优点、天赋和弱势？孩子以下方面的能力是如何培养的？
    - 语言表达和语言接受能力；
    - 大运动和精细运动技能；
    - 理解力。
- 孩子喜欢上学还是有学习困难？
- 注意力是否集中？
- 是否有迹象表明孩子在感知、专注、信息处理或视觉运动方面存在问题？
- 孩子的语言表达能力如何？
- 他如何处理情绪？

- 他的自我评价如何？

社交能力

- 孩子如何与他人建立联系？
- 谈话中他会一直保持注意力吗？
- 孩子倾诉的能力如何？
- 孩子设身处地地体谅他人的能力如何？
- 他与朋友的交往情况如何？
- 他如何应对压力和挫折？

良好的诊断步骤可以指明不同的治疗选项（见图 6-1）。有些孩子的测试结果众多，为了能集中理解这些结果，我会使用概览表和能力星盘。对已有的各种机构的测试结果，我会与孩子和家长详细讨论。关键描述要填入概览表或是能力星盘，这样孩子的优势和弱势会一目了然。

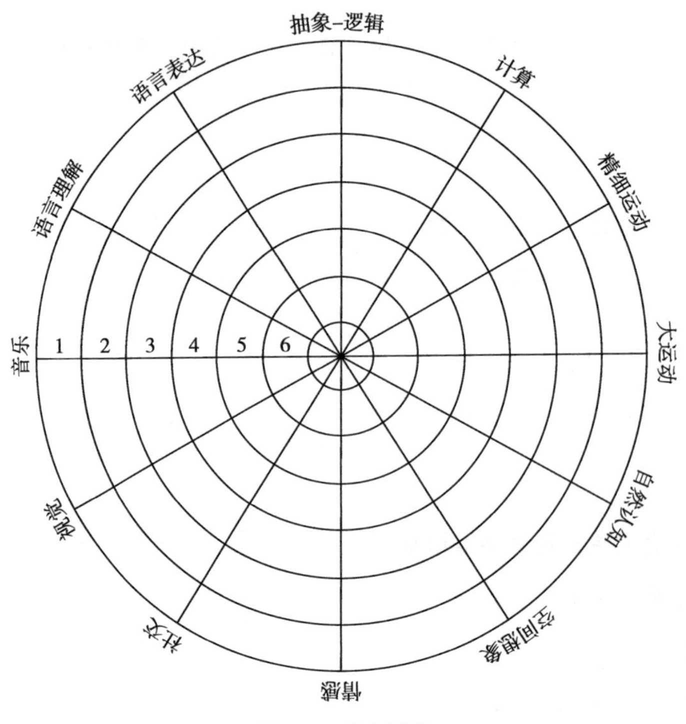

图 6-1 能力星盘

6.3 与症状相关的诊断

和其他的治疗程序一样，我们也会通过面谈来诊断孩子的症状，必要时也要诊断其他家庭成员的症状。标准化访谈和症状相关的问卷在系统性实践中极少使用。前文讨论首次访谈时已经提过，要想做到完备的诊断，除了获知家庭成员的当前问题和病痛之外，还要掌握反复出现的互动模式、该家庭的基本前提和规则，甚至要了解该问题以及为了解决问题所进行的尝试及相关历史。资源可以帮助家庭应对压力并起到保护作用。对抗压力的核心要素是压力源与资源的平衡。

6.4 家庭诊断

除了索引患者及其家人的症状和不适，家族互动和社交背景也要考虑在内。对个体心理状态的诊断，治疗师还需要观察家庭成员的沟通过程和模式、亲子关系、兄弟姐妹间的关系，以及教养方式。临床精神病诊断并没有为系统治疗提供足够的信息。通过 DSM 和 ICD 只能有限地理解关系问题，最多再采用 GARF 量表来记录一下人际功能水平。

诊断的中心内容是家庭谈话。大多数家庭治疗师主要通过直接观察家庭互动以及家庭成员与治疗师的互动来做诊断评估。这些场景中会谈论他们当前的关系经历和关系感受。治疗师可以了解家庭客观的物质生活和社会生活状况以及有关家庭过去的历史，使场景更加完整。

其他常见的系统诊断的形式还有：在反馈团队支持下的对家庭互动视频的分析，以及标准化的互动任务 。标准化的家庭问卷更多用在家庭研究中，而非临床实践中。齐尔普卡（Cierpka）和米纽秦等人提供了一个非常好的概览。家庭内部的结构被视为家庭系统的资源，如凝聚力、融合、适应力、灵活性、情感表达、情感联结、坦诚沟通和婚姻关系的质量。这些因素在很大程度上与家庭复原力的关键过程相一致。

家庭诊断的相关问题

亲密和疏远的界限和模式

◎ 是否尊重人际交往的界限?

◎ 恰当的亲疏距离能否建立或打破?

◎ 代际边界是否非常清晰明确?

等级和角色结构

◎ 谁是决策者，谁能定调子？谁似乎没有决定权?

◎ 父母和孩子各自担任自己的角色，还是也存在着角色转变和等级互换?

◎ 家庭是以孩子为中心还是以父母为中心，或者以家庭为中心?

◎ 家庭的角色分工是什么？是否有特殊的角色，如“家庭传话筒”“情感加油站”“小妈妈”或“小爸爸”？

◎ 有明里或暗里的小团队吗?

任务的完成

◎ 家庭中的任务分工是否灵活?

◎ 是否能完成任务?

沟通

◎ 沟通是否清晰或含糊不清?

◎ 规矩是否已在家人间被沟通明白?

◎ 父母的要求是否表达得完全一致?

◎ 父母能否提供亲密感和安全感?

◎ 父母能否设定边界并且态度坚定?

情绪表达

◎ 如何处理情绪感受?

◎ 什么情绪状态最常见?

◎ 家庭成员是否彼此喜爱?

◎ 情绪的主调是爱和喜欢，还是不安全感、争斗和悲伤?

◎ 是否幽默、诙谐和热情？

◎ 当儿童感到压力、疲倦或悲伤，又或者青少年感到不被理解时，父母如何回应孩子的需求？

凝聚力

◎ 家庭的团结情况如何？家庭是一个团队，还是彼此斗争、相互针对？

解决问题模式和冲突模式

◎ 是否有明面上的或暗地里的三角关系或者联盟？

◎ 是否积聚着长期冲突？

◎ 家庭解决问题的能力如何？

◎ 家庭是否对自己解决问题的能力有信心，还是无助感总是占上风？

灵活性

◎ 家庭的日常生活是安排得当，还是一团混乱或死板僵化？

◎ 家庭中的各种流程是灵活的，还是普遍固定的？

兄弟姐妹

◎ 兄弟姐妹互相关心，还是嫉妒和竞争占上风？

◎ 孩子和兄弟姐妹或者继兄弟姐妹相处得好吗？

父母

◎ 父母教育和养育的能力如何？

◎ 孩子和父母之间的关系是怎样的？

◎ 父母作为队友表现如何？是配合良好，还是无法配合？

◎ 父母彼此喜爱吗？作为伴侣，他们乐见彼此吗？

◎ 是否有升级扩大的“快速道”，如批评、指责或者防御性行为？

家庭氛围

◎ 家人的基本感受是什么？

◎ 家人的性情和节奏是什么？是从容的，还是匆忙的？

家庭的自我画像

◎ 家人对自己的印象如何？

◎ 有没有某种“我们”共同的感觉？

◎ 家庭有什么公开的或秘密的座右铭？

家庭共有的信念体系

◎ 家庭的世界观如何？是积极乐观的，还是被动和认命的？

◎ 世界被认为是一个好的所在吗？

◎ 家庭的团结感如何？生命是否被视为一种可以理解、可以克服并且有意义的挑战？

◎ 家庭的精神信仰有什么含义？

生命周期阶段

◎ 家庭处于哪个生命周期阶段？

◎ 这一发展阶段会发生哪些主题和步骤？

◎ 一些特殊情况（第二段伴侣关系、疾病等）是如何与相应的生命周期相适应的？

优势和资源

◎ 家庭的特殊优势是什么？

◎ 这个家庭曾经如何度过危急时刻？

◎ 这个家庭能很好地适应变化吗？

家庭的社交网络

◎ 家庭有什么样的社会支持？

◎ 是否有朋友、亲戚和其他人组成的联系网来帮助该家庭？

◎ 家庭是否接触过专业人士以寻求帮助？

◎ 社区提供了哪些支持？

◎ 家庭与政府机构合作得愉快吗？

◎ 家庭接受外界的帮助吗？

物质资源

◎ 家庭的收入提供了哪些空间和限制？

◎ 有哪些时间资源可以使用？

◎ 在格式塔技术上有哪些自由或限制？

生态心理资源

◎ 家庭的居住条件如何？

◎ 居住环境有利于儿童吗？

◎ 他们的交通条件是否能让他们方便地到达机构？

家族史

◎ 家庭过去是如何克服类似困难的？

◎ 从多代人的角度考虑，处理当前存在的问题时有哪些资源和哪些负担？

评估负担和压力源

◎ 近年来有任何重大的生活事件吗？

◎ 家庭和工作存在问题吗？

◎ 亲属有健康问题吗？

◎ 财务上有麻烦吗？

◎ 在抚养费或者监护权上是否有长期的法律冲突？

6.5 治疗师的反应作为诊断信息

与孩子和其家人一起工作时会引起治疗师非常个人的反应。我们的反应（我们会被激发出幻想和图像、突发的想法、个人的问题，以及我们的情绪和动觉反应）是另一种可用于评估家庭系统的感知工具。萨季尔（Satir）在她对一个家庭的动觉反应中得出了关于家庭事件的假设。切金（Cecchin）描述了治疗师开始发生头痛或腹部揪着痛的感觉，这类身体症状可能提示着治疗师已失去了中立的立场，开始变得片面和偏颇。只有坦诚且耐心地观察内心体验、保持良好的自我连接并且重视自己的内在感受时，我们才能识别这些信号。在这种情况下，系统治疗师或咨询师要自问：

- 该家庭引起了自己的哪些身体反应？
- 这些家庭成员引发了自己的关注倾向还是回避倾向？
- 想起该家庭或者与他们在一起时，你产生了哪些感觉？

6.6 象征和隐喻技巧

在家谱图和家庭雕塑的帮助下，重要的家庭数据和关系可以被象征化、视觉化地展现出来。它们既是诊断工具又是干预措施。其他的象征比喻的方法包括传记时间表、家庭结构卡片、社会关系网图、公寓平面图和生态卡片。

家庭雕塑　这可以把家庭的情感纽带和等级结构符号象征式地呈现出来。这种雕塑可以是人形的，作为“活的小像”来使用，也可以是代表性形象。克韦拜克（Kvebaek）和克伦威尔（Cromwell）等人的雕塑测试、家庭－系统测试、家庭棋类游戏、用百乐宝玩具娃娃做的家庭雕塑都很适合这一用途。与雕塑有关的治疗工作将会在小节 17.2 中详细介绍。

家谱图的工作　家谱图提供了图表式的应用界面，利用它能够更加形象地构建家族的过往史。家谱图（家族树图）是一种直观的草图形式，展示了家庭构成和多代（至少三代）的家族发展史。我会在首次电话交流时就完成一个简单的家谱图，然后在第一次面谈后完善它。对于更加复杂的家庭关系，我会在治疗开始时用一两次会谈时间，和该家庭一起制作家谱图。

家谱图的优点在于对家庭结构和事件一目了然，会帮助治疗师记住重要细节：“家谱图以图形的方式记录有关家庭的信息，能够快速概览复杂的家庭结构，并为建立假设提供丰富的信息源，这些假设可能会连接到某个与家庭结构相关的临床问题，或者是与家庭结构相关问题的历史过往上。”

家谱图向家庭成员展示了他们在家族史里的关联。家族史提供了另一种视角，通过采用距离拉远的元视角，棘手的家庭问题会变得正常化。与一个自认为是“自家历史专家”的来访家庭一起工作时，家谱图工作使得理解他们更为容易。重要的与其说是内化的家庭结构模式，不如说是家族史。家族史总是与社会相关系统、家庭成员出身的环境和地区、地区史、代代相传的接班模式、教育选择、职业和配偶选择息息相关。

和威尔特–恩德林（Welter-Enderlin）一起，我也把家谱图分析理解为一种注重资源的传记式技术。它有助于假设出跨代际模式，这些模式限定着生活实践和行为空间。同时这种技术也开阔了视野，让我们看到更多的资源和发展可能。问题家庭复制了这些形成于历史、受限于历史的故事，这种技术会识别和消除这些故事，起到解放束缚的作用。家谱图工作中的核心问题是：“哪些困难棘手的决策和行为一再出现，妨碍着个体的生活实践？哪些决策模式引发了对生活实践的创造性、开拓性步骤？”理解了过去的决策步骤，该家庭以后的格式塔游戏空间就得以扩展了。治疗师还可以用简单的符号系统来记录如婚姻和伴侣关系、分居和离婚、流产等事件以及其他特殊事件；用传记特征来补充家谱图，如遗传性的成瘾问题、遗传病和自杀事件。将家庭关系通过图表来表示，我们就能关注到重复模式、主题和意义结构，同时也关注到家庭历史里的空白和断裂。除了这些问题模式之外，家庭下一步的发展步骤和所具备的资源也将变得清晰。

和该家庭进行家谱图分析时，我请求他们讲讲每一个家人的故事，如果他们有亲戚也面临过类似问题并且成功解决了，就请他们讲讲关于这个亲戚的事情。为了使会谈更吸引人，我请孩子们一起帮我绘制家谱图。按照孩子的年龄不同，我会把结构图预先完成一部分，再请孩子来补充姓名、职业和其他细节，并画出每张脸，使图谱更漂亮（见图 6-2、图 6-3）。

（1）询问家庭最近的变化：可能的情况有搬家、患病、死亡、职位变化、家族成员离开或有新加入的家庭成员。保持关注当前问题，同时还要关注对当前问题有影响以及被它影响的家庭系统背景变化。

（2）鼓励家庭成员，让他们对每个人都谈谈，举出一个例子来说明特殊的关系经历。帮助家庭成员表达清楚他们的想法。对每个人都保持同理心而非评判态度。

（3）肯定每个人做出的贡献。关注家庭成员之间的分歧，但不要强调它们。

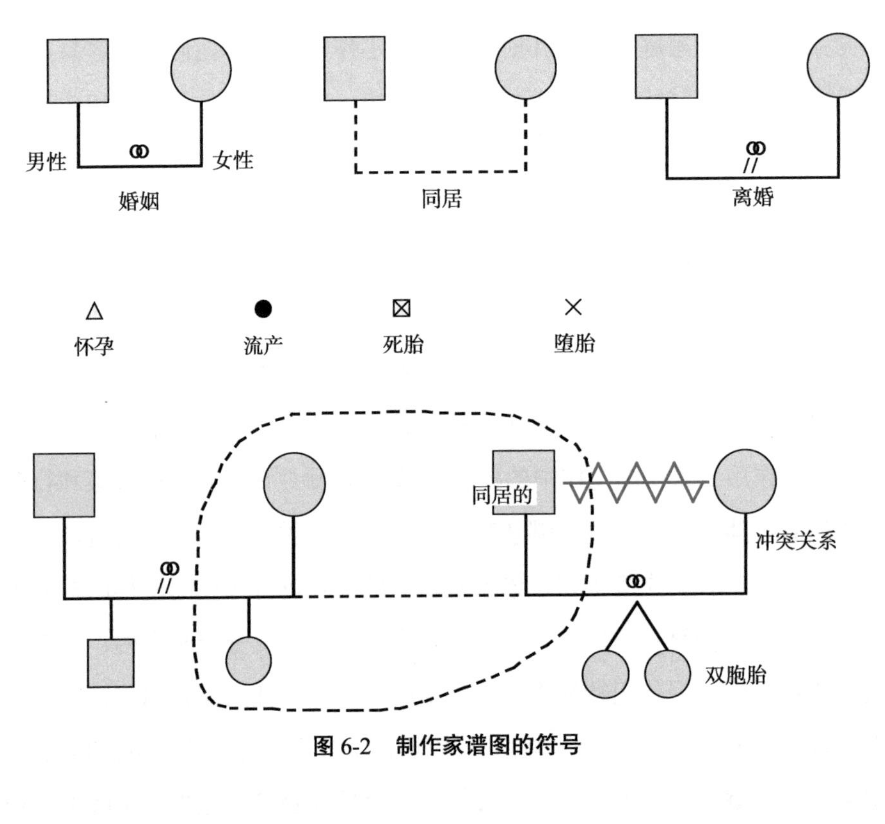

图 6-2　制作家谱图的符号

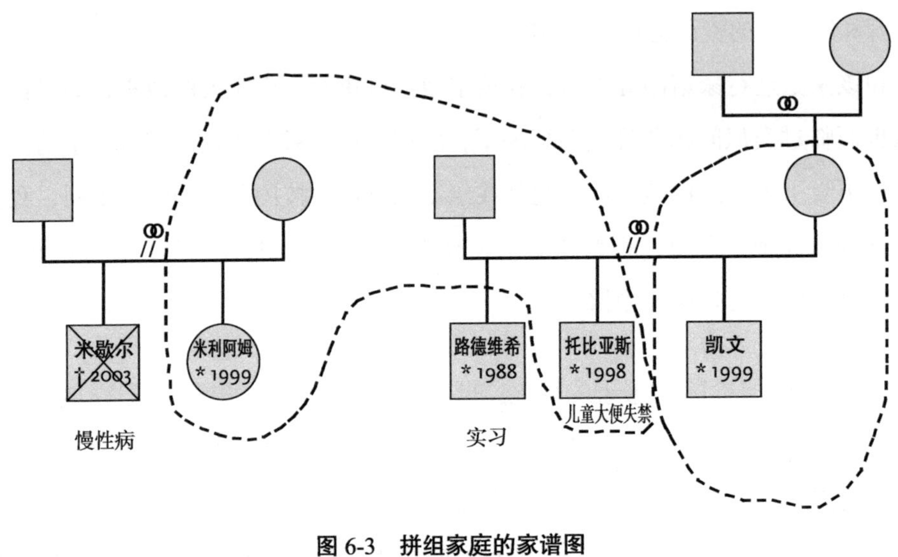

图 6-3　拼组家庭的家谱图

（4）如果他们态度坚定，并一直讲话，治疗师应制止其他人打断。

（5）即使他们请求，也不要在这个时间段提出评论或建议。

在描述中，我会注意叙述的连贯性、叙述中断处和有问题的自我描述：

- 叙述的主题和中心思想是什么？
- 叙述者是否以受害者自居？
- 世界是难以理解的吗？还是在这个世界上存在着本质上具有行动力的行动者？
- 考虑家族史、因为疾病和健康而导致的特殊经历，以及或勇敢或沮丧的生活规划决策，该家庭认为目前的家庭问题有什么意义？从传承的家族问题模式来看，什么步骤能摆脱这一模式，什么进展是在重复？

传记时间表　时间表是组织家庭重大事件数据的简单方式。有些家庭的生活故事很复杂，如重组家庭或者有多种问题和危机的家庭，对他们而言，将事件整理在时间表上是有帮助的。我会记录特别事件，如家庭结构变化、住房安排、疾病、症状的出现和进展。此外，我也会记录家庭各自所处的生命周期阶段（见表6-2）。

表6-2　一个厌食症少女的时间表

年份	生命阶段	患者年龄	压力与资源
年初	2000年	11岁	法比安娜在学校的成绩很好，姐姐西蒙娜开始有厌食反应
秋天	2001年	12岁	西蒙娜厌食反应结束后，父亲不满意自己的工作，母亲和自己的婆婆发生冲突
1月	2002年	13岁	祖父患胃癌，夏天告别，接班祖父去世；西蒙娜准备实习并从家里搬出；母亲开始抑郁，法比安娜开始出现了厌食症状；秋天班级旅行（与厌食症女友）
12月	2002年	13岁	法比安娜体重剧烈下降
1月	2003年	14岁	法比安娜开始治疗

家庭结构卡片　它们以图形的方式来表达家庭的关系结构，这些卡片可以直接在会谈中绘制。它们象征性地表现着家庭中的人际边界、等级、联盟和冲突，以及如何被观察者感知到。这个浅显易懂的家庭结构图会向家人真切展示家庭的联结结构。例如，克洛伊·迈达尼斯的研究表明，有物质成瘾的少年在家庭等级体系里往往把自己放在平行于母亲的位置上，把父亲分派到孩子的位置上。

结构—策略模型的重要理念是个人、子系统和等级之间的人际边界。这些边界可能是清晰明朗或者混乱死板的。相互关系的性质可以用疏远、亲近或过度参与来描述。其他的标准还有：公开和隐藏的冲突、跨代际的冲突转移和秘密联盟。

与众所周知的偏见相反，萨尔瓦多·米纽秦认为，结构卡片并不是“客观的”家庭系统的“X 光照片”，而是一种社会建构。在操作性心理动力学诊断和表达情绪研究这样的经验上已经被充分研究的心理治疗模式中，这些维度标准也在生效，譬如，关系中的亲密－疏远、冲突调节、依恋联结、等级关系，以及自主权和征服控制。

一种常见的家庭纠纷模式是三角关系，父母中的一方暗地支持孩子对抗另一方。儿童在“亲职化”时，不得不扮演“小大人”的角色，这时父母没有承担起亲职的角色，孩子的正常发育因而受到影响。

工作中我与来访家庭成员一起制作结构卡片。如果家庭里有儿童，我就使用简单的象征符号而不是图示。类似于结构卡片的符号（见图 6-4），方形和圆形分别代表男性亲属和女性亲属，彩色实线记号表明亲近或疏远的关系；每个关系可以有多种连接线来标记。含糊不清的界限用虚线来画，对于死板界限则用横实线来表示关系中有阻塞。在图 6-7 中米利阿姆和托比亚斯两个孩子占据主导，位于（继）父和（继）母之上。父母之间和（继）母亲与托比亚斯之间的锯齿状“闪电”表示他们之间有冲突。在这个案例中，这就是他们来咨询的原因。隐藏的冲突真相大白了（见图 6-5、图 6-6）。

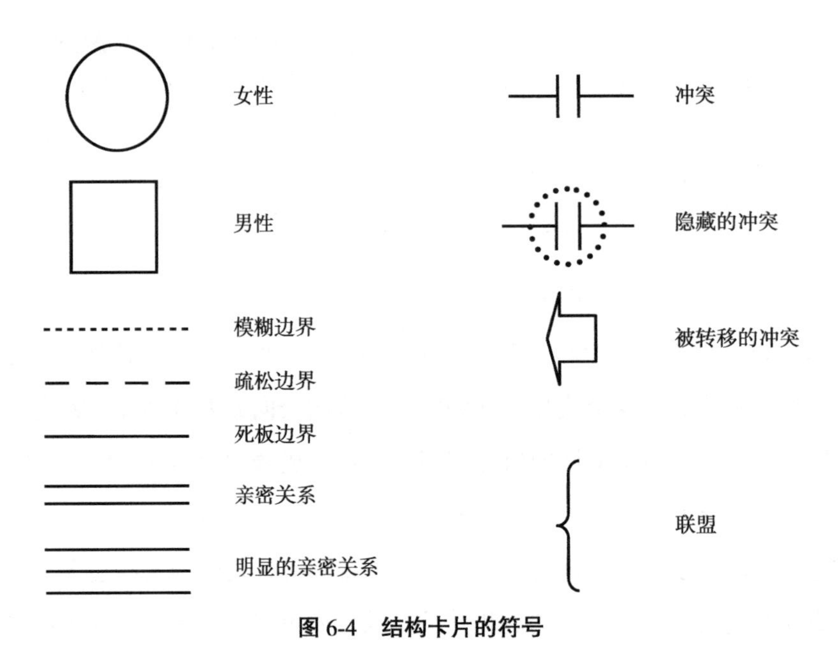

图 6-4 结构卡片的符号

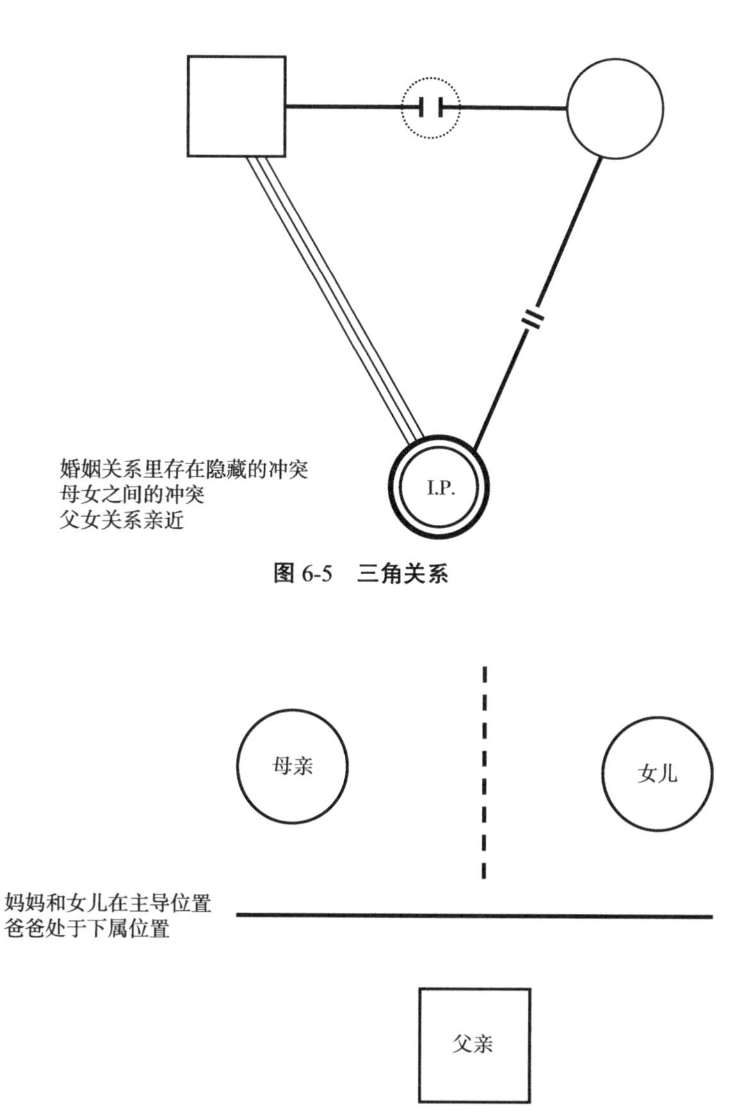

图 6-5　三角关系

图 6-6　亲职化

在制作好结构卡片后，我们会谈论家庭的改善愿望和愿景，我会问："M 先生，您真的在袖手旁观，您必须了解，您怎样才能在家庭中增强存在感，来帮助您儿子摆脱困境？"

家庭社会关系网图　经典的社会测量学技术极适合于家庭工作的开展。将重要的亲人和相关人员写进一个圆圈，接下来（与结构卡片不同）可以就关系事件提一些问题。要么是我，要么是这位青少年，用彩色线条把所提到的关系在社会关系网图上画出来。这样，我们就得到了一个家庭及其社交环境的关系图，它清晰展现了各关系的性质，如亲密、纠缠和僵化。实施这一技术也需要附加说明。

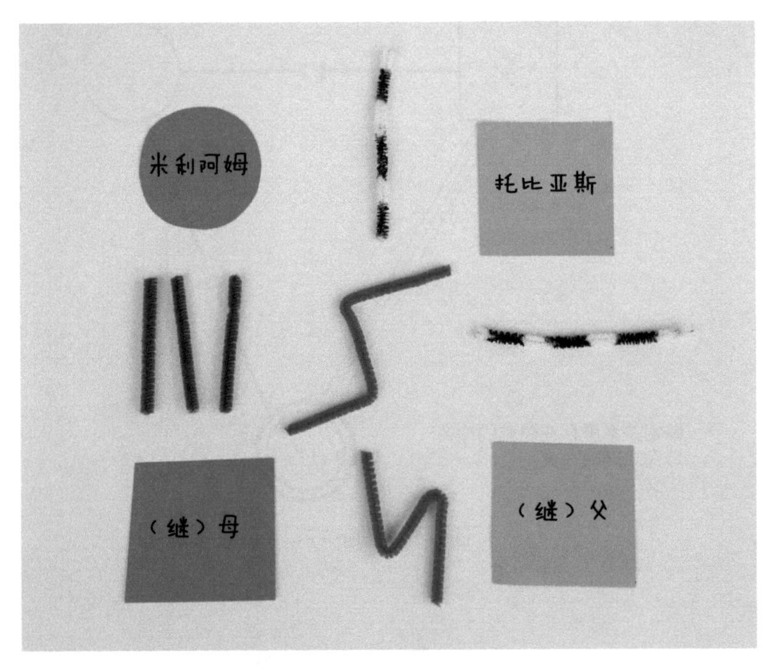

图 6-7 等级颠倒

“我很想了解你们的家庭是如何运行的”：

- “你通常和谁一起做家庭作业？”
- “当你生气的时候会和谁说？”
- “你和谁一起运动？”
- “你觉得谁能保护你？”
- “你喜欢拥抱谁？”

社会关系网图技术也适用于呈现学校中的冲突，学校里发生的，如刁难之类的冲突通常很少能被直接了解到。我们在内圈可以写上同学，外圈写上老师（见图 6-8）。

例如，治疗师可以这样问：“班级里谁会与你站在一起？谁会主动保护你？谁是你的朋友？谁会随大流，谁是小头目？你有可能争取到谁来做你的朋友？”

住所平面图 建筑环境和居住区是家庭生活的重要背景因素。领地是社会生活中的重要方面。弗吉尼娅·萨季尔在培训课上就会要求来访家庭画出住所平面图。这项干预有助于治疗师更好地了解空间环境对家庭互动的影响。绘出住所平面图展示了儿童如何体验边界和子系统。对这些房间的使用和分配反映了关系结构、亲疏远近、边界和纠缠，以及权力、从属和排斥，这些模式会变得清晰。这项技术特别适合离异家庭和重组家庭，可以传达出孩子对“爸爸妈妈的世界”的印象。

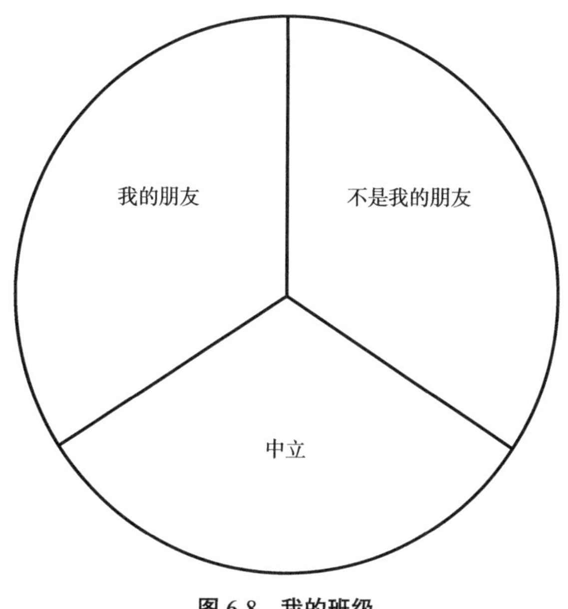

图 6-8　我的班级

（1）准备一张大纸和水彩笔。

（2）给孩子们提出要求：“请你们一起画出你们家的平面图给我。”父母在一旁看，或者每个人都画一幅当前住所的结构图。

（3）与家人谈谈住所。

- “家里的哪一处是大家聚集或碰面的地方吗？”
- “谁有房间？谁没有自己的房间？”
- “如何使用浴室、厨房或者客厅这样的功能房间？有没有一个父母作为夫妻保留的回避区？”
- “有没有什么你们想改变的？”
- “谁和谁共享房间、床、用作通道的房间、电视、音响、电话或者电脑？”

» “有没有一房多用，例如，客厅同时也是父亲的工作间？”
» “对放计算机的房间，谁在什么时间可以进去？”
» “什么有利于大家的联系，什么阻碍了联系？”
» “房间的分配是否适合家庭的发展阶段？”
» “有没有不准孩子进入的房间？”
» “有没有大人进不去的秘密藏身处？”
» “这个住所与当地其他房子的关系是怎样的？”
» “孩子们的朋友来玩时，房间安排会有什么变化？”
» “父母的客人来拜访时，房间安排会有什么变化？”
» “在哪里吃饭？”
» “有没有所有人都喜欢待的地方，或所有人都不爱待的房间？”

（4）注意一下，在这个住所里，如亲疏远近、隐私或者缺乏隐私之类的话题如何被体验。

生态卡片 该技术适用于展示更大的社交网络。该家庭与外部人员和机构之间的关联被图表式地生动呈现，后者对这个家庭的影响也得以清楚地显示。多张生态卡片呈现了哪些帮助者、教师或同学被当作情感支持，以及哪种关系僵化。描述更广泛的关系范围或者说“宗族”，目的在于在一种“再部落化”的意义上重建社会支持网络。治疗师在生态卡片上可以标记表示人和关系模式的符号，就像在家谱图和家庭结构卡片上的一样。该技术有助于了解关系复杂的家庭系统。家庭中的小组群、重要的对外关系和派系会一目了然。利用生态卡片也可以和该家庭一起找到进行干预的起点。

创建生态卡片的步骤

画一张草图并提问：

☪ “你们家都有谁？还有谁？”
☪ “你喜欢和谁在一起？”
☪ “谁是你们的朋友？”

- “有邻居帮助你们吗？”
- “谁属于你们的大家庭？多久见一次爷爷奶奶、叔叔姑姑、舅舅阿姨？”
- “这些亲戚跟你们亲近吗？”
- “你们是否积极参与社团、社区或者社会群体活动？”
- “你的家庭都与哪些机构联系？”

这个技术有一个变体：用迷你模型来代表不同的人，在画有六个同心圆的游戏板上进行演示（见图6-9）。接着询问有关资源和烦恼的问题：“谁会觉察到你过得好与不好？你一个人完成不了某事的时候，谁会帮你？你喜欢和谁一起玩？谁喜欢和你一起或谁总是责骂你？你有在担心谁吗？你害怕谁？如果按照自己喜欢的方式摆放模型，你会摆成什么样子？”

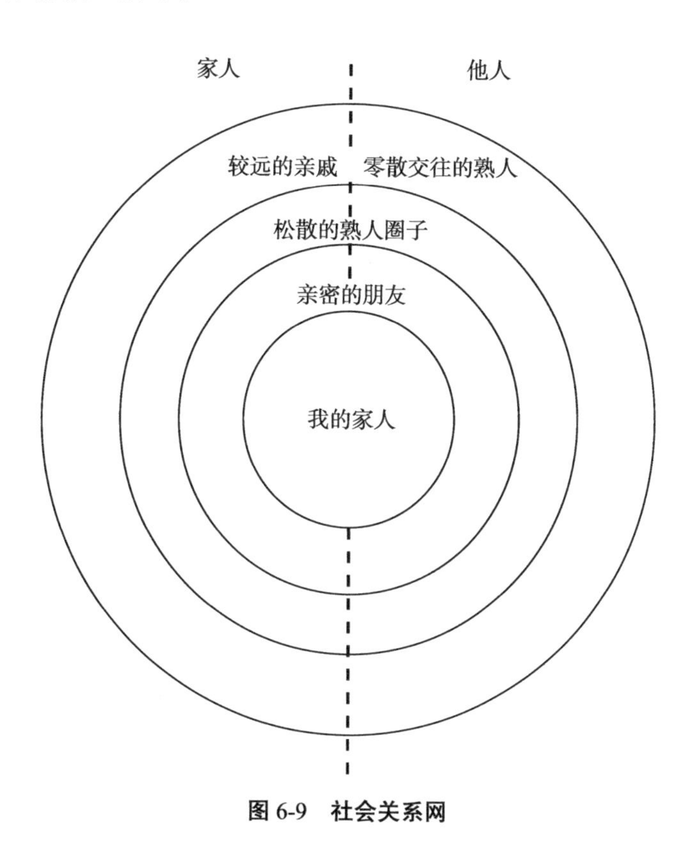

图6-9 社会关系网

6.7 目标尺度

“目标达成尺度”是一个简单工具，可以用于诊断和确保质量。请来访者在一张纸上评估他们的病痛及其表现，列出三个问题区或者治疗目标。治疗结束后，或随后访谈时，要再次请他们做一个尺度表，评价目标完成到何种程度，问题在多大程度上被解决。另外，我还会补充询问是否还出现了其他问题。儿童可以将问题和不适的尺度画出来。

第7章 进一步的治疗过程

7.1 后续会谈

和第一次会谈一样，接下来的治疗谈话也遵循统一的简单结构，包括预热阶段或接触阶段、中间阶段以及收尾阶段。

预热和接触阶段 这个阶段只有短短几分钟。来访者要先问候来访的孩子和家人。接下来，我一般会先提出一个请求："请告诉我最近发生了什么事情。"并询问过去一周的特别事件。有孩子的家庭通常事务繁忙，如果一开始就询问治疗任务，家人可能就没有机会谈论在此期间出现的紧迫话题了。除此之外，我还想传达一点：在我看来，家庭生活远比完成治疗目标重要得多。有时我会在谈话开始阶段进行中心化练习（参见小节 20.2），以便帮助家人正确到达目标。

中间阶段 我会询问来访家庭对上一次谈话约定的任务有什么体验，再问一下有何改变。通常，无须询问，来访家庭就会汇报对相关任务的体验，我认为这是好迹象，说明他们是积极投入的。我会先总结一下所听到的家庭汇报，然后问："你们对这个建议有什么体会？我曾建议，如果你儿子躺在床上一个多小时都睡不着，总想着妈妈什么时候回家，那就起床，做点数学题。你们如今感觉如何？观察到了哪些变化？"

了解了家庭完成任务的情况和体验，据此会谈会继续促进变化。我们会使用如系统角色扮演、澄清会谈、问题或解决方案演示、动作技术或治疗故事等技术（其操作过程将会在随后的章节中介绍）。如果任务没有完成或者停滞不前，则必须弄清楚究竟是什么原因造成的，以及应该如何继续。

收尾阶段 此时要么约定进一步的任务，以实现商定好的治疗目标；要么调整和改变已经定好的任务，或者重新布置。

7.2 对待进步

如果成功完成任务，我会花时间肯定积极的进展和相应的付出。家庭对于积极的进步通常并不够重视，因此，我要详细讨论，哪个家庭成员都具体做了什么，才使得这件事情有了积极的变化。进步应该归功于家庭自己的行动，这会让他们感觉到其能力变强了。

（1）对进步表示肯定，并详细询问："你们具体是怎么做到的？是什么促成了这一进步？"

（2）请父母认可孩子的进步。

（3）在积极的关注上多停留一些时间。

（4）要求家庭继续使用他们成功的策略。

根据"永不改变胜利游戏"的原则，在进行接下来的步骤之前，先确认已取得的进步是有效的。我会警惕过于快速的改变，并预期随后可能发生的退步，我把这种情况定义为有趣的学习经历（参见第 10 章）。当积极的进展变得稳固时，我就会建议来访家庭尝试下一个治疗目标。如果"客户"对治疗表现出浓烈的兴趣，并且与来访者——治疗师相互协同，那么治疗就会进行得非常顺利。孩子和家人接受了一项任务，在下次会谈时汇报成果和经验，再约好下一步的任务，直到完成目标。我们商量好："对你们来说，好的下一步是什么？"然后为接下来的步骤提出想法和具体的任务。

通常，我们在进展过程中往往会把既定的任务进行一些修正。建议在安排新任务时提供更大的灵活性，并且以后可以提供多个任务选项。

* 改变这项任务是否有充分理由？
* 是否应该重新商定治疗合同，以便更清楚地将来访者的目标与商定的任务结合在一起？
* 与家人一起提出更多的任务，提供可供选择的选项，这样做是否有意义？
* 如果出现明显的“是，但是……”模式，要是没有任何合适的建议，治疗师可以要求该家庭自己提出建议步骤，并且在下次会谈前完成。

7.3 部分成功

有时候家庭会报告部分成功。这可能表明任务必须要更好地针对家庭的情况。如果我们对步骤进行具体评估，也可能得出结论：本应该采用更长时间，更坚定不移地实施任务。要摸清楚：

* 具体发生了哪些变化？
* 哪些有助于或者促使了部分目标的达成？
* 这些建议具体是如何实施的？对治疗师的建议有任何保留意见吗？
* 与治疗师的约定是否体现了来访者及其家庭的关切和需求？
* 进一步改变会带来哪些不利情况？

不要急于提出新的建议或提供一大堆多种多样的创造性技术，更有效的是，把已提出的任务换个包装并更准确地解释清楚。接下来的工作步骤有一系列的选项。可以给家人一个任务，让他们来预测，估计一下症状行为是否会发生；可以启动一个小的、几乎无关紧要的变化；也可以提供多个任务供其选择，看哪个被选上，哪个反而续写了问题模式。

也有可能，任务并未执行，却仍发生了成功的改变。这种情况看起来不算有利，因为这个家庭（可能出于对控制权的渴望）并未按约定行事。如果我们一起来仔细研究这个情况，往往会发现，该家庭也可能做了一些改变，例如，换了一种态度对待孩子或者对待问题。

▼

一个家庭因为他们3岁的儿子前来就诊，孩子很难独自入睡。每晚都仿佛一场“大秀”，男孩大喊大叫，父母无助地试图安抚他，这一过程每晚都要进行超过一个半小时。我告诉他们，要相信自己的孩子能够独自入睡很重要，并请他们录制一下睡前流程。在下一次会谈时，父母解释说他们没有录像，不知为什么，他们的儿子在上一次谈话之后开始自己入睡了。

7.4 治疗过程中的停滞

如果来访家庭在较长一段时间内都报告说，即使任务都执行了，也没有什么变化，那么这就是一个治疗的“死胡同”。心理治疗研究已经说明，十个疗程内应当能看到症状的实质性进展。如果情况并非如此，执着于之前的治疗方式就没有多大意义了。

有时，消极模式也会表现在反复提起的“还是老样子，什么都没变”这样的语句里。以否定的方式表现出来，片面地记录了保持不变的内容，而选择性地忽略了改变。对抗这种模式有以下技术：把治疗目标详细地记述下来、商定小目标、列出优先事件、对所述病痛的严重程度进行量表衡量、用日记形式记录治疗进展。为了了解正在发生的事情，我会肯定家庭的付出，并开始澄清过程。

对家庭提问

- “我们貌似在原地踏步——您也这么认为吗？”
- “您有什么想法？为什么会这样呢？”
- “您是如何具体一步步实行这些任务的？”
- “您能详细地描述一下，什么保持不变，什么有所变化吗？”

对治疗师提问

- 是否建立了名副其实的治疗系统，还是来访者只是抱怨者、“过来看看型”客户或者被迫型客户？
- 治疗是否有明确的合同？
- 是否忽视了该系统的某个重要方面：是否缺了一个重要的人，他本可以是治疗的资源？
- 是否有个看不见的“第三人”让进展变得困难？
- 工作时会协同相关系统吗？这个系统不一定单是核心家庭，有时候也包括老师、家庭教育者或者其他人。
- 转介人和家庭之间的关系是否紧张？
- 家庭是否持有被动等待和观望的态度，而不是采取行动？
- 从家庭的角度来看，谁应该更主动一点，治疗师、孩子，还是父母？当父母还不能把自己看作相关系统的一部分时，孩子只会是被送来“修理”的。
- 气氛是否太过严肃或不够活泼，导致找不到解决方案？
- 会不会在改变之路上有什么暗藏的怨恨，例如：“在这个人不道歉之前，我什么都不会做？”
- 是不是要先处理“怨恨”和“听天由命”，才有可能发生改变？
- 当问题停滞或绝望作为外部客体被谈及时，会发生什么改变？
- 通过治疗性的分裂，是否触碰到了某种强烈的矛盾情绪？
- 我们正在研究的这个对家庭至关重要的问题是否“正确”？
- 秘密和禁忌话题是否扮演了某种角色？
- 迄今为止，至少情况没有恶化，家人对此有何解释？
- 尽管如此，为什么该家庭也不放弃？
- 一直以来，谁的什么做法导致了这种僵局的发生？
- 做了什么或者没做什么使得在下次谈话之前照样不会有所改变？
- 治疗设置是否足够充分？是否有必要增加谈话者的数量，例如，让父母或者少年的女朋友加入，或者进行网联干预？
- 减少参与谈话的人数是否有意义？是否开展一对一的谈话，单独会见青少年或父母一方呢？这往往会让关系更融洽，因为来访者感到自己更被理解，更倾向于把治疗师看作一种支持。
- 家庭是否尝试改变一些无法改变但必须接受的限制？
- 当前系统到底有没有可能找出某种解决方案？还是必须改变系统参数，例如，通过半住院的青少年救助措施、离婚，或者雇用一个白天保姆？

另一种方法是立足于治疗师对家庭的态度。如果治疗看似没有进展，我会重新考虑自己对来访者的态度，并试图投身于他们的经验世界、他们的特点和文化特性中。

- 如果我是这个来访者，我会有什么样的感受？
- 有哪些优势我还没有发现？
- 我做什么反而导致情况更糟糕？
- 反之，我还能怎么做？
- 谁是家里问题的根源，谁是能解决问题的资源？
- 我能从这个家庭中学到什么？

如果来访者的治疗持续恶化，我们可以停止治疗、建议住院治疗或采用青少年救助措施，再或者通过药物来补充治疗。不支持对来访者继续采用没有益处的疗法。

7.5 合作中的问题

治疗师和家人之间的良好合作并不是自然形成的。有时，连一开始的登记表都没填写或是填写得不完整，或者缺少转介证明，或者对约好的任务敷衍了事甚至没有实行。在日常家庭生活中去执行任务比在谈话时所设想的要困难得多。任务通常设置过高，要么就是未向该家庭说清楚，任务的目的究竟是什么。良好的“加入”始终是成功完成任务的基本前提。如果任务没有完成，这也是家庭传达出的重要信息。也许家庭有充分的理由停滞不前，这些理由要在进一步理解的背景下才能被发现，例如，治疗师要更加仔细地观察家庭故事和家庭模式。对任务的处理也可以被看作一个小测试，检验一下共同合作的可能性。

在第一次会谈中，我会多次布置小任务，来确认合作关系是不是已经形成，有时我与来访者之间更像是一场拔河比赛。也许家庭也会检验治疗师的严肃性："他真的会坚持他布置的任务吗？"我们当然可以从第一人称的立场展示自己的专业知识，强调任务对治疗成功的重要性。但是，如果我们不能坚持任务的约束力，那么就给出了前后不一的信息，让我们自己的立场变得无效。谈话之前打电话或者写邮件是加强合作和收到直接反馈的最简单的措施。

尽管来访家庭报告说没有执行任务，我也会避免指责他们，但会要求进行反馈。这个事件也许能提供评估的机会，或许是商定的任务太过困难，表达得不够清楚，或者我们的工作联盟还远远不足以要求来访家庭完成困难的任务；也有可能是我们的来访者对问题有不同于治疗师的看法，或者有其他还未明确的目标。这样的讨论会强调我赋予该任务的意义。

- 为什么该任务未能执行？
- 是这个任务太模糊、没说清楚，还是太难？
- 是不是有必要在谈话中更好地准备一下任务和约定？还是直接演练一遍？
- 能不能告诉他们，约定的步骤对于达到目的有多大作用？
- 治疗关系是否足够稳固，可以要求来访家庭采取艰难的措施吗？
- 来访家庭是否有很多事情要忙？例如，孩子在放寒暑假或有什么急性病时，许多父母没有精力实施治疗步骤。
- 要想完成这些任务，是不是家庭需要更多时间，两次治疗的间隔时间应更长？
- 我们面对的是不是被迫型客户？我们需要跟他们商量出一个不受制约的独立治疗合同，例如，摆脱青少年福利局的命令？该家庭可能会因为任务失败而感到自己错过了机会，有自我放弃的倾向。如果反复提及未能执行的任务，会强化这种感觉。

但是，也有可能，家庭有充分的理由停滞不前，只有我们仔细研究家族史之后才能理解。

如果事实证明任务是合适的，那么我们可以再次布置下去，但是要尽可能采用简化版或者稍作调整的形式。或者我来提供二选一的选项，可以在上次的任务和一个类似的新任务之间做选择。也许某个乐于合作的家庭成员更愿意采取主动。我会先布置一个观察任务，然后，再布置一个需要积极行动的任务。没有被完成的任务可以在治疗会谈时补做："您没有完成目标清单，现在给您这张纸，请您写一下您的目标。"

如果我们多次推动，而任务一再未能实行，这可能意味着，来访家庭希望保持自主权而并不想被外人干涉。这时家庭会不停地提到当前的状态多么糟糕和难以忍受，同时又举出许多理由来说明，为什么他们不可能实施约定好的步骤。对这些抵触简单而合理的变革步骤的家庭，我们可以转而采用悖论式的工作步骤（参见第10章）。

有时，治疗师的建议没能说服该家庭，或者家庭对应该如何治疗有其他设想。这时我会进一步解释，努力让我的工作方法有说服力。治疗师也可以给该家庭提议，看是否某个同事的工作方式更符合他们的期望。当父母抱着不切实际的治疗期望时，治疗师应该向父母合理地指出他们的期待是不现实的，例如，医生要求该家庭进行住院治疗，而家庭却希望用门诊治疗来代替。通常父母的请求是，治疗师按照父母的意愿来改变孩子，而不是把整个家庭看作问题——这是一种典型的"共同治疗任务"。

如果来访者对我的建议一概不予采纳，那么不管是提供悖论式的、索解取向的或者创造性的干预措施都没有任何意义；更有必要的是弄清来访者的设想和期待。来访者也有可能做出不再继续治疗的决定。

不遵守约定的决定可以被视为在对等关系上要求占优势地位的抗争，此时需要进行关系的澄清。在我这里，治疗的继续取决于将来是否能遵守约定。

7.6 治疗的死胡同和危机

如果一个青少年或一个家庭在约定的时间没有来，或是迟到了很久，又或者某个重要人物没有来，我会打电话给相关人，试图弄清楚发生了什么事（他可能对此有充分的理由）如果某个重要的人不想来，但他的到场对我来说又很重要，我就会请家人动员他来参加。或者我亲自打电话，解释说我需要他来提供建议，并邀请他在单面镜后跟随一两次的治疗。

可能的情况还有父母对咨询过程不满意，对治疗师本人有成见，对所选用的治疗策略或整个治疗都提出质疑。这种批判性的反馈是治疗师工作的一部分。人人满意而归的愿望是不现实的。批评也是一种重要的反馈，可以理解参与治疗过程的来访者的关注和需求。总体来说，我采取一种开放的立场，努力弄清楚不满的原因，并且接受对我的批评。在必要的情况下，我会再次解释我的工作方式，说明我为什么采取这些步骤。然后我再跟来访者商量好，在接下来的会谈中，哪些步骤会有所帮助。

我们可能会发现一些无法被满足的潜意识的期望。有时来访者期望自己的治疗师是女性，但遇到的却是一位男性治疗师（反之亦然），或者他们期待高频率的个人治疗，而这在系统治疗模式里并不常见。总体来说，我并不期待治疗中一切顺风顺水，也不会让该家庭有如此的预期。这种态度可以使得退步行为正常化，降低了变革的压力，从而营造了一种双赢局面。在这种局面中，危机和复发被再次理解为重要的学习经验。

7.7 系统治疗的建构和结构

在规划后续治疗过程时，我会遵循一些简单的准则。治疗以既定治疗目标的先后顺序为导向，进展中分为不同的具体阶段。只有先达到了一个目标，并且在接下来的一次或两次会谈中将进展巩固下来，才能商定下一个目标。要避免焦点问题改变得太快。如果来访家庭既有现存问题又有婚姻问题，这一原则也适用：索引患者的问题解决后，如果有明确的要求，可以将夫妻关系作为主题。根据我的经验，如果将这两个主题混淆起来是非常不利的。我们首先处理当前问题，必要时处理家族史问题，最后再讨论未来的发展。我从简单直接的技术开始。只有直接的技术无法取得进展时，我才会使用复杂的方法，例如，悖论式干预、仪式化或强化处理原生家庭主题。对于低龄儿童、急性行为问题和问题多发家庭，咨询开始阶段我会进行高密度谈话，甚至每周一次。长时间的谈话间隔咨询意味着治疗达不到必要的强度，因为家庭还有太多其他的事情在发生。针对固定化的模式行为，或者不能期待快速变化的情况，我会安排时间更长的间隔，如 4 ~ 6 周。

对于身体疾病或者痛苦的生活经历，我将系统治疗视为一种伴随行动。该行动不太注重目标，治疗的间隔和总体治疗时间因此会更长。作为对治疗进程的支持，在间隔期我们可以写信、发电邮或打电话。如果该儿童或青少年不愿意前来接受治疗，我建议采用父母训练课这项技术（参见第 21 章）。在以家庭为单位的系统治疗顺利进行的情况下，治疗师在治疗临近结束时花点时间单独与青少年或父母一方进行工作是有意义的。

如果治疗进展迅速，就立刻结束同治疗师的联系，这就成了一种“惩罚”了。如果来访者情况好转，应该持续一段时间对治疗加以巩固。在许多情况下，作为对治疗师有益建议的回报，该家庭会回赠一个新的问题，治疗师可以给出解决的建议。随着时间的推移，谈话间隔逐渐拉长。作为治疗进程档案，我们可以使用日记技术、图片、数码照片和量度表来记录有效改变的步骤。

7.8 治疗结束

如果在治疗中期快结束时，相应症状持续减轻，并且病痛压力也相应降低，则可以启动治疗的结束阶段。考虑到研究首次谈话的文献量，关于治疗的结束则在系统治疗的文献中被忽略了。系统治疗作为一种以目标和结果为导向的治疗方法，治疗过程不应该被不必要的延长。

当咨询中关于病痛的话题基本消失，而越来越多地涉及日常生活主题时，治疗就要结束了。一旦儿童的症状消失，他们很快就没有兴趣来咨询了。与朋友相聚、集体活动，这些可要有趣得多。有时，青少年则会很享受有个治疗师作为谈话对象，可以和他们无所不谈。

一般来说，家庭往往会主动汇报他们现在独立克服困难的经历。与主要以个体会谈形式进行的治疗方式相比，以家庭为单位进行工作，对治疗师产生依赖的风险更低。但即使治疗师态度中立，治疗的结束也意味着向治疗师告别，而治疗师此时已经成了一位对家庭很重要的人。治疗结束也是进一步巩固治疗效果的机会。

治疗结束的主动权　治疗结束的最佳方式是双方一致同意。经常会出现这样的情况：在谈话中，我建议把谈话的间隔期逐步拉长，会不会更有意义？在紧接着的下一秒，来访者就提出了同样的建议。结束治疗也可以由来访者主动提出，他们对治疗结果很满意，准备结束是因为他们已经得到了自己想要的。或者来访者出于不满而想要结束治疗（那最好是坦诚地就此讨论一下）。如果治疗过程进行得并不尽如人意，例如，来访者不合作或者只维持一个抱怨者的角色，那么治疗师就可以主动提出结束治疗。结束治疗也可能是出于实际考虑，例如，保险提供的时间次数已经用完。工作变化、转学、搬家或者怀孕，这都有可能会导致治疗结束。

终止治疗的形式　这是一个需要定义的问题，到底什么才叫作结束。只有在线性的治疗理念中，结束才名副其实。一般来说，我会安排一次后续谈话，放在 3 ~ 6 个月之后："我的建议是，在大假期结束后给我打电话，告诉我，你们过得好不好。要是发生了什么事情，您觉得需要处理，也欢迎您来这里谈谈；哪怕只想跟我说说事情进展，也欢迎您来。或者您也可以打电话说。"有时候，在"间隔治疗"的框架条件里，我也接受因为如分娩、搬家等事件而暂停，并且在不再有类似生活事件、时机更好时继续治疗。

我对采用开放式结束治疗的模式始终有着积极的经验。我几乎总是提供 2 ~ 3 次"助推器小节"，可以在一年半到两年的时间内用掉。这些谈话小节能让家庭感到，他们在未来也能得到来自我的支持。"我们可以将最后三次谈话小节留出来。您什么时候觉得有用，什么时候就可以要求一次谈话，或者您只想过来告诉我生活一切正常，也是可以的。"

一些治疗过程具有陪伴的性质，例如，当一个家庭要照顾有特殊需求的慢性疾病的孩子时，比起片面地按照心理治疗指南进行的疗程模式，家庭医生模式才更适合，在这种模式下，每次有什么新问题，来访者都可以一次次前来申诉。家庭重新来访的现象在专业文献中继续被忽略，如果治疗师已经证明了对第一个孩子有帮助，为什么家庭却不给第二个和第三个孩子寻求咨询呢？身后总有顾问帮忙的感觉非常鼓舞人心，有利于进步。对于一些极少数遭受过极严重创伤的来访者和一些精神病患者来说，作为选项，我提供"终生培训"，让他们感到："我会在你身边。只要我还在这里工作，你就可以回来寻求我的支持。"

Spiel-Räume

第三部分

语言与行动导向的干预措施

第 8 章 简单的开场

8.1 澄清和信息

众所周知，系统治疗的干预手段不同寻常，有时甚至令人目瞪口呆。但是，在治疗的开始时，还是要从简单直接的技术入手。

家庭生活的世界、他们的故事和驱动因素纷繁复杂。简单可行的步骤和建议或是干预措施有助于降低复杂性，使人更好地理解与掌握现有状况。心理治疗就像旅行一样，要先迈出第一步。这个第一步可以是书面列举的目标清单，或者记录当前的情况，例如，病痛不适何时出现，问题模式什么时候能有例外。

来访者有权让治疗师对治疗进行专业的说明。当来访者对治疗方式充分了解时，心理治疗会更成功。系统式治疗里的来访者导向意味着，我允许分享我在疾病诊断和可能的治疗方案的专业知识，并由此在“赋能”的意义上强化了来访者系统。

在互联网时代，家庭在来访前都已经在网上了解了相关信息，这些信息只有部分有用。因此，我会明确询问他们已经掌握的信息，询问他们对治疗的期待，从而构建起一个共同理解的基础。有些来访者对治疗的流程没有正确的设想。作为一名咨询师，我经常被误认为是裁判或者慰藉者。家人经常会期待他们的儿子或女儿通过我的治疗就改变了，却不认为自己也是过程中的一部分。

简·黑利在早期的工作中，对于给建议这种行为持极度批判的态度，他在亚利桑那州凤凰城举办的第一届心理治疗革命大会上报告称，大约有 30% 的家庭接受并实施了简单的建议，这是一个值得注意的命中率。当家庭在咨询机构会见了咨询师，咨询师却由于偏见而拒绝分享知识，并且用反问句回答问题时，就会产生奇怪的循环。

系统治疗尊重家庭的能力。治疗师的专业知识也是咨询的另一个重要资源。即使未知的领域是无限的，在那广阔的可能性中，治疗师至少也掌握了一部分专业知识。然而，纯粹在认知上传授知识是远远不够的。治疗师会被错误地当作等级中占优势地位的那一方，从这个位置上来说教很容易引起青少年和家长的反感。好建议会切中来访者的关切和需求，触动来访者。有幼儿的父母往往会非常积极地接受建议，比如，孩子有过度哭闹或进食障碍的问题的父母。在启蒙来访者时，起决定性作用的一个因素就是态度：作为一名治疗师，我选择与家庭并肩而立，不是位于他们之上；我会指出在我看来可以一试的不同选项和路径。在这个意义上，系统治疗是一种咨询或是培训。

（1）了解来访者都有什么观点：

» “让您困扰的究竟是什么问题？”
» “您究竟在担忧什么？”
» “是什么让您现在决定要来咨询？”
» “您怎么判断出保罗患有某种精神障碍（抑郁、惊恐、创伤）？”
» “对这种疾病，您听说过或者读到过什么？您认识某位也有这样疾病的人吗？”
» “对于发生的事，您有什么概念或者什么设想？”

（2）了解来访者曾经的解决尝试：

» “您尝试过什么方式来解决这个问题？”
» “什么有效果，什么没有效果？”
» “您收到过什么建议？您是怎样对待这些建议的？”

（3）总结家庭的问题观点和他们的解决方案，以确保你已经正确理解。“如果我理解正确的话，您认为这次事故留下了持久的影响。”

（4）在提出具体的建议之前，先定位并识别隐藏的敏感问题。

（5）考察一下，这是不是只是“顾客”在寻求推荐和建议。

（6）提及来访者可能存在的矛盾心理。“你不想再呕吐了，你想要舒服一点，但是你害怕长胖。我可以给你一些建议，但我不知道这些建议是否与你非常理想化的设想相矛盾。”

（7）提供建议和劝告。尽可能提供多种可供来访者选择的选项。使用与来访者的问题角度挂钩的概念和语言表述。

孩子们可能会有一些很惹人烦的坏习惯，例如，他们磨磨蹭蹭地吃早餐，再骂骂咧咧、手忙脚乱地冲出房门。一个给父母的系统性建议是：“您注意一下，您是不是有意识地纵容了这种问题行为。有什么事您必须做或者不做，孩子就会出门过晚？”相比孩子，父母更容易改变自己的行为。指示他们从自己的行为着手，有助于打破惯性模式。许多父母展示出了非常有创意的想法，他们不再时时警告孩子，而是无视这些磨蹭和骂骂咧咧；他们会在早餐盘上放一张幽默的字条，上面写着“错误摆放鞋子的罚款单”，一个叫黑德维希的娃娃会在孩子出门上学前 5 分钟飞过来，并且随身带一封提醒信。

心理教育的健康启蒙、家庭动力学咨询以及叙事性和创造性的工作方式相结合，构成了一种非常有效的系统治疗形式。如果家庭需要，我将会对他们采用口头或书面材料来进行启蒙，或者给出一些网络联结。内容可以包括如下主题：

- 病痛和障碍，一一讲解。从惊恐到暴食、毒瘾，一直到强迫行为；
- 身体疾病对家庭的影响；
- 分居和离婚的处理；
- 再婚家庭的特殊之处；
- 养育教育技巧，如赞美、惩罚和进行反馈；
- 某些具体能力（如计算、阅读、语言等）；
- 有特殊需要的孩子；

- 帮助者和机构的地址。

8.2 介绍系统模型

系统理论是治疗师的有效手段，也是家庭的有用工具。父母和孩子有能力迅速掌握系统知识。例如，我们共同重构那些扩大化的循环，这种做法能帮助许多家庭："有时行为会不断扩大化，就像一个恶性循环：一个胆小的学生越是感受到排挤，他就越甩不掉这些排挤。"以下的示例来自我们的多家庭小组，这个小组旨在帮助有学习障碍的"特殊儿童"及其家庭。

恶性循环——以汤姆和他的妈妈为例

汤姆回到家中→有很多数学作业→汤姆没兴趣→妈妈生气了→汤姆更没兴趣了→妈妈威胁汤姆，不许他看电视→汤姆心情不好，倔强不从→妈妈厉声威胁→汤姆更不配合→妈妈怒气冲冲→汤姆绝望了→汤姆躲在自己的房间→妈妈："你要是现在还不做作业，爸爸就来打你的屁股"→汤姆害怕了→妈妈后悔了→妈妈想："我把一切都搞砸了"→对汤姆感到失望……

下一步可以解释，这个循环随时能被打破："怎样才能跳出来，做点其他的呢？你们对此有什么主意和经验？"这种关于行为的选择和行为相互间的重新整合对家庭来说非常常见。

如何破解恶性循环

在每一步中都找到可能性：

- 汤姆鼓起勇气；
- 汤姆不说谎，说出了真相；
- 汤姆努力一些；
- 妈妈给汤姆一些时间；

- 汤姆和妈妈先玩个放松的游戏；
- 汤姆可以在作业完成之后看电视；
- 汤姆振作起来；
- 妈妈深呼吸，走出房间；
- 汤姆自己鼓起勇气，帮助自己；
- 妈妈做个放松练习，如瑜伽；
- 汤姆求助，打电话给他的朋友；
- 汤姆开始做作业；
- 汤姆道歉；
- 妈妈不去威胁，而是帮汤姆完成家庭作业；
- 汤姆给自己鼓励，想想美好的事情；
- 妈妈向汤姆道歉；
- 妈妈专注于其他事情；
- 妈妈和汤姆一起思考，第二天可以怎样做得更好；
- 汤姆觉得，今天能完成作业；

系统治疗的基本假设是，父母和孩子都了解自己，也了解很多合适的解决方案。该疗法建立在这些现有能力的基础上。

家庭系统

- 儿童的行为取决于环境语境：“我儿子在家时不一样，在老师和我们的朋友眼里，他是个乐于助人、非常好的孩子！”
- 因和果不总是分开的。行为没有起点，而是在循环进行。“谁先开始的”这类问题提供不了任何帮助。
- 积极和负面的反馈会影响行为。
- 儿童的行为与系统其他成员的行为有关联，这个人做了什么与另一个人做了什么或者没做什么有关。在多家庭小组中，所有人之间不断变化的关系可以用拉毛线的比喻来形象说明。当一个人拉毛线时，整个毛线网都可以感觉到。

- 人际关系可以是对等的或互补的："当两个人坐在跷跷板上时，如果两个人都想向上或者一个人只想向下是没有意义的，只有当两个人交替上下时，游戏才有趣。"
- 家庭中的模式和规则总是反复出现，而且大多可以预测："您只要做什么，卡尔就肯定会出现这个问题？"
- 人类系统对新的影响和信息以及变化持开放态度。
- 沟通的质量必须好，语气态度最重要。
- 行为的含义取决于有关框架条件：击鼓可被视为打扰行为或者刚开始学习音乐的节奏课。
- 现实究竟如何，其实只是一个观点问题："甲之蜜糖，乙之砒霜。"
- 家庭系统趋向于稳定和发展。
- 家庭生活是由家庭成员的共同作用而塑造的。
- 来自原生家庭的文化价值、信仰和相关经验会影响当前的评判："当我的丈夫大喊大叫时，我就会变得很敏感，因为我小时候就知道被大吼大骂是什么感觉。"
- 如果一个家庭成员显示出病痛，一些家庭就会围绕这个问题组织起来，于是因为家庭一直集中在这个问题上停滞不前，所以正常的发展受到阻碍。
- 小孩和大人都有自己内在声音的交响音乐会，这些声音可能是有益的，也可能是阻碍。
- 我们亲人的头脑和心灵里究竟发生了什么？对此的推测，也参与决定了我们的行为和判断。

我们对自己亲人的头脑和心灵所感所思的推测，以及我们自己的内心独白，可以通过画对话框得以形象展示。我提供一个假设的情形，给家里每个人都发了一张同一对话框的复印件，每个人都可以在上面画对话框，在对话框里写出照片上的那个人在想什么。

8.3 任务、建议和处方

家庭通常是因为非常切实的问题前来咨询的。因此，工作方法应该有实践性，注重行动。任务、建议和实验是治疗过程的核心基石，并被视为绝对的治疗媒介。它们能起到中断已有模式的作用，让来访者采取行动并注入新的信息。在家庭治疗中，处方和实验被提升为标准治疗的手段。带着任务的行为疗法工作受到了简·黑利的深刻影响。

任务可以有不同的目标：增加亲密感，培养父母和孩子之间的感情，创造美好的共同时光和活动。任务也传达信息，它们可以强调代际边界并加强规则，或者改变互动序列。与行为疗法的目标不同，系统性任务很少针对行为产生的影响，更主要的是改变家庭系统的模式。来访者对任务的反应提供了来访者自身系统的重要信息。

任务的类型 任务通常布置在两次谈话之间。以下是系统任务的一些示例。

- 要求父亲在周末照顾孩子，好让他的妻子有自己的时间。
- 一个患有强迫性挑食的10岁女孩，要求她每周吃一点她没吃过的东西。
- 要求患有抑郁，同时有背痛症状的少年每天与母亲一起散一次步。
- 要求一个患有暴食症的女孩写日记。要求她在每次苛待自己之后好好照顾自己。
- 要求一个害怕入睡的男孩把那个夜里就来找他的怪物画出来。
- 要求一个懒散的、可能留级的学生定时做作业，还要向他的母亲汇报他学了什么。
- 要求一个早熟、抑郁，同时低自尊的少年带一本书，关于这本书讲的话题，他要比治疗师更精通。
- 要求一个有强迫性担忧的少年，只要他纠结自己会不会得艾滋病超过1分钟，就做15个俯卧撑。

基本上我都优先选择在谈话中布置任务。这种任务中一个比较花钱的例子就是家庭午餐。这种有效的、经验证明了的治疗贪食症患者的方法要求父母带着他们的女儿或儿子一起来吃饭。在随后的讨论中，治疗师（或某个其他家庭）会给父母提出建议，如何将旷日持久的斗争引向一个好的结局。任务可以布置给某个人或者留给所有家庭成员。除了观察任务和行为任务，还有隐喻任务和悖论任务。

系统治疗师秉持乐观的态度，相信来访者手中有解决问题的钥匙，而其只需要与来访者一同加以合理使用。任务和处方有助于把治疗中的进步移植到日常生活中。治疗师的处方应该能鼓励来访者，用不同方式行事，以不同方式来感受。根据古老的传统智慧，正确的思考和正确的行为会带来美好的生活。**系统的访谈技巧**旨在用语言表达观念，首先要着手于思维层面。与之相反的是，**治疗师的任务**着手于行动层面。这其中暗含着一种假设：改变了行为，也会带来观点和态度的改变。治疗师布置的任务应当改变该家庭处理问题的上级规则。这些任务引导人们采取主动的、乐于探索的方式。这一态度的转变为变革创造了一个新的框架条件：儿童和父母不再把自己放在受害者的位置上，得到了一个坚定的自我赋能的新角色。

这个信息也就间接地传达了：进步是完全有可能的，并且通过完成这些任务就可以获得。治疗师要想制定任务，必须对要实现的目标有清楚的了解。降低复杂性是必不可少的：从客户广泛而多层面的故事中，我们必须明确找出那些特定的、易掌握的、明确可操作的问题。这些问题应当就是此时此刻的问题，能为小进步提供具体的介入点。而这些小进步就是通过治疗任务来获得的。“如果你想要一个很大的改变，就应该先从小小的变化开始。”秉持一种充满理解的、不断反思的工作风格，以及直截了当的工作方式，许多治疗师都觉得前者更舒适得当。你必须自己决定，这种主动的角色是否适合自己。

来访者绝不会总是按照商定好的那样来完成任务。从系统的角度来看，行为是关系模式的相近表达。观察来访者如何对待任务，可以了解来访者自身的系统式行为模式。例如，喜欢纠结细枝末节。因此，任务应具有针对性且经过深思熟虑并具有约束力。如果单靠往常习惯来提出任务，那么任务被来访者放弃或者变得意义空洞的风险就很大。治疗师必须根据来访者的需求灵活定制任务。治疗师要事先估计一下，哪些建议可能会被这个家庭接受。

观察任务 这类任务很容易与家庭视角挂钩。对于家庭来说，患者的病痛是最受关注的。而观察任务直接对症状下手，父母的担忧被认真对待。来访者对问题模式的描述通常是含糊的、不明确的，不清楚是否已经有了某种进展，而这种可能是存在的。摸出基准线，我们就能准确了解情况，看出哪些情况正常，哪些情况需要有所改变。

（1）注意问题行为：“发病的时间和频率如何？你们最好记录下来！”

（2）注意问题的特例情况：“什么时候一切正常？”

（3）注意目标情况：“即使您会说，很少有正常的时候，但如果您注意到一个或者另一个小场景，对这种场景您会说：‘要是这样的事儿多发生几次，那就太棒了！’请您记录下来这类情况，这会有很大的帮助！”

把任务通过记录档案和写日记的方法书面记录下来，可以增加任务的约束力。在下一次谈话中，我们会一起来对照这些文字记录。如今的很多家庭都有摄像机，我经常布置这样的任务：“下次请带一个在家里录制的视频，展示一下你们要处理的事情。”

在治疗或者咨询的最开始，我们并不是总能弄明白来访者是否真的愿意投入时间和精力。任务也是对参与治疗的决心进行测试。在治疗中取得的进步往往得不到肯定，因为它们被更多的抱怨所掩埋。有一个基准线，我们可以列出明确的进步标准，以后就可以和该家庭一起回顾共同实现了哪些目标。

观察任务引领家庭采用元视角，站在某个更高的位置上观察自己。先有这种视角的改变，才有可能觉察出差异来。要求他们不做任何改变地去观察病症现象，从本质上来说是一种悖论式干预。观察任务加强了父母的在场性，他们会更密切地关注孩子。有时候会发现，问题行为只会偶尔出现，甚至把它称为“问题”都有失公允了。

隐喻任务 位于治疗中心的隐喻会被这类干预方法截获，然后将其转化为一种干预措施，这种干预一开始似乎不太好理解。它们有点类似治疗师的仪式，但结构更简单。对于在任务要求下需要采取的步骤以及治疗中必需的进展步骤，我们在隐喻的层面上（不去建立理性上的关联）给它们构建一个类比物。

隐喻任务里的一个例子：“请用乐高积木给我搭一个你的‘恐惧’模型，下次带过来给我看。但是要小心，你的恐惧很容易被打碎哦！让你父亲给你找一个结实的盒子，

这样你可以将它完好地带过来。我们从各个角度来观察它，然后想想我们可以拿它怎么办。”

任务的其他形式，悖论式干预和仪式化的处方将在随后的章节中详细说明。

来访者的任务和立场 任务应该根据孩子的发育年龄进行调整，并考虑一下家庭的特点，例如，有限的语言知识。文化背景和社会阶层也扮演了相关的角色，例如，一些来访者不太有能力处理书面任务。在描述任务时，要注意家庭之前如何回应治疗师的“加入”、来访者使用哪种特质的语言，以及之前他们对干预措施和处方做出的反应。必须顾及来访者对治疗的立场：问题是很紧急还是没那么紧急？遭受的痛苦是否巨大？谁应该改变：只有孩子应该改变，还是父母将自己定义为解决方案的一部分？家庭是倾向于乐观还是悲观？更积极还是更被动？

如果来访者还没有准备好主动投入，那么观察任务就很有意义了。观察任务不要求积极的行动，而是着力于对注意力的引导，也不太容易被拒绝，毕竟什么都注意不到是不可能的。它们也适用于青少年和其他“老练的”来访者。作为布置观察任务的理由，我会解释说，我们必须先更好地理解问题及其影响。我总得有点材料，才能提出下一步建议：“我想让你在日记里记录，你刚才脑子里想了什么。一直到我们能理解，你的内心到底对于暴饮暴食想说点什么。”

许多父母明确地知道他们应该做什么，但是出于保留态度而不敢实践。这条建议对于矛盾心理的矛和盾都认真对待：“在下一次会谈之前的这段时间里，请您注意观察，什么时候您的确想确定界限，最后却什么也没做！”

直接的行为导向任务 这更适用于这样的“顾客”：他们坦率地描述问题、委托以明确的改变合同、有动力做出尝试来改变自己的状况。随着对系统性父母培训课程的兴趣日益增长，系统治疗中的指导性、规范性立场也会变得越来越受欢迎。

建立舞台 心理治疗可以被定义为“赢回人心的艺术”，说服参与治疗者离开熟悉的小径，开辟新的道路。任务和建议必须被正确地“包装”起来。它们应该简单、清晰、具体和可操作。如果您以家庭为单位进行工作，根据情况要让家庭成员都参与进来。一个对治疗师最有用的练习就是自我观察任务：“怎样布置任务，他们无论如何都不会遵守？”答案总是相似的：任务太多、含糊不清、表述方式不适合儿童、一会儿一个目标来回游移，等等。我也会用类似的方式与家人讨论，良好的计划可能会被如何搞砸。

良好的“加入”、对问题有明确的共同定义、共同协商的目标以及清楚的治疗合同，这些是开展任务工作的必要前提。治疗师布置的任务必须有意义，能用上来访者系统的相关框架条件：怎么会有人愿意做说不通的事情呢？作为治疗师必须解释清楚，为什么建议完成任务。

工作步骤要符合同步带领模式。首先，确立起“是”的态度。来访者的陈诉被接受，再总结出一系列简短的论断进行详细表述。重复来访者的目标并提出必要的小步骤。其次，询问来访者是否准备好真正开始走这条路，并采纳所推荐的相应步骤。最后，给出困难的决定。

（1）重复该家庭或青少年的语句：“保罗的情况不好，你们很担心，因为他在学校被纠缠、被嘲笑。你们希望这种事情能停止。”

（2）从普遍的立场开始：“同大多数父母一样，对你们来说，你们的儿子能够自卫是很重要的。在这一点上，我们想法一致，那些讨厌的家伙不会自己突然消失，还你清净的。”

（3）重复来访者的立场和目标：“你们从根本上拒绝暴力，也不希望保罗打架。你们正在寻找保罗保护自己的其他方法。”

（4）提出一系列的分步骤：“你必须跳出防御角色，否则你会继续被欺负。有这么一种可能性：你可以学会有效的自保。要想这样，保罗，你必须做点什么，你得定期训练，最好找一家很好的防身术训练工作室。”

（5）弄清楚来访者是否同意：“您准备好为此花费时间和精力了吗？”（问家长）“你准备好去看看你们家附近哪里有这种工作室了吗？”（问孩子）

（6）注意非语言的同意或拒绝反应。接收到这种反应并谈论它们：“你看起来好像不太相信我的主意？你知道其他的可能吗？知道的话，只管试试！”

（7）将商量好的约定总结一下：“好，现在第一步是，保罗给自己约一堂试听课。作为父母，你们要提醒他执行计划。”

治疗师的自我体验练习可以检测本人的动力：“我如何激励自己做一些对自己有益的事情？”“当我已经下定决心要去做时，是什么束缚了我的手脚？”

处理任务的流程说明

- 复杂任务要先在会谈中谈论透彻，然后再作为建议带回家。
- 利用日常经验和谚语智慧："没有就是没有。""总得有人先起头儿。""有时候必须要再忍耐一段时间，表现出毅力；除了作为父亲的您，还有谁能给您儿子支持？""没有人能像父母那样投入精力。""熟能生巧。"
- 赋予良好的意图："作为一个母亲，您的确愿意支持儿子。这意味着，您必须具备说'不'的爱。"
- 反复提出想法："如果你想身体感觉好点，必须开始早晚运动。"
- 发挥想象，描绘积极美好的时光："如果你的目标实现了，看上去会是怎么样的？你具体会做些什么？""假设，一年过去了，我们偶然相遇，你会告诉我你真的过得很好吗？你会做些什么？你的朋友会从哪方面看出来，你真的过得很好吗？"
- 描述灾难剧本："假设，一切都没有变化，那么您五年或六年之后会在哪里？"
- 讲述其他家庭的一些好的和坏的代表性故事。先谈谈发生进步之前应对的困难："上一个家庭有这样的问题，主要是关于一个女孩，她非常坚定，觉得自己完全能够独自睡觉，因为她想去野营。"
- 引用情况差异较大的例子，有时也可以谈及自己的生活经历，这些例子都采用了新的尝试，在成功前都必须克服障碍。
- 把注意力引到过去的能力体验上："你什么时候学会游泳的？5岁就会了？你还能想起来当时如何打算的吗？'这个夏天我一定要学会游泳！'而且你知道，你必须下到水里去练习游泳的姿势。你也接受呛水的代价。是不是最后发现游泳还很好玩？"
- 对于"是，但是……"模式的来访者，提前指出他们的迟疑："可能您一开始会认为这个任务说不通，但是我仍然建议您接受这个任务。"
- 仅仅一个星期："尝试这个任务，就一个星期，这样我们下个礼拜就可以评估你们的具体经历了，你同意吗？"
- 请求一个微小的改变："你看，你这就冷静下来了5%。如果接下来的一周你能进行一次或者两次这样的小进步，就足够了。”

* 预料到来访者会有叫苦连天的抵触：“您必须清楚，这可不像散散步那么轻松！早期阶段您一定会需要投入大量的精力，然后才有可能好转。您准备好了吗？”
* 处理来访者内心不同的声音：“我一方面看到了您作为母亲面临的所有困难；另一方面，您果断勇敢，坚持不懈！”
* 形象地、动觉地详细演示所布置的任务，将他们和未来事件挂钩：“想象一下，你一步步走下楼梯离开这座建筑，每一步你都能感觉到你身体的高大，每一步你都挺直身体；当你要走出大门时，感受这个时刻，感受一下拥有足足1.72米的身高，环视四周时是什么感觉。接下来一周里，如果你去这儿去那儿（就这样）你会时不时想起这种感受，感觉到你正拥有的高度。”（对孩子）
* 调动自我责任感，可以采取以下手段。书面合同、用握手强调约定，或者给朋友群发邮件：“我要直面贪食症女士！我受够了她的折磨。”
* 把亲戚和朋友当作“啦啦队”来用，他们会对勇敢的步骤表示肯定，通过电话或者短信传达积极的信息，进而强化支持。
* 接下来的谈话与完成任务挂钩：“现在球传给你了。了解过防身术训练工作室后给我打电话，然后我们再约下一次会谈。”（对孩子）

我的教学治疗师卡萝尔·埃里克森（Carol Erickson）[①]通常把这作为条件：“谁想在我这里做治疗，就要完成我们协商好的任务。没得商量！”这种强有力的方式在严重的情况下是必需的。例如，当一个患有贪食症的患者一再抱怨，而从不主动改变，还将提供的医疗控制推迟：“好吧，在你说好的去看医生之前，我不能给你下一次预约了。”

另一个重要的方面就是任务的**计时**。我常常在谈话的过程中宣布：“对于这个，我有个主意。咱们谈话快结束时，我会告诉你们，我的建议是什么。”在会谈的最后10分钟，我和该家庭一起提出一个或者多个任务。如果开始得太早，任务会被其他

① 米尔顿·埃里克森（Milton Erickson）的长女。——译者注

主题覆盖或者不得不重复提到，从而产生反感。

如果临近节假日，家庭宁愿忙点其他事情，而不是继续治疗。有时候孩子们心里已经开始度假模式了，或者父母已经忙得精疲力竭了。一个好任务最好也在有利的时间点提出来。我会让来访者自行决定改变的速度："您想要快速改变，还是您是那种喜欢慢慢来的人？""现在我有两三个建议，不知道对你们来说够不够，还是你们想要更多的建议选项？"参与任务被重新定义为一个自选进度的问题。

任务及与治疗师的关系 处理任务会对治疗师和来访者的关系产生影响。直接以权威的身份开处方可能也很有意义。不用客气委婉的虚拟句，而是使用直接陈述和命令。任务不是一种建议，而是一种要求："你想继续留在这个班级并且不想留级。"你说为此你必须在英语和数学上提高分数。""你来提个建议，你想怎么规划分配学习任务！""你最好写一份怎么学习的计划，下次谈话时带过来。"

任务也可以被表述为一种请求："我可以给你一个建议，但是我不确定你是否能完成。你想尝试一下吗？"万一任务没有执行，人们也不会倍感压力。

对我来说，最常见的是以合作伙伴的身份提出任务。孩子和父母都要被积极纳入规划。我的角色更像是一个教练，提供有意义的建议选项。"你想回到学校，你不希望头疼控制你。你尝试过一再退让，但是于事无补。所以学会怎么与学习压力打交道，怎么抢在头疼之前采取行动就非常必要，这么说你同意吗？有没有保留意见？什么可能行不通？有什么有利条件，可以帮助你搞定这件事？"

第9章 与家庭进行团体咨询

9.1 简介

系统治疗可以被理解为一种团体咨询形式，这种治疗把家庭看作正在学习的且重视彼此的团体，并帮助其构建积极的共同生活。成功的“家庭企业”具有一定的过程特征。积极配合的团队成员不是各自为战的，而是互相配合以追求共同的目标和愿景。角色和职责会被明确定义，任务会被分配并执行。

开放的气氛和良好的情感氛围是相互尊重的团体的特点。每个团体都有内部冲突，但冲突是可以解决的。时不时来场庆祝或者旅行会提升“团队氛围”、创造一个宝库，满载着美好的共同体验，这些体验会使困难时期的工作变得相对轻松。

9.2 坦诚的交流

以瓦茨拉维克为中心的交际理论团队发现了坦诚的交流如今属于心理治疗的共同财富。社会体系的交流过程主要通过语言和行为来传达。一个成功的家庭团队，其特点就是成员间能够进行良好的交流。告知需求、表达愿望和期待、分配任务和解决问题时，沟通能力都必不可少。能清楚且前后一致地进行交流，对于许多日常生活场景，特别是在危机时期，都可以促成和谐积极的家庭生活。与之相反，啰唆的、无关紧要的沟通方式，却会引起潜在的问题。不愿意清晰表述、避免明确表态，则可以被看作适应策略，目的在于对抗、冲突和压制。

成功的沟通增强了家庭的联结和自我效能感。与幼儿和需要特殊照顾的孩子建立互助关系需要高度敏锐的情感能力。父亲和母亲各不相同的沟通风格是家庭财富的一部分。有能力的家庭的另一个长处在于愿意讨论棘手的问题并进行情感、情绪的坦诚表达。这里所指的既有诸如悲伤、绝望和恐惧这样的负性情绪，也包括正性情绪。一些简单的沟通规则有助于相互理解。

- 具体而准确地说出你想要什么。
- 为自己说话，而不是为他人发声。使用“我”而非“你”进行信息发布。自言自语也可以，但是要避免替别人发声。
- 陈述事实，而不是提出辩论反驳式的问题。
- 为个体意见的多样化预留空间，而不是使用庄重威严的复述，如：“我们的观点是……”
- 尊重和重视他人。
- 说你想要如何，而不是你不想如何。
- 谈论可改变的具体行为，而不是性格特征。
- 坦承例外的存在，而不是把什么都普遍化。
- 关注孩子做对了什么，而不是指责那些做错了的事。
- 作为尊重的一种，赋予孩子适合其年龄的责任和自由。
- 尊重孩子的交流空间，而不是插入他的表述以及替他说完。“现在有人在说话”这条规则有助于构建对话。
- 适当地表达愤怒，而不是进行敌对和斥责。
- 具体实行。把口头约定的事项书面记录下来，并询问这些约定的结果如何。

规矩的确很多。然而，如果谈话采用完全相反的方式进行，一家人七嘴八舌，不听彼此说话，彼此敌对，相互指责，那么这样的谈话体验只会是收效甚微的。

9.3 将父母作为资源

儿童会以多种方式模仿他们的父母（无论好坏）。比父母怎么说更重要的是他们怎么做。如果父母希望儿子积极主动、热情参与，那么他们自己表现得活跃和积极的话，儿子也多会如此。以身作则具有强烈的推动效应。

当父母急着催要一个解决方案时，青少年咨询可能会走进死胡同。大多数父母都希望孩子不再遭受一遍自己曾遭受过的罪。但这就很容易忽视这些弯路和歧途所提供的资源这一点。为了诱导焦点的改变，我提出以下问题。

- “您以前是什么样的，比如上学的时候？您年轻的时候都做过什么记忆深刻的事儿？”
- “那时什么事对您有好处？”
- “回想起来，您会怎样建议您的父母呢？”
- “尽管走了弯路，您得到了什么（不管怎么说，您现在也在这里了）？”
- “今天的情况适合于哪种策略？”
- “保罗，对此你有什么问题想问你爸爸吗？”

▼

卡佳的父母敦促得很紧，催她在学校多学习、别闲逛、靠谱点、再守规矩一些。14岁的卡佳变得越来越叛逆，自我保护机制也越发牢固，她控诉父母。我问她：“卡佳，你知道你父母十四五岁的时候，在学校是什么样子的吗？”于是父母开始讲述。卡佳的父亲小时候家境贫困，他笑称自己是“时髦的混混”（但他仍然走出了一条非常成功的路）。母亲谈论她17岁时就开始自暴自弃的姐姐；她长期以来一直试图通过劝说拯救她。这种事情不应该发生在他们的女儿身上。

讲这番话时卡佳睁大了眼睛倾听着。卡佳强调她有成为自己的权利，而不该对父母的恐惧负责任。这提供了一个起点，我们开始了颇有成效的讨论，讨论了父母尽管历经艰难却依然得以改善的生活历程，讨论了哪些经验可以传达给她，同时也讨论了什么时候该确定卡佳肯定会找到自己的路（像她的父母一样）。

家庭比赛 如果与父母一起约定一场比赛，孩子们会更容易采取积极的措施。

（1）接收到父母对孩子的一个愿望："你们希望，保罗可以更积极。你们希望他能够自己主动记拉丁语单词，自我驱动，而不是父母催他去学。"

（2）介绍一种观念，即父母要求孩子的事情，要自己先做到，治疗师可以强调："重点在于用行动打动保罗，而不是等着他自己运转起来。"

（3）与父母双方各自确定一个有意义的、可执行的目标，并且与儿子或女儿的目标相似："大多数人都会谈到这样的事，他们会说：'我其实应该每天慢跑''我其实早就该做我的瑜伽训练了''我其实该收拾一下我的办公室了'。尽管这些事对我们有好处，我们还是倾向于拖延。您有没有类似的情况呢，费舍太太？那么您呢，费舍先生，您有什么可以开始做的事情吗？"

（4）与家人约定一次比赛，看谁先接近目标。

▼

马文的父母希望他自主学习。马文认识到，如果不想留级，他的确应该多学点，但是实际执行时却很困难。为了打破这种无效警告的模式，我向父母询问了他们的计划：做一些对他们有利的却一拖再拖的事情。母亲实际上想定期慢跑，来保持健康，而父亲很久以来就想定期参加费登奎斯身心练习。我们约定了一场比赛，每个人都为自己设立了目标，约定好在下一次谈话前要做到些什么。母亲是最坚定的，她不仅明显更加有健康活力，而且她也拥有更多实证力量："这取决于你自己。如果你想有所进展，那么就做点什么吧！"

9.4 加强联结

人们开发了许多家庭治疗师技术来应对不同的问题，这些问题中主要的表现就是过于亲密，失去界限。而对于具有离心式情感模式和排斥倾向的家庭，对于出现了违法行为和药物滥用的家庭，他们的问题不是“太过”亲密，而是亲密度“太少”。心理治疗师倾向于高估个性化和自主的重要性。人们努力追求的，既有个性化和个人的兴趣和利益，也有人们之间的联结和集体感。当面对“什么能构建好家庭生活”这个问题时，团结一致被不同的家庭都认为是非常重要的。在家庭研究中，凝聚力被认为是有效能的家庭的关键特征。良好的关系可以塑造稳定的行为和高超的社交才智。

通过良好的情感氛围建立起尊重孩子的平等关系，父母可以对孩子产生巨大的影响。预防冲突的方法就是培养起良好的日常生活方式，创造出一个个共同的美好时刻。真挚的情感关系能够促进治疗进程。如果基本感觉是：“即使我们有时会争吵，我们也喜欢着彼此！”那么，在有冲突的情况下，家庭也很容易找到解决办法。

家庭咨询的一个经典主题是父母与青少年不断升级的争吵、要求以及回避，即防御行为。如“划清界限”和“斗争”这类的比喻主导着这样的争论。作为局外人，我们的印象是他们走入了死胡同，那种“他们无论如何都还是喜欢彼此”的感觉仿佛已经不存在了。先恢复看似丢失了的情感亲密度，再来尝试解决问题，会更有帮助。尽管表现出独立的样子，但这些看似强硬的年轻人也想拥有归属感，想有一个属于自己的“部落”。

如果父母愿意倾听，愿意投入时间和精力来维护良好的家庭文化，情感亲密度就会增强。

有时候就像米歇尔·恩德（Michael Ende）[①] 的《讲不完的故事》里的巴尔塔莎·布克思（Balthasar Bux）一样，我们需要非常耐心地寻找被掩藏起来的美好时刻和回忆图景，来找到一个情感联结点。对孩子态度非常负面的父母，我会请他们给我带来孩子刚出生时的照片以及不到 1 岁时的照片。一起看照片时，我们通常能

---

① 德国著名儿童文学家。——译者注

发掘出这一个或那一个充满希望的故事。然后，我们会细细谈起父母的期待和希望，寻找那些哪怕不多，但也很享受的和孩子一起的开心和快乐的时刻。促进亲密度的可选方法有很多。治疗师可以给该家庭布置这样的任务，让他们自己列举清单。孩子们经常有很棒的想法，例如：

- 为彼此留出时间，坐在一起什么也不干，偷个懒；
- 互相说些甜蜜友爱的话；
- 相互照顾和给予关注；
- 亲一下或自发拥抱；
- 给彼此读一个故事，玩一个游戏，一起做运动，唱即兴创作的歌，做饭或烘焙，互相按摩，一起做需要很长时间完成的“作品”，比如，拼一艘模型船；
- 创造美好的迷你时刻——拥抱、欢乐之舞、赞赏之词；
- 在小纸条上写下美好的话语；
- 与大家庭见面（孩子们常常喜欢和祖父母共度时光）。

▼

13 岁的汤姆经常狠狠地欺负比他小两岁的弟弟雷昂哈特。他经过弟弟身边时，总是会使大力气挤撞弟弟。父母都很反对这种兄弟之间的暴力，也尝试过一切可能性去给汤姆竖立边界，但是他的愤怒却变得更为强烈了。经过仔细观察，我们发现，在结交朋友、受人欢迎这方面，雷昂哈特总是轻而易举，而汤姆却举步维艰。弟弟的所有学科都学得很好；相反，汤姆却必须非常努力，做作业时他要花上很长时间，口头表达也不是很好，他也没有真正的朋友。这次干预着眼于创造美好时光，让父子可以共同玩乐：在运动场上，拼模型船或者参观冰球场。汤姆越来越感觉到自己原本的样子是能被家人接纳的，这时对抗就失去了意义。

在很多情况下，我们需要的不是加强管教界限，而是加强联结和亲密感。一位母亲在我们的家庭医疗咨询中表达：“自上次谈话以来，我有意识地观察了，弗洛里安他很喜欢帮助别人，而且与丽莎相处得的确很好。对他设置什么界限根本就是胡扯，我们只要注意，他别吃什么亏就好。”

设计共处的家庭时光　一种加强家庭感的积极方式是开发大家都觉得有趣的日常仪式和共同活动。最好也让孩子参与决定。与其说这是正面强化，不如说这是强调生活艺术，使日常生活变得更有意义，让彼此相处得更好。这种小仪式可以由家庭共同商定。如果爸爸或者妈妈专门拿出时间来陪孩子，家人们会都特别开心。青少年可能就不太喜欢被紧紧捆绑在一起，但是他们会觉得类似的活动很棒，比如，进行体育运动，找一个下午去坐火车、去攀岩馆或是在雪中度过愉快的周末。大小家庭成员的创造精神都会大受欢迎。“在不花钱的情况下，如果你们要彼此和谐相处 60 秒，你们能做些什么，简单点，让大家都觉得舒心，摆脱沮丧和紧张？哪些日常行为可以变成小小的美好仪式，比如，睡前时光、洗澡或者闲适的电视之夜？”

“五星级的一天”　这是加强良好家庭感的豪华选项。“除了两星级和三星级的日子之外，还有五星级的日子，人们甚至会提前一年就开始向往。为这一天准备也不一定非得花很多钱。一些家庭喜欢在某个特定的地方野餐、去游泳或者一起看喜欢的电视节目。为这些日子而做准备，也会把家人凝聚在一起，给大家都带来快乐。通常，家庭自动自发地就能做出决定：‘今天我们要把抱怨鬼留在家里！’”

9.5 权利和义务

在日常生活中，家庭有很多事情要做，并且通常有各种规定，孩子在什么年龄段被允许做什么，以及他还有什么大大小小的义务。儿童可能会被过低或过高地要求。当儿童被需要时，他的自我价值感会更强。指派给儿童的义务应该与儿童共同商量决定，并且明确具体。青少年则应该在广泛意义上为自己负责，这样父母就可以摆脱看守者的角色了。

如果儿童不得不扮演小大人的角色，那么家长就有必要强化他们的权利。对于某些负担而言，儿童的肩膀太瘦弱了。如果儿童亲职化，这表明父母某一方的负担可能过重（可能是亲属的疾病或者某个亲属子系统的问题）。要想把儿童从责任超重的角色里解脱出来，那么要减轻负担的不仅是儿童，而是整个家庭。

如果父母某一方处于非常核心的位置，那么一个简单的治疗选择就是重新协商家庭中的角色分工。要是一个母亲被批评为“过度操心”，那么就必须搞清楚：“这个父亲能在家里做点什么以减轻妻子的负重？”

* 支持父母和孩子协商，谁负责哪些任务：
  * 谁负责什么？
  * 应该为此得到哪些优先权和自由？
  * 如果没遵守约定怎么办？

如果父母同样遵守协议，那么孩子们就会更按规矩来。因此，也应该商定出父母有什么责任义务。

15 岁的麦珂被介绍来，因为她的父母和同住的祖母都很担心：她过早地和男孩子打交道，晚上很晚才回家，她一点儿也不想学习，也不想做家务。在第一次谈话中，我们书面确定下来，麦珂应该对自己的房间负责。我们具体做了如下约定：麦珂照管自己的房间；如果她学会了好好负责任，可以在周末出去玩；麦珂要说明她的去向；如果她把核心科目的成绩提升到 2 ~ 3 分[①]，就可以去上驾校课程。

麦珂很有动力，很顺利就达到了商定的目标。

给孩子提出的任务必须是孩子能胜任的。照顾宠物经常使年幼的孩子倍感压力，因此，与父母一起完成会更好。如果只有父母完成任务就没什么意义了，最好是坚持鼓励孩子去执行任务。

9.6 强化界限

家庭可以促进，也可以影响儿童的发育。在我们的文化中很常见的是，父母之

① 德国中学实行 5 分制，1 分为最优。——译者注

间谈论的话题和做的事情是将孩子排除在外的。失去边界的干预，与持续的混乱和复发存在着密切的关系。父母过多插手孩子的事情，就会削弱孩子的独立性，这种行为还会形成一种矛盾的或不安全的依恋模式。获得自主权和自由空间的孩子，更容易发展出安全的依恋模式。

治疗师必须了解儿童的发育需求，在不削弱成年人权利的情况下，支持儿童的自主权。内心十分自信的父母会感受到孩子的特别之处，并欣赏他们的独特性。他们相信孩子，也对孩子有所期待。孩子们的兴趣和需求会被看见、被听到。自信的父母给予自主权和最佳的自由选择权。他们关注孩子的需求，也重视他们自身的需求。孩子的看法和兴趣会被认真地对待，孩子也会得到机会发展自己的体验。父母能把自己的观点令人信服和清楚地表达出来。这类父母设定了适合儿童发展的清晰界限，并坚持遵守下去。这并不是一场获取优势地位的争夺，而是保持体面的双赢尝试。通过对子系统的支持、消除不适当的界限、改变互动模式，这样的干预手段可以强化界限。

人际边界的概念包含两个维度：情感亲密度的横轴，或者说“接近度”从过度关心到漠不关心，辈分等级则构成了纵轴的维度，儿童、父母和祖父母可以担任相应的角色，也可能出现等级的逆转，不同辈分的家庭成员交换了彼此的角色。

孩子的界限是否得到尊重，反映在他们是否拥有自己的时间和空间，他们的情感需求是否被重视，以及父母是否允许其在相关的事务上自己做决定等方面。当我问一个 14 岁女孩的意见，但她的父亲却插入谈话时，我会提醒他们这里的边界明显没有被保护：“我想你刚才说了一些很重要的话，我没能听到，请你再说一遍！”

维护人际边界并不是绝对的。如果一个青少年在房间里私藏危险物品（如炸药、刀具），或者他大部分时间都在玩充满暴力的电脑游戏，那么让他拥有隐私空间就是愚蠢的。同样，如果父母还未理解孩子想要用他的症状行为来表达什么，就单方面严格地设定限制，那么这也是一个错误。一个从罗马尼亚孤儿院领养的女孩，持续撒谎、偷窃、在衣柜里上厕所，她需要的不是边界和惩罚，她可能更需要的是温暖和关注。不愿上学的背后可能暗藏着抑郁；有网瘾问题的青少年需要的不是与父母保持距离，而是更多地接触和父母的陪伴。

对于那些很难对孩子说“不”的家长，我会建议他们对自己的重要性和自尊说“是”。他们因而就维护了自己的边界和为自己保留了空间。与一些育儿训练不同，从系统的角度来看，我认为设置边界不是单方面行为，而是一种保护父母和孩子空间的标记。

强调边界的措施

* 肯定孩子和父母的个人特征和特点。询问关于个人的喜好和优势以及年龄和名字的含义。
* 通过循环问题强调子系统的特殊权利：“你就是保罗呀！你是家里的大孩子了，可以为自己说话。有什么你会做但小妹妹还不会的事情呢？”
* 突出有能力的行为：“你刚刚给我解释得非常好。谢谢！”
* 将沉默视为一种自主行为：“如果你现在什么也不想说，那也没关系。你可以决定是继续保持沉默，还是一起聊聊！”
* 保护父母和孩子的个人领地和“隐私”。
* 要求父母给予孩子与年龄相符的自由空间。
* 阻止干扰和中断。
    - 通过明确提及或重新解释：“嗨，还没轮到你，一会儿我来找你谈！”“您是在为您儿子出面。这样他就太容易了，请您让他自己说！”
    - 通过“继续行文”的模式：目不转睛地直视插话的人，治疗师一言不发，然后只要这个人闭嘴不谈了，治疗师就继续与刚才发言的人谈话。
    - 通过评论：“你姐姐不相信你能自己说清楚。”“你能为自己发言吗，还是爸爸是你的传声筒？你在看向妈妈，她是你的发言人，还是你可以自己回答？”
    - 通过对质：“嗨，还记得这个规矩吗？一个说完另一个再说。”
* 分享谈话并与青少年及其父母逐一谈话。
* 布置强调辈分边界的任务，以此强化界限。和家庭重新商定权利和责任的分配，来显示出不同年龄孩子的差别。
* 使用符号作为与边界类似的标记。对于较小的孩子可以用一根彩色的绳子划分游戏角和谈话区域；给父母某一方布置一个任务，一旦孩子跨越边界就会被捉住。

- 将一个“演讲帽”或一个“演讲棒”当作麦克风，用来标记现在发言的人。
- 建立和提醒谈话规则：“这样我就听不清苏珊娜说的话了。我必须先听她说话，才能去帮助她。您也想让我来帮你们，对吗？那么咱们就定个规矩，一次只能一个人说话。我会提醒你们的，你们同意吗？”
- 调整座位次序，例如，两个家长隔着孩子开始争吵时。这种干预看上去有对抗性，最好是在谈话的中间或者结尾的时候进行。
- 提出建议，某些特定的话题不要与孩子或者父母谈，而要找朋友谈。

▼

英格觉得自己还被当作小女孩，可是她已经12岁了！父母总是有一方陪在她身边，她不被信任，不被允许在朋友家过夜。因为担心她哮喘复发，父母在很多年前就将儿童房和他们自己卧室的门取了下来（这对婚姻质量也有不利影响）。英格的哮喘已经有六年多没有复发了。我们和家庭达成协议，英格可以在某个星期五的晚上请一位朋友来家里吃饭。这个时间段父母应该外出——多年来第一次。唯一的条件是，当父母回来时，厨房要保持在可以接受的样子。英格和她的朋友一起开心地做了顿饭。父母有点困惑不解，他们的女儿和他们想的不一样，她非常独立而且值得信赖；而父母也觉得，他们夫妻二人的独处时光也让他们很开心。

不只是维护个人边界很必要，维护兄弟姐妹或父母的自由空间都很有必要。被密切监管的孩子会有患上神经症的风险，而父母也需要自己的空间。

▼

14岁的法比安娜，从秋天开始体重急剧下降。爷爷去世之后，紧接着她就去参加了班级旅行，旅行期间她一直没有胃口，并在一个厌食症同学的建议下开始禁食。回家后，寡居的奶奶对孙女们诉苦说：“现在谁还会和我在一张床上睡觉呢？”于是一开始是大姐西蒙娜，后来就是法比安娜，一直到奶奶表示：“现在可以了！”姐妹俩的母亲抱怨说，婆婆什么事情都插手。要是哪个女儿没有参加祖父的葬礼，那么很快整个村子都会知道，40公里以外的亲戚们都会听说。法比安娜与奶奶的关系很好，所以她为奶奶感到非常难过，但她同时也理解她的父母需要自己的空间。在会谈结束时，我向法比安娜的父亲建议："如果你想让法比安娜（以及您的妻子）减少压力，回家以后，您可以每晚都上楼陪陪您的母亲。她刚经历了严重的丧失。您是她的儿子，对她来说有谁能比您在她身边更好呢？"父亲起初迟疑了一下，然后表示他愿意这么做。他的妻子支持这个建议："你真的可以试试看！"我和法比安娜商定好，如果体重增加，她就可以跟姐姐一起去舞厅玩；父母暂时还在犹豫，夫妻要一起做点什么。

被理解为阻抗的行为方式（比如，家庭不想接受帮助或者一个青少年拒绝和治疗师谈话）可能是家庭的一种尝试，试图维护家庭的外部边界，不想被外人说服。有些孩子真的很难做到他人对其所提出的要求。要是孩子听不见，出于健康常识，治疗师需要检查与诊断他们的感官功能。患有听觉认知障碍和语言障碍的儿童有时会很难理解，人们想让他们干什么。具有冲动和易怒倾向的孩子因为刻板的边界规定只会让自己的阻抗行为愈演愈烈。与压力和强迫相比，治疗师认清他们的特殊需求并且采用对儿童较为友好的工作步骤更有意义。帮助一个孩子冷静下来，邀请他一起解决问题，这种方式可以起到示范作用。

9.7 加强伴侣关系

家庭研究清楚地表明，那些从长远看来战胜了很多困难的家庭，通常都有很稳固的婚姻关系。父母是家庭生活的中流砥柱。挑战和负荷甚至可以加强配偶间的关系。如果两个人都能为彼此腾出时间，偶尔把孩子交给保姆照顾一下，会更容易保持良好的婚姻质量。

父母的小假期 一个简单的治疗建议是："你们来一段没有孩子的二人时光！"很多夫妻都知道偶尔的二人相处时光是很有助益的，却很少对此付诸实践。针对问题千差万别的各种家庭，塞尔维尼·帕拉佐利（Selvini Palazzoli）等人设计了一个"处方"作为一种标准的干预手段——父母的小型假期。家里有大孩子的父母，可以跟他们约定，让他们给自己计划一个周末，给孩子们留下一张纸条："我们有事出去，比萨在冰箱冷冻格，我们周日晚上就回来！”这种标准化干预的目的是改变家庭“我们的孩子永远是第一位”的观念。帕拉佐利还引入了一个新规则：“父母也有权感觉舒适！”因为干预，伴侣之间的亲密度和代际边界都会得到加强。孩子不包括在父母的计划中。父母的层面得以提升，孩子的层面则后撤到背景中。兄弟姐妹必须相互协商并考虑他们之间如何相处。

▼

在家庭治疗开始时，父母非常担心法比安娜，她的体重太轻了，所以一切都围绕着吃饭转。法比安娜希望自己能有更多的自主决定权，父母希望她能够好好地对待自己。这个女孩特别渴望独自去拜访在巴伐利亚的亲戚，而不是和家人一起去。法比安娜在家人的支持下做到了体重的稳定增加。在几次会谈之后，我们开始讨论，什么时候父母会相信她可以独自在土耳其度过暑假，以及对此而言，什么时候她的健康情况足够稳定。在接下来的一次会谈中，令人惊喜的是，父母汇报说他们让她和大姐以及祖母一起度过了一个周末。法比安娜想要更多的责任感，父母也不想错过观看拜仁慕尼黑对阵汉堡俱乐部的比赛，他们尝试时不时考虑一下自己，和朋友们一起开车去了汉堡。于是女孩独自在家，并且一切看起来完全没问题。很明显，法比安娜更加自信了。

9.8 强化父母

大多数的文化都会把成年人的世界和儿童的世界区别开。代际之间存在着等级差异。与父母相比，孩子被委派以不同的职能、权利和任务。人们期望父母为孩子存在，给他们更多的照顾，而不是反过来。父母要做的决定更多，必要时还要发布需求、命令和禁令。某些决定是成年人的责任所在。孩子不是家庭的掌舵人；如果父母离婚了，孩子可以参与讨论，他们愿意和爸爸还是妈妈一起住，但是最终决定不取决于孩子，而是必须由成年人做出。

家庭中存在等级划分，在系统治疗里曾不太受欢迎。纵观更大的社会系统（企业、医疗保健系统或者整个社会系统），等级和权力之类的概念是描述功能化的一个有用的形式。如果试图否认人们在自己的生活格式塔方面享有的自由度并不相同，这不啻在掩盖权力关系、压迫和剥削。

尽管有大量善意的教育建议，父母面对亲职角色却依然感觉没有信心。越来越多的家长在面对小孩子和大孩子的挑战时，显得毫无办法，无法胜任父母的职责：一个 9 岁的小来访者在她的陈述中就表达了这一点："我的父母笨死了，他们根本不明白：是父母必须跟孩子说，他们应该干什么，而不是总要我告诉他们，我希望他们干什么！"孩子处在"决定者"的位置，父母却处在无助的、从属的位置上，这种角色倒置对孩子来说是不胜重负的。系统治疗旨在强化父母对自身能力的信心，并（重新）发现自己的养育职能（见表 9-1）。

表 9-1 儿童的成长

限制态度	促进态度
"这得自己主动愿意"	有计划和预案
"这得自己完成"	鼓励、赋予权利
"你应该自己想要"	"我想要你……"
把孩子当大人对待	把孩子当孩子对待
把孩子举得高高的	认为自己很重要
在理智层面	期待采取行动
从属听话的立场	从我出发的立场
不惜代价也要维持好情绪	不回避、敢于冲突
非此即彼的思维方式	创造双赢局面
不惜代价的平等	承担父母的职责
把关系首先比喻为斗争	游戏化、发展、团队精神
"父母影响不了什么"	与自己的职能有关
想做得尽善尽美	接纳自己的弱点
被动反应	前摄式行动
弱化自己	带入个人特色
把教养子女当成轻松散步	教养子女是漫长徒步

在治疗的过程中，治疗师能够发现哪些信念阻止了父母开展自己的兴趣爱好。父母的无助可能是基于某些信念和信仰体系，如果熟悉了家族的故事，治疗师就能

更好地理解。一般的父母都会是因为这样的一个愿望："无论如何，我也不要和我的父母一样。"

（1）你怎么理解"什么是对孩子的爱"这个问题——

» 无条件的爱，给予一切和自由？
» 严格的爱，说"不"？
» 聪明的爱，知道怎么说"好的"，怎么说"不"？

（2）这个家庭的状态是什么样的——

» 以孩子为中心——一切都围着孩子的需求转？
» 以大人为中心——孩子要想被看见和被听见，必须得有点什么症状？
» 平衡——孩子和大人的兴趣交替成为中心点？

（3）你们在家是如何处理以下问题的——

» 规则和边界？
» 自由和义务？
» 赞赏和惩罚？
» 引导和方向？
» 父母的角色？
» 青春期和叛逆期的冲突？

（4）经历过的原生家庭的情绪氛围如何？
（5）大概在你 16 岁的时候，家里的座右铭或者格言是什么？
（6）你当时为了建立一个自己的家做了什么？
（7）这些经历如何影响了你的养育行为？

有些父母会时而无助地恳求时而大发雷霆，却没什么有建设性的办法。父母也觉得大吼大叫会有失体面，对此颇为羞愧，于是又会采取安慰的举动。体会到自己内在的主权，目光坚定，说话清晰，这会令人镇静下来。这不只适用于给孩子设立界限，也适用于给予孩子正面的反馈。

认可孩子 父母和其他领导者的一项重要职能是给予赞扬、认可和关注。懂得尊重的组织和家庭会给出建设性的反馈，告知什么事情做得很好。于是孩子的自我价值感得到了增强，因为（按照维果茨基的观点）他们的内心独白与所听到的外部对话相符。

在儿童游戏场，我有一次看见一个快两岁的女孩在“烤”一块沙子蛋糕。她用铲子满意地拍着她的作品，并大声对自己说：“做得好！”这是个好例子，说明交流如何强化自我价值。每当父母表达赞许时，就会让孩子更关注自己有能力的一面，并且感到来自父母的支持。父母面对孩子时的支持态度，从系统的角度来看，比他们的赞扬更具有的奖励作用。

要求 所有可以说的，都能（至少原则上）说清楚。为人父母，就需要给孩子布置任务，要求他做或者不做什么事情。清晰的沟通方式对儿童的认知和情感发展有着积极的作用。交际理论的认知如今也已经成为行为治疗的家长培训的基本知识。

- 以第一人称，清楚而具体地说出你的需求：“我希望你能把作业做了！”
- 展现内在的主权：客观、坚定、直视前方，目光平静直视。内外一致地传递信息，要保证孩子感受到：“他说的的确是他想的！”
- 当目标行为出现时鼓励孩子：“太棒了，谢谢你的合作！”
- 把目标行为同自然后果挂钩：“嗨，你们玩好了吧？现在请所有人帮忙收拾这些小部件，这样我们就还有点时间讲一个小故事。”
- 使用“如果……就……”假设和“逻辑后果”：“如果你快点收拾，我们就有时间做点好玩的！”
- 为特别积极的行为颁发“超棒证明”。

有时我们必须非常直接地干涉：如果孩子毫无边界意识（在会谈过程中跑出去，向妈妈吐口水或者惹恼兄弟姐妹），而父母似乎不知道自己能怎么做。这时强势处理就必不可少了。首先，我要从父母那里得到许可：“我可以处理一下，先让你们看看吗？”然后我转身面对孩子，坚定直视他的眼睛，说：“现在够了，现在你父母说什么你就做什么！”这种对抗需要一直持续到出现最微小的接受反应的时候。接着，我解释说，孩子爱强大的父母，当他们知道父母在背后支持的力量时，自己也才能更好地发展出自身的力量。在制定规则和任务时，对年长的孩子应该多加考量。

游戏式的训练　与系统治疗的知识类似，许多行为治疗技术也提供了与孩子相处的基本知识。特别是当面对年幼的孩子时，我们推荐，在治疗中首先要在行为层面上实施一些简单直接的步骤，然后再考量是否及如何进行复杂的系统性干预。

集点计划（某些行为能得到点数而且还会得到相应的回报）被许多家长、幼儿园和学校作为一个标准的技巧来使用。集点计划很方便融入系统工作，对 6 ~ 8 岁的孩子尤其适用。我喜欢让孩子参与制订计划，孩子们往往会快速兴奋，想出许多点子，画日历或者画个带有小赛车的赛道，可以标出赛车抵达的每一阶段。与其他的干预措施一样，只有好好实行，集点计划才会有更好的效果。日常生活中这些计划常常被忽视："上个星期事情太多了。""我每次都收拾房间，但是我妈妈只有一次想起来要按约定陪我玩。"因此，提前仔细审视可能的失败原因是值得的，预测一下，什么有可能让一个本来很好的集点计划竹篮打水一场空："什么会阻碍你实施这个计划？"孩子们通常对如何制作集点计划有很好的主意，他们自己就会提出建议："晚上不看电视了，如果我坚持下去，爸爸妈妈可以在周六和我们一起看精彩的电影！"如果治疗师和孩子及父母商定计划，并让其他人（比如老师）也参与其中，对许多案例来说都是有好处的。

- 使用上小学的孩子自己画出来的计划图，集笑脸点。
- 让集点变成一场紧张的比赛。
- 让孩子参与进来。他们最清楚什么会给自己带来快乐：一起拼图、吃爱吃的糖果、看电视或阅读。
- 提供互动作为有效奖励。例如，与孩子一起做些特别的事情。
- 打赏和报酬是有前提的，可以不兑现："如果作业做完了，晚上你就可以看 30 分钟电视或者和我一起玩！"
- 使用阶梯式的计划："如果我没有从老师那里得到点数，还对妈妈发了脾气，那么我就必须在我的房间待一整天。如果我从老师那里得到一个点并且尊重妈妈，我便可以看电视。如果我从老师那里得到了三个点并且尊重妈妈，我会被表扬，可以看电视并且可以去街上玩。"

* 利用与事件挂钩的自然后果，给孩子讲清楚：“如果你……就可以被允许离开。”
* 让大孩子和青少年参与进来：“要是你没有遵守我们的约定，你觉得合理的后果应该是什么？你来提个建议吧！”
* 被取消的奖励也可以再恢复，这样的可能性可以提供给孩子。比如，让他们接受特殊任务。
* 惩罚和赞扬一样，不能用得太多——少即是多！
* 保持跟进，定期检查计划的执行情况。

黄卡和红卡 无论是在家里还是在治疗谈话中，治疗师和父母都很有必要去提醒孩子：错误行为会被指出，并且达到某种程度时用黄牌警告：“嗨，我清楚地看见，你刚才从后面踢了你哥哥，这是不对的！”告知接下来的后果，并坚决执行。孩子们很清楚，治疗时有一些基本规则，例如：“打架和扔东西是不可以的！”违反规则必须立刻进行直接警告，态度坚决明确。而很多父母却不去展现自己的“力量”。例如，“红牌”就表示撤销孩子看电视的权利和取消一些孩子认为很重要的活动。作为治疗师我们必须接受，冲突会发生，孩子或父母会有不满的反应。预先告知惩罚，却不去遵守它，就会产生适得其反的效果，比如，过分的要求、威胁和其他前后不一的行为。因此，惩罚措施不应该“一拍脑袋”就想出来，而是要经过深思熟虑后谨慎使用。我们经常会听到青少年对父母提出抗议：“……这简直就是敲诈勒索。”但是一旦不遵守协议就要受到违约责任处罚，这是社会生活的常识。我们可以提这个问题：“如果你没有领到工资，你每个星期一还会去上班吗？”事情自然就被解释明白了。

我让青少年参与制定协议和惩罚措施。他们有种良好的直觉，觉得太温和的方式对他们不太好用。一个16岁的少年宁愿在电脑前虚度光阴，也不愿意好好学习准备毕业，当着震惊的父母的面，他对我说：“他们必须非常严格，把电脑拿走，关掉电视。他们可不能那么容易就放过我，让我又重新回到电脑前！”

小型家长讨论会 在大多数公司和机构里，定期组会是很常见的，组会有助于交流和传达重要信息，帮助所有人都了解当前的问题和要求。所以我建议父母定期安排团队时间。最好是简明扼要的谈话，按需求每天或者定期在某个约定的傍晚进行："像任何团队一样，你们也需要一个空间来进行讨论。我的建议是：你们定期坐在一起交流一下：什么进展顺利？什么还能更好一点？下一步是什么？你们得先商量商量哪个时间点对你们都合适！"

9.9 系统性争执文化

冲突在家庭生活中司空见惯。每个家庭优先选择的冲突风格可谓千差万别。大吵大叫还是沉默少语，频繁出现，抑或偶尔为之，都取决于各自的家庭文化。有些家长将教育理解成某种斗争，认为必须无条件地对孩子实施限制。但意见分歧并不一定要用音量大小来表现，连"棘手话题"也应该不紧不慢地客观表达（这种观点也未必合适）。作为治疗师，如果我们优先选择一种中立的、毫无情绪的谈话方式，就可能存在这样的风险：我们重复了回避冲突的模式，而不是强化了家庭的信心——"我们可以解决我们的冲突！"

一些家庭陷入徒劳无功的有害冲突模式。治疗室可作为讨论不同观点和兴趣的安全环境，在这里大家可以建设性地协商构建具有约束力的规则。治疗师必须准备好提出棘手的主题并将讨论推向高潮。谈话有可能变得大声和情绪化。此外，还必须能控制局面让冲突降温，及时刹住失控的争吵。发生意见分歧后出现的暂时性情绪低谷不一定是负面的。要求孩子刚刚结束冲突对话就立刻心情愉悦，这明显是不太可能的。

处理密集冲突主题的工作有一个缺点，那就是作为治疗师不再一直显得很"亲切"了。你变得有懈可击，可能变成批判的众矢之的。面对争吵，我采取中立立场并告知："问题并不主要在于你们有这样的冲突。真正的问题是，你们没有一种能解决问题的争吵模式。"如果家庭在会谈中提出冲突问题，治疗师的工作就是启动澄清过程。这需要做好心理准备，可能要去忍受紧张的氛围和不愉快的情绪。解决方案的具体细节属于家庭的任务。如果可能的话，我们要共同寻找一个适合双方的方法。

- 与家庭一起处理内容层面的问题：究竟是关于什么事？
- 要求那个被指控的人清楚表达某个愿望或立场。

- 用非语言的方式向这个被指控的人表达关心和理解。
- 试图引导冲突，找到问题的解决方法。
- 用积极的结论来结束这个事件序列。

提起冲突，人们通常并非坚持要一个解决方案，而是很快就放弃这个话题。还有另一种无效的模式，就是大声的专制行为，正如俗话所说："只要你还吃我的穿我的……"这会引起青少年的阻抗，或者让他们干脆无动于衷。很多父母出于好心，不想约束孩子，很难说出"不行"。在这种情况下，我会建议父母先感受自己的愿望和需求，对自己说"是"，之后就容易多了。

17 岁的思文身患癌症，因而错失了与学校的联系。他很好地完成了化疗，却被动茫然地待在父亲身边，只靠玩电脑游戏打发时间。年长的哥哥在结束了实习后也搬到父亲这里。父母虽然离婚，却在教育的问题上越来越多地合作，这种情况已经很长一段时间没有出现了。父母双方都是通情达理、友善的人。会谈进行了一次又正式一次，可是不管用什么方法思文都没有努力地去找个学徒工作或者正式工作。我问父亲："您的经济情况还能允许和这两个长大的孩子一起住多久？"父亲说，经济上他已经难以继续支撑了，现在他已经负债，账户也已透支。我请他向思文清楚无误地说明这一切。父亲说："思文，经济上我已经负担不起了；我需要你去找份工作！"思文不想听；父亲没有发火，而是一再用坚定的声音解释："思文，这样下去不行，我根本承担不起；找一份学徒工或者一份工作！"思文开始哭起来；他的哥哥则说父亲和治疗师都是铁石心肠。在下一次约谈中，父母告知，思文在那次对抗之后报名了计算机培训课程，并开始每个晚上去学习。

战术性的模式干扰 系统治疗意味着对所有家庭成员都采取全方位的、公正的态度。然而，这并不意味着治疗师在任何时候都要采取自由浮动的中立态度。如果误解这一点，一味地采取中立立场，不去追问那些引发痛苦的模式，那么治疗师就是在纵容。在找孩子当替罪羊的不平衡的家庭组织中，当父母某一方是明确的主导，或者姐姐总是欺负小妹妹时，在一段时间内组成战术联盟就是有意义的。

战术联盟是一种战术性的模式干扰，并非建立在家庭自发的重组上，而是专门支持某一家庭成员。通过与整个系统所声明的利益相契合，以及依据需要改变自己的结盟，公正性依然会得以维护。在治疗开始时，我会把这个多立场的工作方法对这个家庭公开阐明："汉斯，如果你提出合理的要求，我会站在你这边全力支持你。这不一定会让你父母高兴。但是如果你胡扯瞎编，我肯定会全力站在你父母那一边，我也向你们（父母）承诺这一点！"

通过系统战术，以强化清晰的结构和角色分配支持一个人。这里有很多技术。

（1）决定哪个人或哪个子系统应该加强？

（2）公开或者在内心和这个人保持统一战线。

（3）使用以下微技术。

» 选择性注意，例如，当一个被轻视的成员说话时，要充满尊重地、兴致勃勃地聆听。
» 公开支持："您儿子刚才说的几件事都很有道理！"
» 有选择地忽视，如一个青少年的挑衅态度。
» 利用手势和姿势进行非语言的"加入"。
» 改变入座顺序，例如，可以坐在青少年旁边，和他说话，跟他一起背后谈谈别人的"黑料"。
» 对该模式提出公开质疑："每当我问你什么的时候，你爸爸就会回答。你觉得这样好吗？"
» 把某人当作共同治疗师来讨论问题模式："我注意到，妈妈总是替儿子说话。你觉得儿子会是什么感觉？"
» 开处方："如果你们想解决这个问题，支持您的妻子会是一个很好的办法。您可以和儿子一起做点什么来减轻她的负担吗？"

与部分系统讨论，例如，与应该加强的人一对一地谈话；

（4）通过系列的谈话继续保持这种支持，直到建立另一种模式。

▼

12 岁的马利安喜欢吃快餐，可惜家里从来不允许他吃。他用一把大刀逼父亲给他钱去买薯条和汉堡。马利安的母亲对丈夫很疏远。她难以理解丈夫健康饮食的偏好以及他对教育问题的保守态度。她公开为儿子对丈夫的攻击进行辩护：“他才不会听从任何人的意见，我自己早就领教过了。”我对母亲说：“如果一个儿子拿着面包刀冲自己的母亲发泄，而父亲为此辩护，说那是因为母亲为人小气，那么我就会认为这是一种公然的厌女症和美化暴力的行为。您怎么向儿子表明：您不容忍任何暴力，谁都不行？您怎么向儿子表明：你的的确确是错得离谱了？您究竟会做些什么来阻止他伤害别人并因此害人害己的行为？”然后，我们讨论这位女士如何能以一种好的方式向自己的儿子表示，她会和她丈夫一起预防此类事件的再次发生。

当面对质 我们期待有这样一位好朋友，他可以敞开心扉对我们说，我们让他受伤了或者我们做错了，即使这样说会让我们不愉快。可以类比，这也同样适用于咨询师和来访者之间。有很多原因使我们要面质来访者：或者父母在谈话中从一个话题跳到另一个，或者醉醺醺地出现在治疗中，或者约定没有被遵守，或者孩子变成离婚战争里的“牺牲品”，又或者没有人想要对这个状况糟糕的孩子负责。仅仅专注于优势和能力，同时避免所有批评，而面质也让来访者有机会受益于治疗师的感受和评估。

治疗开始时，我与来访者要取得面质的共识，征求其许可，可以给出坦诚直接的反馈：“您想让我坦诚地说出我的想法吗？这么做也许会给您带来不愉快？或者您更希望我对您可以温柔谨慎一点？”在面质之前，我会再一次征求来访者许可并观察有没有停止信号，在必要的时候可以退一步：“你想听听，对于你的解释，我是怎么想的吗？”

面质所需的硬性条件是情感上的正性联结和良好的“加入”关系。家庭必须要有这样的感觉：“治疗师是我们这边的人！”没有良好的情感联结只会让面质引发防御态度并损害治疗同盟。重要的是不要批评人，而是批评某种行为。类似于重新定义和循环提问，面质的目的也是要探究家庭对现实的视角。但是面质看上去更加情绪化、更直接和更激烈。进行所有的评价时，传达的信息应该是积极的、强调资源的，并且暗示着："我相信你可以表现出不同的行为！"

偶尔在组会或者组间督导中会有家庭的负面评论。作为好的练习，我们可以将这些评论换一种方式表达，让这些评论可以作为重要的面质反馈传递给家庭。

面质的一个种类是友好—挑衅模式，也就是"摸一下，踢一脚"的干预方法："卡尔，你有很好的头脑，但是你却不用它！""宝拉，为什么像你这样已成年的年轻女性，行为举止会像个孩子？"面质也可以代表性地通过"主要证人"来进行，这位主要证人夸张地报告自己在有关该青少年问题上的负面经历，此时治疗师处于幕后。一位同事年轻时有中断学业的想法，他的父亲有一次曾在 5 点钟把他带到当地一家大工厂的大门口，问他："你是不是觉得这里比学校好？"在面质检阅中，父母在无休无止的离婚战争中把孩子当"弹药"滥用，孩子们按顺序来跟他们面质，告诉他们，这种行为对他们有多么糟糕。作为治疗师必须要好好权衡，确定什么时候面质会显得大有希望和值得一试。对于表现得很危险、高度不信任，甚至表达出偏执想法的来访而言，面质就不是个好方法了。

面质时的步骤

- 提出问题出现的模式："问题不在于您女儿是否被允许操作洗衣机，而在于要像对待 8 岁孩子那样对待她。""您很担心您女儿的网友，但是您依然保持沉默！"
- 揭示负面影响，从而质疑。把来访者行为的消极方面拿出来面质："您已经说了一会儿了，还请求赞同。作为父母，请您清楚地说出您想要怎样！"
- 使用陈述句和简短直接的问句："为什么阿洋经常逃学也没有人对此说什么？"
- 紧扣主题不允许跑题。
- 使用"我"为主语，用"你"做主语听起来像指责，并且会提高对等心理升级的风险。
- 将个人或家庭与问题模式分开："这怎么可能呢？一个像你们这样的家庭怎么可能花那么多时间，为一些鸡毛蒜皮的事情争吵？"
- 坚决执行解决方案的第一个步骤："您必须做点什么。请你们谈谈你们觉得应该怎么进展。然后共同做出决定——就现在！"

- 仔细观察被提到的人的反应。确保他也能接受这个面质。如果有必要，支持被面质的那一方，别让他无法忍受。
- 当找到解决方案或者至少找到解决方案的第一个步骤时，再结束谈话。
- 不要因为想“突破”，而过于给家庭施压。一个小的成功的步骤，也可以作为完成事件的契机。
- 在接下来的对话和后序的会谈中支持已制定的解决方案。

增加强度 治疗师传达的信息需要达到一定强度才能引起变化和展现效果。温温吞吞和敷衍了事的表述难以引起人们的注意，也很少能取得效果。强度的先决条件是将焦点集中在一个话题上，既不偏离也不容忍第三方转移话题和尝试帮忙的行为。原则上，用非常简单的方式就能提升某个信息的强度，条件是你要信任自己的“力量”，准备承受反应，而不是扮演“乖宝博士”。

- 保持目光接触：“您要确保儿子看着您，不然他可听不到您说话！”
- 缩小空间距离：“坐在我身边！”
- 重复信息或重复该互动：“您要这么给他解释，确保他听懂了您想要他干什么！”
- 无视那个常常被打断的地方，继续推进你的步骤。

谈判的艺术 系统治疗的一个基本方法就是将家庭冲突转变为谈判过程。冲突的逻辑总是：“不是你死就是我活！”这样的话，家庭很容易陷入死胡同。与这种斗争的联想相比，把冲突比喻为双赢的谈判明显更为有利。我们支持青少年和父母寻找协商和解决之道，即使他们的相反立场刚开始看起来水火不容。这绝对不仅是重视成年人的利益，儿童和青少年也应该表达他们的愿望。考虑到孩子相应的发育年龄，孩子和父母可以协商，推迟一点睡觉时间，允许看一会儿电视和电脑，或者多一点零花钱。谈判的结果应该是双方都能接受的，但是最终决定权在于父母。根据利德尔（Liddle）的研究，对于出现违法行为和网瘾问题的青少年，如果父母齐心协力，立场相同，并且让青少年有这样一种感觉“这种疗法可以帮我，让我更接近自己的愿望和目标”时，在治疗中就能有所进展。

在谈判开始之前，将争论正常化并定义为成长的一部分十分必要。我将向父母传达一些有益的观点和态度。

- 试图理解孩子和他们的价值体系，而不是只想说服。
- 问题行为不应该被评价为性格弱点，他们只是孩子的例外行为和一时的错误，孩子自身是没问题的："我们共同努力，确保问题不再发生！"
- 提醒要注意到问题模式背后的积极意图。
- 评估不同观点的积极面，重新解释它们。
- 避开挑衅陷阱，忙于争论"对""错"不会有任何进展。
- 将意见分歧正常化，把它们解释为家庭民主发展过程的一部分，在这个过程中，会有越来越多的人行使自己的参与发言权。
- 赞许青少年的立场："你可以很好地支持你的利益，这样很好。我们明显有不同的主张。这很正常，也证明了你想长大，想承担更多的责任。作为父母，在我看来，责任也意味着你要说话算话。"
- 也尊重自己作为父母的角色："为人父母的工作也包括说'不'，以及秉持不受欢迎的立场。"
- 展示角色的灵活性，僵化的谈判立场是弱势的标志。
- 与12岁以下的孩子谈判时，要有时间限制。
- 通过幽默面质来质疑极端观点。
- 邀请儿童和青少年来解决问题并请他们给出解决方案。
- 承认并尊重典型的与年龄相关的领域行为，例如，讨论他们自己房间的脏乱应该保持在怎样程度上才能忍受。
- 仔细检查哪些争议是值得的，哪些范围是可以容忍的。
- 自由是要换取的。
- 商定并宣布惩罚——违反约定的后果是什么？
- 对于成长中的青少年，可以订立较长时间的约定，之后就不用不停协商了。
- 承认持续管控是不可能的，所以来访者必须自我负责。
- 保持公平原则，维持尊重礼貌的交流风格，青少年也希望朋友能友好对待自己。
- 对你自己也要像对待好朋友一样。

在谈判中重要的是，不要陷入对等争吵的层面。

谈判的工作步骤

（1）制定出能实现的目标和愿望。

（2）要求父母和青少年共同探讨问题解决方案。

（3）抽离自己，观看过程。

（4）如果止步不前，请指导一下谈判双方。

（5）找到一个还不错的解决方法时，就完成协商。“拿出一个办法，至少在这个礼拜！”

（6）做出的约定应该有针对性。

（7）如有必要，认真进行一对一谈话作为进一步谈判的准备，这样可以追问有害的行为方式。“您有时候看起来很绝望，这有什么原因吗？”

▼

在家庭治疗的第6个小时，父母报告说，两个分别9岁和11岁的儿子的问题行为明显减少。而且整个家庭氛围也变得好多了。治疗师的建议总是特别有用——我能不能帮助14岁的女儿停止大发脾气呢？

我认为女孩在家里没有得到足够的发声空间，出于这个假设，我开始询问她，是什么让她有时这么愤怒。她压低声音绝望地说，她不被允许看她最爱的电视节目，因为晚上8点一过，她就必须和弟弟们一起熄灯睡觉，她与父母说了也没有改变父母的决定。

我邀请她和父母一起来搞清楚，是不是哪怕她长到19岁也必须在晚上8点睡觉，并建议商讨一个合适的新规则，对不同年龄的孩子要有不同的要求。在商讨过程中，有时我支持这个女孩：“我觉得你必须继续坚持，把你的想法清楚地表达出来！你让你的父母太容易说‘不’了！”有时我则站在父母这边：“您也不必顺应每一个愿望。寻找一种你们可以好好生活的解决方案。”在接下来的讨论中，我们弄清楚了原因，父母这边没有足够的时间和空间可供利用，于是我们借助房间结构图，提出了解决方法。这些以“双赢”为目标的谈判催生了一个可以运行的更好的规则。接下来还有一系列谈判；兄弟姐妹利用这个机会来要求：“我们想要更多的零用钱！”

治疗师不对谈判结果的具体细节负责，只是保持主持人这一角色，确保该过程进行得有建设性。

问题演示和解决方案演示 在治疗谈话中，来访家庭很快会陷入他们熟悉的问题模式，开始争吵或者开始像在家里一样无助。在催眠治疗中，这被称为“恍惚问题”。这种自发呈现家庭问题的场景，提供了比纯口头描述家庭事件丰富得多的信息。它清楚表明了家庭是如何围绕着问题组织起来的。我将它理解成礼物：“谢谢你们给我展示了这些。我可以想象，这和你们在家里发生的情形很相似？比在这里更强烈一些？我看到了这些，这很好。”问题演示和解决方案的演示是个很好的机会，可以在治疗过程中用得上。治疗师可以请家庭讨论棘手话题，有目的地诱发一场演示。这样做是为了在谈话中将问题现场化。随着熟悉的模式继续进行，我提出了小小的变化和解决行为，让家庭成员接受现场指导，从而在治疗谈话期间形成正向的解决步骤。如果一个母亲在会谈中忙着照顾孩子，父亲却无动于衷，无所事事，我可能会建议：“您可以和孩子玩一会儿吗？我想和您妻子继续谈谈？”

这种工作方法包括三个基本步骤：抓住自发的互动（或触发问题模式）；尝试一种不同的行为方式；让情境继续，一直到有好的结果。我把这比作录像，要想把不成功的场景重新拍摄一遍，可以暂停，可以倒带。胶带可以重复慢动作播放，或者也可以将内心对话“作为字幕”说出来。与循环谈话不同的是，要使用陈述句和祈使句，而不是问句。冗长的解释是无效的。主题的偏离会被叫停我们与来访者。必须在谈话期间按顺序圆满完成整个过程。

问题演示和解决方案演示的程序

（1）引导

» 利用一个自发的问题互动场景，或者要求家人展示他们的问题：“如果想让汉斯现在就表现出他的那种问题行为，你们要怎么做或者说什么？”

» 退回到假想的玻璃帷幕之后。目光投往你的鞋尖，或者目光涣散不集中。如果谁对你说话，立刻把球抛回去："虽然您征询似的看着我，而要想做出决定，您应跟您丈夫谈！"

（2）观察进展过程

» 是否出现了协助和团队合作，还是父母各行其是？
» 参与者表现出问题模式了吗？还是呈现出某种解决方案模式的萌芽？
» 音量和身体姿势如何？是恳求－乞讨、指责－威胁，还是身体挺直－表达清晰？
» 有没有"麦秸火－行为"这种短暂的激动？有没有回避绕行？
» 家庭有没有接近建设性的结果，或者只是绕圈子？

（3）通过在线辅导支持新的有效能的互动模式

» 根据需求，你要一再出场，然后重新退回幕后，就像一个提示者，一个导演或教练："你说话那么小声，你有力量的声音是什么样子？"
» 建议一个新的模式并指导家庭，在与家人的互动时进行具体的改变。
» 使用明确的指示和简短的句子。
» 坚持事件的发生顺序："你放弃得太早了，请继续抓住这个话题！"
» 容忍激烈的情绪反应。
» 给出直接的反馈："你正在逃避话题，请回到话题中！"

（4）以（部分）成功结束事件场景

» 用一种有益的方式给行为加注解，让场景变得成功！
» 对解决方法性的行为加以积极诠释，但不要显得像长辈说教。

（5）关于流程的提示

» 考虑一下，是否各自与父母或青少年进行各自谈话或指导更合适，例如，当父母某一方派不上用场或者容易有攻击性的时候。

- 重要的不是解决方案完不完美，而是找到一种比以前的问题模式更好的解决之道。
- 避免“双重束缚”的情况，也就是父母被要求换一种表现方式，例如，要态度坚定；但之后他们又会被批评太过严厉，并不完全符合治疗师的想法。
- 称赞家庭成员的具体的、正向的行动：“玛丽，你有一些好主意，比如，如何让爸爸听你的话。”

对于较小的孩子，可以用手偶或者迷你人物模型来进行问题演示和解决方案演示。这种结构化的解决问题的方式能清楚展示（类似于问题演示和解决方案演示）问题是如何持续存在的。我很喜欢请求来访家庭，在 5 分钟之内用磁力片搭起一个坚固美观的塔楼。当来访家庭忙着完成任务时，我就有机会去观察：父母与孩子的互动是否充满爱和鼓励？父母是乐于启发、充满控制欲，还是不停指责？他们能否引导并看见孩子的需求？孩子尊重他的兄弟姐妹建造的东西吗？

面向较小儿童的疗程快结束，并且到了开始整理房间的时候，通常会自发出现问题演示和解决方案演示。

尼克、菲力克斯和尤利娅的父母抱怨他们的三个 3 ~ 9 岁的孩子把家里弄得乱七八糟。同时 3 岁的尼克和 5 岁的菲力克斯也开始在治疗室里把玩具铺满地，而 7 岁的尤利娅在我们的桌子上画画。会谈结束前十分钟，我把孩子们叫到我身边并宣布说，现在我们要做一个超刺激的实验：马上，所有人都要开始帮忙收拾玩具，而摄像机还会继续录制。随后我们会看录像带，看看有没有人没好好干。

孩子们立刻兴奋起来，热火朝天地跟着父母一起勤快收拾。中途我只喊了一次：“哦，有人站在这里什么也不干哦，幸好我们有录像机！”于是菲力克斯就继续开始帮忙。录像带里展示了家庭团队精诚合作的场景，看到菲力克斯站着一动不动的时候，所有人都笑了起来，而最终他还是继续帮忙了。

9.10 强化网联

社会支持网络与心理健康和心理弹性密切关联。有严重心理社会问题的孩子和家庭往往没有良好的社会支持网络。没有朋友、邻居和更大的社会范围的人际关系，会让人感到被孤立。有些问题，如行为障碍、药物滥用或者欺凌，无法在家庭层面上得以妥善处理，必须让学校系统、社会机构和朋友都参与进来。

心理治疗师倾向于将自己局限于治疗室的狭小范围之内。如果把系统性视角仅仅缩小到家庭上，就无法利用重要的社会资源了。一些最有效的系统干预措施着眼于网联层面，会动员社会支持。

青少年的关系网络可以通过短信列表和手机来电加以重构；这样可以检查出，谁可能成为支持系统的一员。父母可以设置快捷呼叫，一旦青少年遇到危机情况就可以互相打电话，例如，孩子爆发情绪、出现暴食或者躺在床上消极怠工不去上学。如果家长能动员一些支持者出面或者被设置成紧急联系人，甚至直接和三四个其他家长把孩子扛去学校，就能更好地展示出家长的在场。

- 了解家庭的社交网络。
- 把这位青少年索引患者的朋友们（或者男朋友 / 女朋友）请来咨询现场。
- 父母可以坚持，一个年轻人应该参加他自己选择的某个团体活动。
- 请单亲家长带一位可以作为支持者的朋友或亲属来参加咨询。
- 指导家长如何建设性地与老师沟通。
- 建立起家长小组。很快就能成立一些支持者小组，互相给对方建议并减轻咨询师的工作。
- 多家庭小组这种方式也同样能形成家庭网联，这些家庭可以互相支持，彼此拜访，或者像“教父教母”一样照管另一个家庭的孩子一天。
- 建立父母的电话网，他们可以互相咨询并快速行动起来。如果青少年曾经在家实施暴力行为，他们的父母可以成立一个能够互相支持、团结一致的网络，这种网络联系具有预防作用。
- 当有必要时，也将其他的系统纳入进来。当老师、家长和学生能营造一种氛围，防范攻击于未然，那么学生之间的暴力和欺负（欺凌）就能得到最有效的抵制。

第10章 悖论干预

10.1 简介

关于针对儿童和青少年运用悖论任务的讨论，已有大量文献涉及。差异巨大的疾病都可以使用悖论干预方法。随机检查研究已经充分证明了这种干预的有效性。悖论干预长久以来被认为是典型的系统治疗技术。但其实阿德勒（Adler）、弗洛伊德（Freud）、佩尔斯（Perls）和弗兰克（Frankl）都早已采用过悖论干预来工作了。相去甚远的各种模式，在诸如雅克布森放松训练、费登奎斯练习、远东的柔道、合气道等自卫防身术里，都可以找到悖论元素。在家庭治疗中，以贝特森、维克兰德（Weakland）和瓦茨拉维克为中心的 Paloalto 心理研究所引入了悖论干预，他们之前曾与米尔顿·埃里克森一起工作过。

用悖论的新定义来找到撬动家庭系统的“阿基米德点”，从而治愈家庭的想法已经过时了。然而，大多数系统治疗师都会应用悖论元素，例如，提出恶化问题。在我的工作中，我将悖论干预作为一种中断既有模式的方式，把孩子和家长从停滞的、不适合的解决尝试中解脱出来。当来访者觉得自己被理解并摆脱了僵局时，这种干预最为有效。良好的悖论干预是充满尊重的，它们强化来访者，并具有解放的效力。

▼

17 岁的海珂在姐姐的陪同下来治疗。她因为巨大的恐惧足不出户，只有极少时刻在有人陪同的情况下才敢去公共场所和商店。在公共场所她感到极度拘谨，害怕自己出丑。姐姐也被纳入治疗过程中。治疗师要求两个人去超市购物，海珂应该一个人完成付款。治疗师要求她笨拙地站到收银台前，把一盒牛奶从传送带上碰掉。接下来她还得用夸张的方式展示出她有多么尴尬。这个建议只有部分被遵循了：海珂并没有拿牛奶（“那样的话会弄得乱七八糟”），而是假装出于慌乱，把两袋花生碰掉了，她道歉了三次。人们的反应都很友好，并且说：“慢慢来，谁都会发生这样的事情！”不久之后，她和姐姐开始练习坐电车，但因为她在路上看到了一个她非常想要的漂亮包包，不得不一个人回程。

治疗结束一年半后，海珂预约了一个后续谈话。她谈到了她的实习情况，她在距父母家有 4 个小时车程的度假区里找到了一个实习岗位（“为了看看不一样的东西”）。在后续谈话中，她玩着她的汽车钥匙，这是她新获得的自由的象征。

症状是一种适应功能。因此，它们不能被简单地“治好”，而是要肯定它对家庭系统的意义：“我认为，让你现在告别贪食症还为时过早。它肯定在你生活中有个重要的功能，只是我们还没理解。长期看来，人们不会做没有任何意义的事。只有在你找到其他解决可能性之后，你才会停止暴食和呕吐。”通过悖论干预，来访者可以认真地对待内心的对抗和内部的矛盾情感，从而进一步质疑那些构成限制的观念。

长期以来，“双重束缚理论”被视为悖论干预的理论基础。但是，伯特兰·罗素（Bertrand Russell）指出，悖论不可否认地属于人类的生活。以瓦茨拉维克为中心的 Paloalto 心理研究所提出了一个解释模型，他们认为，一再持续用无用的尝试去解决问题，这种尝试就成了问题，于是问题产生了。例如，卡夫卡的《小寓言》中那只老鼠的行为。尽管墙壁越来越窄，猫也在伺机而动，它仍然一再朝同一个方向跑。悖论干预打断这种适得其反的模式，促进方向的改变。许多童话故事都包含这个原理。当你接近时，那个看上去很大的巨人就变小了。在博达尔（Bodahl）的《赛琳娜、黑面包和猫咪芙罗拉》这本书里，当赛琳娜走到近前，那头巨大的食肉动物变成了一只小宠物猫。

在治疗中描述问题的人们，通常会有这样的看法：发生了什么事，而他们对此无法控制。

（1）“……发生在我身上了。”

（2）“这个……我控制不了。”“恐惧压倒了我。”

来访者表现得无助和失败。治疗师要求他们有意上演一下症状情况就能改变这种态度。来访者变成了积极的行动者，并且重获他们行为的主权。

在各种各样的干预失败后，从合作的方式转向以阻抗为导向的悖论治疗方式是有意义的。悖论干预特别适用于重复模式，适用于“是……但是……”态度，倾向于用对等关系回应治疗的来访者。只有充分了解家庭系统的动力构成才能使用这种干预。在任何情况下，我们都不应该轻率地、想当然地把它们当作复杂治疗问题的假想解决方案。对于那些不想在治疗中投入大量精力的“过来看看型”顾客，对于自身没有治疗需求的来访者，悖论干预通常没有太大的帮助。

悖论干预通过多层面的沟通来发挥作用。要想这种信息复杂的形式发挥作用，一个基本前提是要让孩子和父母能在认知上理解它。认知结构简单的来访者反而会被悖论信息弄糊涂。进行悖论干预的另一个基本前提是可靠的关系。如果你正束手无策或者在生来访者的气，使用悖论技术作为权宜之计就是没有意义的。显而易见，治疗时不得有危害个人或他人的行为或者非法行为。对于一团混乱、相互疏离的系统，对于高冲动性、酗酒、家庭暴力和违法前科等情况，悖论干预也是不合适的。

治疗师的态度　只有在我内心十分确定悖论干预的作用时，我才会建议实行。我和想要改变的一方结成同盟，与此同时也接受不想改变的层面。这要求治疗师有通过非语言信号进行元沟通的能力，非语言信号伴随着人们的语言表达。在某个“好像是……”层面，转眼之间就传达了一个信息：“最好还是别改变自己！”同时，在元层面上体现了一个充满希望的信息：“实际上我坚信你会改变！”通过这种治疗师的“双重束缚”使来访者获得双赢的结果。此外，它还回应了来访者的好奇心和好胜心。

10.2 悖论症状处方

悖论观察任务 在面对治疗师时，很多父母扮演了受害者的角色，表达了父母的无助态度。“过来看看型”顾客则经常用“是……可是……”反应来回应治疗师的建议，对此治疗师就可以提供悖论观察任务。直接的行为任务并不顾及对变化是不是有一些没有说出来的保留意见。“您迟疑着没有去改变，那么您必定有充分的理由。在下一次会谈之前，请观察一下您是如何阻止自己去做本来最想去做的事情的，不需要有意识地去实行。”治疗进食障碍时，采用日记形式就具备了悖论的特征：“在你开始改变之前，我们先来理解正在发生的事情会更好。请不要改变什么，只需要在进食障碍发作后记录一下，你刚刚脑子里都想了些什么。”

悖论观察任务具有以下逻辑结构：（1）观察自己是如何展示问题行为的；（2）请（先）不要改变任何东西。这在潜意识里传达了这样的信息：“如果你不听我的，仍然要尝试一两次新的改变，也不是那么糟糕。”

恶化问题 这是强调洞察力的矛盾干预形式。我们让孩子去探索，要想把他的症状故意推向极致，他得做什么或者不做什么。“这当然不是你想要的，你想要摆脱恐惧。当你知道问题是怎么产生的，你就可以想办法让它不再发生了。假设一下，你想有意地引发自己的这个问题：要想这个问题肯定出现，你必须怎么安排？你必须做些什么？或者必须对你说什么话？”下面是一个恶化问题的例子。

采莉纳，一个17岁女孩，因为想减肥来接受治疗。她在重组家庭里感到孤独。她的父亲两年前死于癌症，在采莉纳还没有真正走出丧父之痛前，母亲很快就找到了新伴侣，女孩感到自己在家中孤独无靠，在学校也被排挤。她试着吃大量的巧克力，也没有让自己的情况好转，反而因为体重超重而被嘲笑。我给她一项任务，让她观察自己，她还能（不是因为饮食问题倍感压力）怎样把自己的状况搞得更糟，怎样会让自己更可怜更孤单？很快就清楚了，她觉得自己被母亲和父亲同时抛弃了。由此我就提出建议，需要时就和已故的父亲说几句话，自己在好好生活，并且告知父亲自己珍视对他的思念。

更多的相似之处 自己是受害者，感觉对事情的发展无能为力，这种立场正是症状处方的着手之处。处方意味着重新分配行动和责任。孩子及其父母被要求，有意引发某个看似无法改变的不由自主的症状，甚至可以更夸张一点。要开出一个悖论处方必须给出合理的理由，诸如“从症状中学到一些东西”“为了更好地了解症状”或者“因为改变的第一步是确定症状在何时何地发生”。症状处方的理由应该对应儿童的基本条件和父母的观念系统。我往往会先开一个悖论处方，对应来访者改变的愿望，同时要求来访者走出小小一步。

在治疗过程中，开出一系列相互关联的悖论处方，作为一段时期的整体策略的一部分，用于防止症状复发并激发系统的重新建构。症状处方如果只开一次通常不够。处方是治疗师的双重束缚，不应该被拿来讨论。

在悖论工作法中，治疗师的逻辑是敦促孩子有意展示问题行为，而不要用适得其反的方式来对抗症状。最好是父母请孩子表现出症状行为。对症状的有意引发和对展示问题行为的允许，会改变围绕症状的泥足深陷的负性循环。症状在这种方式下获得了新的意义，并越来越不被关注。故意引发的症状行为不再是真正的症状了，问题就会自行消解。孩子和父母在“逃跑－向前”战略[①]的意义上采取主动的态度。当父母抱怨孩子经常撒谎时，这可以理解为孩子感觉自己不被倾听，同时他有一些喜欢讲述的故事。我建议父母让孩子讲述幻想故事并且好好听：“保罗希望被人倾听。他讲故事的天分需要对人释放。每次孩子放学回家，请你们邀请他讲一个虚构的故事。你们的反应应该是兴趣盎然：‘这太不可思议了！哇！’‘最好我们现在就开始！’‘保罗，你给我们讲两个故事，一个是编的，一个是真的；我们来猜哪个是真的，哪个是瞎编的！’”

▼

7岁的凯文在家里并不幸福，继父难以忍受他的躁动和多动症，母亲支持凯文，却也不想与新伴侣作对。凯文非常喜欢他两岁大的弟弟，却不得不一再忍受弟弟在许多事上优先的事实；凯文总是受到太多批判责备，且主要来自继父。在一次家庭会议上，继父谈到了他的深切担忧，因为凯文现在开始玩火了。

---

① 指无法忍受压力时采取主动。——译者注

他在房子后面的棚子里不断地点燃旧木板，这非常危险。询问后咨询师了解到，到目前为止，无论是母亲还是继父都没有教过凯文如何安全用火。治疗师请继父向男孩解释该怎么点火。征得母亲的同意后，会谈地点转移到了咨询中心的花园，凯文在继父的指导下两次点燃了烧烤炉里的火并熄灭。请母亲提醒她丈夫，这个任务要跟儿子一起一周做两次。研究者简·黑利第一个描述了这种方法，其关键与其说是“点火”行为本身，不如说是家里互动关系的改变：继父和孩子之间有正性交流，通过干预，现在继续指导儿子一起做有趣的事情，母亲也能松口气了，感到丈夫和孩子以后能够更好地相处，自己不用总是不得不为儿子在丈夫面前辩护了。

（1）积极地评价症状和所有的参与者。解释症状，把症状解释为一个盟友、一种信号。

（2）创造一个能够满足症状行为的重要功能。

（3）要求有意引发症状，目的在于得到对症状的控制权。

（4）开处方，在相对有限的时间内完成。

（5）要所有参与者都积极参与。

（6）以治疗进展为契机，警惕过快的变化。

（7）坚持悖论的方法。

演“小宝宝” 对那些抱怨孩子的无安全感和退行行为的父母，治疗师可以邀请他们将孩子看成是小宝宝。这个“小宝宝”被宠着惯着，被很溺爱地抱在怀里。孩子不必再为得到妈妈的照料而争斗，于是退行行为很快就变得无趣。这种有趣的方式显示出有退行的一面也没问题。孩子被允许按自己的愿望得到妈妈的爱护。间接地传达了这样一个信息：“无论你年纪多大或多小，我们都和你在一起！”父母怎样才能有效地处理孩子的需求，由此就给父母提供了一个大框架，而不是徒劳地提醒孩子要理性。

▼

5岁的克里斯托弗嫉妒他的小弟弟。他的母亲一直劝告他：“你已经大了，你不再是两岁的小宝宝了！”妈妈走到哪里，克里斯托弗就跟到哪里，他的小尾巴做派惹恼了妈妈。我建议母亲应该找一次机会给她的小家伙好好“献献殷勤”，把他放在怀里抱着，给他用奶瓶喂果汁，早上把他像个小宝宝一样抱到床上去，然后依偎着亲热亲热。克里斯托弗一听这个建议就两眼放光。当妈妈爱意盈盈地把他抱到怀里摸呀揉呀时，他很开心。但在下一次的会面中，他对婴儿游戏已经基本失去了兴趣，他很自豪自己下一年就要上小学了。

很多母亲都处于两难境地，她们应该十分慈爱地对待孩子，但又不能把他们紧紧管着或限制他们的独立性。一个单亲妈妈表达了她的担心，她会不会太溺爱自己的儿子了。我建议她：“这样如何，您就先简简单单地享受一段时间做这个小宝宝的妈妈，有意识地尽情给予他你的喜爱，并且有意识地允许自己和他抱抱亲亲。最好每周至少一次，一个小时，非常真诚的！你们两个很快就会发现，这个发育阶段适合你们彼此的是什么程度的亲密度和温情。”

“发火时间”练习　儿童激烈地大哭大闹的情绪反应在我们的教育文化中越来越不被接受。男孩子们打起来，或者一个4岁小孩因为不让他做什么事就大发脾气，对此一些父母会心烦意乱，不知所措。一旦孩子用发脾气的方式给父母施压，那么这个练习就有帮助了，它提供了一个表达愤怒的安全范围，父母不会因孩子发脾气变得无助虚弱，孩子也就免于这种不安的体验，得到了保护。在这个练习中，父母的态度绝对不能是玩世不恭的，而是要充满爱和支持，传递出“我忍受你的愤怒，给你一个展示愤怒的范围”，并且父母保留自己的角色，要求孩子作为职责在每个晚上特定的时间里发脾气（哪个孩子乐意履行职责）。应用悖论症状处方也可以是富有洞察力的，有助于化解局限性的观念设想。

悖论的规定和改变　该项技术要求儿童在一段时间内有意展示症状，并且要改变展示形式，展示时改变一些重要的条件范围。表达的内容和关系的功能仍然保持不变。该技术适用于严格规定的、一再复发的症状，同时该儿童和家庭要持合作态度，或者至少能部分接受治疗师的建议。例如，我会请求你在一个固定的、不常见的时间起床，去思考或者面对恐惧，将想到的念头和思虑都记录在日记中。起初每天早上都要这样做，之后我会减少到每周五次。孩子会被请求“继续你的问题行为”：

* 用一种不同的形式；
* 在一个不同的时间；
* 在一个不同的地方；
* 以一种不同的性质。

该技术有一种变体，可以将问题行为规定为一种陌生的形式，如一场非语言形式进行的争吵（参见章节 16.2）。也可以这样改变问题模式，允许保持比平时更长时间的问题情绪，你可以说："下次尝试一下，如果心情不好，请保持这种心情，比平时多保持 15 分钟，即使你心情慢慢变好了，也要假装心情真的不好一样。"

通过改变问题行为的时间结构，可以利用一种许多青少年都有的资源（游手好闲和慢慢悠悠的倾向），你可以说："每当你从马场回来，你都要狂吃一顿，然后再呕吐。你可以做到的是，结束暴食后，先磨蹭 5 ~ 10 分钟。你可以用这段自由时间，听听你最爱的 CD 或者看看电视，你知道：'你过一会儿还可以去厕所。'"一个有暴食症状的女孩告诉我，她那时很期待这段"拖延时光"。一开始她只是放了一张 CD，打算在呕吐之前听一段音乐。后来她开始感觉良好起来，不知怎么，对通过暴饮暴食来获得好心情这件事就不再有兴趣了。

规定和改变的技术对于强表现力的行为和自我伤害的症状特别有用。强迫性的自我伤害行为可能是一种尝试，试图惩罚某个没有给出足够关爱和关注的人。暴食症的一个主要特点是充满羞愧地保守有关呕吐的秘密。只要规定这个症状应当发生一个看似微小的改变，模式就会中断："既然你还要去呕吐，那么你愿不愿意公开去呕吐的时间，直到我们找到你觉得恶心的原因？"

有时我会跟相关女孩面质，表达："如果我理解无误的话，每当你与家人相处不快的时候，你就会暴食，大量的食物进入你的身体，然后再被吐到马桶里。你有没有想过，你可以直接用手把这么多食物混成糊糊，不需要在你的父母面前让它们绕个远路走一下胃，而是直接把它们倒进马桶？"但我并不要求当事人真的这样做。

一个因为焦虑做过个人治疗的单亲妈妈，给我介绍了她 6 岁的女儿，因为她担心女儿不停地眨眼。她 2 岁大的儿子也参加了会谈。小汉娜的确存在轻微的抽搐问题。我请母亲给孩子们解释，说她来找我是为了减少紧张。然后我建议开始一个比赛，看看谁将成为最安静的人。他们被要求尽可能慢地（就像慢动作一样）一个接一个围着地毯绕圈。和设想一样，汉娜和她弟弟比母亲好得多。随后，我演示了如何像探照灯一样上下动我的眼皮，并要求每个人都模仿我，非常缓慢；然后来一次快的，非常快，往上往下；接下来，又非常非常缓慢。在结束谈话时我做出如下评论：孩子们控制自己身体的能力太惊人了。在下一次谈话中，母亲报告，汉娜的抽动已经悄然褪去。孩子在校园里眉飞色舞地描述，她去看了妈妈的“通灵师”，并得到了他的帮助。

反其道而行之。在米歇尔·恩德（Michael Ende）的儿童故事书《小纽扣吉姆和货车司机卢卡斯》中，小吉姆很害怕托托先生。他想远远躲开假巨人的巨大形体，但是离他越远，他变得越大，而越靠近孤独的“托托”，就越能看出来他的体型也是正常的。

这种形式的悖论干预重在尝试相反的方向，而不是过多地固执于不适合的解决方案。这种方案可能对一个局外人来说貌似合理，但从来访者的角度来看恰恰相反。例如，患有调节性障碍儿童的父母经常急切努力想安抚他们的孩子，他们绝望地寻找解决方案，这反而会让情况恶化，在方式上误入歧途，对孩子又刺激过度。一个父亲以小时为单位地把孩子放在健身球上，甚至因为不想让他的孩子受到不必要的伤害而申请了假期。但他和他的妻子忽略了孩子们也拥有自身的调节机制。

一般来说，在这样一个“越多－老样子”模式的背后，隐藏着这样一个信念系统，抵抗任何试图改变的想法。类似的情况也发生在饮食障碍问题上，发生在父母非常努力地说服女儿吃东西的时候。

▼

法比安娜在过去的几个月内体重骤减，她现在很轻，但她绝对不想住院治疗。她父母非常担心并劝她多吃点东西。第一次谈话明确了协定的框架条件，商定了要控制体重和血常规值。我明确表明立场：“只有你令人信任地和我一起工作，我才能提供门诊治疗并帮助你。”我和法比安娜商量好，如何安排她的进餐。父母承诺不会逼她吃饭。这项规定促进了她体重稳定增长，以至于我们可以相对快速地进展到法比安娜其他的个人话题上。在第四次会谈上，她抱怨说：“所有人都希望我增加体重，特别是爸爸！”因此我解释道：“要想你接近某个特定的体重，是需要一段时间的。我希望让你提前明白，过快的体重增加会让你开始担忧，觉得自己体重过重。所以我想请父亲提醒法比安娜慢下来并告诉她：‘慢慢吃饭，慢慢增重。把计划坚持下去，但是不要给自己压力，最好慢慢来。’”[①]法比安娜和父亲听到这个提议后都放松下来。在后续进程中，她的体重仍然继续增加。在治疗结束后一年的后续谈话中，法比安娜和父亲报告说，这个提议成了他们的一个转折点。

在治疗恐惧时，最没好处的就是无论如何都试图冷静下来。对于强烈的情绪，解决之道就是要接受它们是生命的一部分，而不是去强迫自己保持冷静和镇定。

▼

莎拉，一名17岁的实习生，去年没通过她的学徒考试。她父母都是善解人意、非常内敛的人，他们尽力用安抚的话语安慰她：“你不必太害怕！”我建议她：“莎拉，我希望的是，你要继续准备和学习。准备的一个最重要部分就是，学习如何面对恐惧。你每天晚上静坐半个小时，让害怕失败的恐惧放马过来。以某种方式提前预知恐惧的出现，学会带着这种不愉快的感受去生活。我的第二个建议是，利用下一次考试，也用来学习这个经验：分数糟糕并不代表着世界末日。最好你能故意考个最差的5分。但如果你得了一个4分，那也够了。第三，我希望你允许自己做一些谁都想不到你会做的事。”然后她自己突然起身，在不是特别宽敞的诊室里做了一个侧手翻。莎拉每个晚上都勇敢地做恐惧练习，不过她没有在考试中成功得到一个糟糕的分数。

10.3 重新解释悖论

重新解释，是极其有效的系统干预手段，在第一次会谈中就能给青少年带来积极反应，并且能有效中断青少年和其家长之间的防御互动。类似行为疗法的认知转变，重新解释这一技术在20世纪70年代引领了系统治疗的发展，这一技术将释义

① 按照德语习惯，称呼“你”时是对儿童说话，称呼“您”时是对成年人的尊称。——译者注

的改变优先于互动的改变。比“重新解释”一词更切题的是“重塑”。症状不仅被重新解释，更被置于另一种背景框架下，关系也被明确定义。例如，在首次谈话中将所描述的问题行为纳入另一个更大的框架下。5 岁孩子有入睡焦虑是很正常的发育现象，而父母在好多个不眠之夜后忍不住幻想将他们闹腾的孩子发射到月球也是同样正常的。

在糟糕的地方发现好处，质疑之前的意义归因，这是悖论描述的积极含义。如何处理症状取决于症状被赋予什么样的含义。重新解释必须澄清该症状的某个可能具备的社会功能，并赋予其新的含义。这一点在以下的例子里比较明显：“如果你说的，我没理解错，你母亲总是指责你，说你没用。她已经让你相信，你又丑又笨，不带你去公共场合，这会让她丢脸。这些阻碍了你去合唱团唱歌和去演讲，这种拒绝只不过是保护自己免受不愉快的经历。即使你不喜欢听，我也要指出：你实际上正在做你母亲要求你做的事。你的行为正像个忠诚的女儿！要是你参加下次的合唱彩排，你到底能不能接受得了？你是不是隐隐感觉自己像个叛徒？”

重新解释时，我的态度可以是中立的，也可以是有战略导向的。彻底认可症状，看起来毫无潜意识里的贬低是不容易的。积极的重新解释必须具有说服力和协调性。

（1）建立“肯定态度”。

（2）进行积极的症状评测。

- 描述症状的某个积极社会功能，例如，“他太喜欢你了”或者“他帮助您展示您的力量”。
- 谈及发生问题事件的责任和影响因素：“你是个让别人为你说话的大师！”“你是迟到专家。”“你是怎么做到的，找到那么多帮手？”“根据我的经验，要想像你一样得到那么多 6 分，[1] 可真很努力才行！”
- 给不同人的行为之间建立关联：“您儿子得过且过，您怎么会允许他这样混日子呢？”
- 指出在某个生活区域，症状有意义，并且是一种资源：“她根本不让你

[1] 4 分及格，5 分不及格，6 分最低。——译者注

们说话。你们总是想要一个自信的孩子。如果你的女儿在校园里可以表现得那么自信就好了！”

» 将这种行为归类于某个发育年龄：“你已经 20 岁了，但是行为却像个 5 岁小孩！”“克拉拉该去学校时表现出的依恋，很像一个三四岁的孩子。但她已经 6 岁了…… 她还有一个发育步骤要走。”

（3）对家庭的关系模式也要积极评估：“这个家庭有很多相互照顾和帮助的行为！”

（4）提出一些说法，对想改变的愿望进一步追问：“关于饮食的各种考虑，最近一年来占了很大的比重。如果有一天，进食对你来说重新变得自然而然，你会将精力用在哪里呢？那样的话，对你来说是不是有点不自然？”

▼

因为对其他少年实施大量暴力行为，16 岁的格利高被当地所有的福利院都赶了出来。他和四个年幼的弟弟妹妹起初和父母住在一起，后来青年福利局撤销了他父母的监护权。一开始，他和所有弟弟妹妹们一起住在一家福利院，后来只有他和部分的弟弟妹妹。“格利高，你是你兄弟姐妹的重要支柱。弟弟妹妹饿的时候，你应照顾他们。你们一起进福利院之后，你保护他们。你机灵、聪明，谁想欺负你们，你就狠狠收拾他。你就是家庭的保护者。对我来说，问题是，今天你能不能好好照顾你自己。”

有一些问题和局限（严重疾病、创伤经历，或失去孩子或失去父母一方）无法改变。为了能更好地应对这些经历，家庭应对之赋予新的意义，他们要重新解释他们的情况。持续的负担被定义为某种“常态”。随着时间的推移，那些很好应对了不利生活条件的家庭，不仅改变了他们对情境压力源的评价，而且在更高的层面上，他们的世界观也转变了：“我们认识到，除了义务还有其他的价值。我们的女儿不会走路，不会说话，我们必须喂她、包裹好她。实际上她只能坐着，但她散发着不可思议的魅力，她是我们家庭的宝贵财富。”

我有几个“最爱的”重新解释，是我在工作中喜欢运用的。我将症状解释为即将发生变化的迹象或身体的重要信号（见表10-1）。

表10-1　重新解释的例子

攻击性的行为	要求设立边界，催着母亲变得强大
懒散	让别人替自己做事
敏感的	有“敏锐的触角”
冲动	充满激情的
抱怨	寻求重视
过分担心	为孩子做了太多
自我贬低	过分谦虚
不爱交际	能一个人很好地独处
白日梦	丰富的内心世界
纠缠不休	联结良好，很亲密
哭泣	公开展示情绪

重新解释也适用于对“过来看看型”客户的干预，毕竟这不要求他们采取积极行动。针对僵化的家庭结构和不太有争议的重复出现的问题，我就喜欢用这种技术。对于那些总体上对治疗持怀疑态度的来访者来说，预期效果也不会太好。在急需快速行动的严重危机中，重新解释和积极的含义并不是足够有效的干预措施。

悖论夸张和幽默　如果一个青少年有一个不合理的观点，可以假装赞同，把他荒谬的立场推到极端，然后在某种程度上，用正确的方向超他的车。极端的立场被截获并且被消除。这需要高度的灵敏，还要有能胜任任何立场、再随时放弃观点的能力，直到来访者自己跳出他的立场。治疗师的态度是狡黠和戏剧性的：“情况很紧急，但是来吧，也不至于那么悲惨！”

父母给苏菲亚登记治疗，因为她的易怒、暴力威胁和动手打人。苏菲亚觉得她的父母太老气，她想跟她的朋友一样晚上很晚回家，徜徉酒吧，当然穿着打扮也要符合气氛。苏菲亚今年15岁。在第二次会面时，她和母亲提了一些附近商场的购物袋。在谈话中，苏菲亚开始抱怨父母是多么不可理喻，从来不允许她做任何事情，所有其他女孩都有态度宽松的父母。我突然问苏菲亚：“你有想过换父母吗？”苏菲亚的反应是很困惑并问道，她为什么要这样做。“你说的，他们太可怕了，太严格了，禁止你干任何事。你大可以试试换一对什么都让你做的父母。干脆换换吧！就像你换这些购物袋里的衣服一样！”苏菲亚宣布：“我永远不会这样做！”当我质疑地继续追问时，她列举了她的理由：“因为他们是我的父母，因为他们对我很好，因为他们在我学业落后时帮助我，因为我喜欢他们！”

10.4 其他的悖论技巧

悖论面质 当病人和索引患者不顾当前急迫激化的局面，依然放弃必要的措施，那么治疗师可以通过规范症状来引发危机。治疗师要求来访者有意集中和频繁地展示症状模式，就会引发这样的危机。这种干预会产生压力，并对治疗师的关系形成负担。因此只有在其他干预措施停止使用后才能使用。这种技术适用于僵局、顽固模式以及治疗中父母与治疗师态度对立时。家庭应该受到很大的改变压力，而不是任其发展。家庭午餐（针对有厌食症的年长少年）要求家长在吃饭时带着女儿，这就是一种悖论面质的形式。家长的被反抗的低效解决尝试被显现出来，无力感是如此强烈，以至于他们宁愿接受外界帮助。“我本来建议你：老实坐下来，好好学习，这样你就可以毕业。但是你不想听任何人说你，那好吧。”

好极了，可以赌一赌 悖论的赌注技巧适用于5岁以上认知结构不再那么简单化的孩子。先谈及孩子的问题行为，然后预言这种行为肯定在未来还会发生：“你会继续你的问题行为，因为你控制不了它，因为它就是比你厉害！”如果孩子接受了挑战，出言反驳，那么我就和他赌一把。如果孩子成功地没有再出现他的问题行为，那么我就输了。

▼

劳拉，在治疗开始不久，她就得去阿尔卑斯山疗养院疗养，于是她开始担心自己会特别想家，因为她还从未离开父母旅行过，何况还得那么长时间。我跟劳拉及其父母商量好，要她带上一个“神奇的背包”和一本用来记录她伟大冒险之旅的日记本。除了她的经历之外，尤其应该记下来的是她每天的心情：还行、满意、心烦或糟糕。然后，我跟她打赌：“我相信你能应付在山里的时光，但是你的思乡病会比你强大。记录里肯定大多数日子都是‘糟糕’或‘非常糟糕’的字眼。”我们还用握手确认了这场打赌，还约好了赌注：一条瑞士巧克力对三袋最喜欢的葡萄味糖果。劳拉回来的时候不仅仅身体状况非常稳健，还赢了赌注，她展示了日记里写下的一件件有趣的事情。

要是能让共同治疗师或父母也参与这个赌约，成立一个“分歧打赌小组”，干预会更有趣。

马库斯遇到问题了。在过去的两年中他生病了，必须多次前往儿童医院。社区的孩子在背后说他的坏话，毫无来由地找碴儿。我解释道：“马库斯，你的抱怨合情合理。但是你我都知道：这并不能帮到你。事实上，你必须为自己交上几个朋友，比如在学校里，这样对你真的有益。”然后，我开始和我的实习生讨论：“如果那样，他就得去交朋友，就得克服他的害羞。我特别希望马库斯能做到，但是他到底行不行呢？”我的实习生开始反驳我：“嗯，我相信他。他给我的感觉就是，他如果下定决心做什么事，就会做得很好！”我又坚持了一下我的相反观点：“我宁愿预测，你的害羞比你强大！”马库斯反驳我，然后通过握手，我们确定了赌约。两个月之后，母亲来汇报了她开朗的儿子的情况：“自从你们打赌之后，马库斯变了很多，他想让你们看看！他现在放学后总是定期有同学约见面，他找到了很好的朋友。”

兄弟姐妹作为团队 儿童的症状可以被理解为对家庭忠诚的表现。出于爱，他们为父母或家庭牺牲自己。既然索引患者扮演了问题儿童的角色，他们的兄弟姐妹就减轻了负担，可以不被妨碍地在学业上取得成绩，还可以和朋友们一起玩。公平起见，只有交替来接受“问题孩子”这种不愉快的任务，才是正确的。

▼

埃丝特非常焦虑，在房间里跟着母亲寸步不离。不久前她不再去上学了，没人陪着她也不离开家。本来母亲还希望着："现在会好过一点！"多年来，现年16岁的儿子菲利普都过得不好，他在学校制造麻烦，在市中心广场上喝着啤酒瞎逛。自从他有了女朋友，一切都有了很大的改善，恰恰此时，埃丝特却莫名其妙产生了焦虑和强迫恐惧感。

第一次谈话中我就了解到，恐惧和焦虑是家庭中的"常客"。他们的父亲一直到17岁都有恐惧症。母亲在她18岁时才摆脱恐惧，大姐也是，还有菲利普不久前也患过恐惧症。在第二次谈话中，我与家人一起讨论，母亲仍处于"当心警惕–位置"，并一直预计着菲利普可能会再次"复发"。现在由埃丝特担任问题孩子的角色，来减轻菲利普的负担，倒是很公平。最后我会建议兄弟姐妹作为一个团队轮流来，给父母准备下惊喜，看看谁会在这个星期展现出（当然最好是没什么危害的问题）问题行为。父母提出抗议并强调，不用这些忧虑，他们也能好好生活。

悖论的辈分倒置 如果父母一方有症状，例如，母亲酗酒或者父亲抑郁，孩子很容易让自己处于亲职化的位置，开始照顾父母。这种关系模式也适用悖论处方。正式给孩子们委以重任，尽管这任务他们早就接过来了：要他们照顾父母，但是只在一个对父母而言并不重要的小小方面："你们父母看起来好像忘记如何才能开心。让我们一起想想：他们做点什么才能再次开心起来？父母可以出去吃饭吗？你们可以准备早餐让父母惊喜一下吗？准备一个大家都喜欢的惊喜给他们怎么样？"尽管在父母看来这部分内容无足轻重，但是孩子为此负责，乐在其中，幸福快乐。

▼

杰克15岁，他父亲随美军前往伊拉克，他的母亲因为情绪低落而接受心理治疗，愈发喜欢沉默独处。杰克开始在学校惹麻烦，经常一天都不来上课。母亲变得主动并且坚决。他积极准备帮助母亲克服不良情绪（即使是牺牲自己的学业），对此我祝贺了他。我和他的两个弟弟一起讨论，他们能做什么，才能让母亲在这艰难的时期变得稍微快乐一点。杰克保证不会逃学了，并提议早上和母亲一起慢跑，而与此同时弟弟们计划为母亲准备惊喜，亲手烹饪。

悖论刹车　很多来访者想要改变，但是又很矛盾，因为他们可能有充分的理由来保持症状。于是我站在“不改变”这边，强调指出一旦达到目标就会带来什么潜在的坏处、风险和副作用。我会带着疑问和挑战性的暗示，强调可能的负面后果。

与有该症状的人一起生活可能有某些好处，这将被作为理由列举出来，说明为什么最好不要改变，或者至少不要那么快改变：“如果你们成功解决了这个问题，你们会比你们的母亲更幸福。你们真的允许自己这么做吗？”“你真正的困难并不是能够正常的进食。如果你恢复了正常的体重，男孩会打量你，你必须去跟他们讲明白，这个女人是谁。这点你是否准备好了？”“我扪心自问，是不是你一直头疼，还是好一点。如果你感觉好了，那么你父母就会给你一堆任务了？”我说的是“习惯的力量”或者“舒服的、穿破旧的鞋子”，人们不喜欢换掉它们，因为要穿新鞋还得重新习惯。

该技术非常适合注重理智、寻求改变的中产阶级来访者。对于“是……但是……”模式的来访者，还有对于治疗进步的反应非常矛盾的来访者以及“过来看看型”客户，它也很有意义。“如果您能给儿子订立规矩，绝对对您对他都好。这会让您的生活变得轻松，但是您就要面临一种情况，就是您丈夫说的：‘我早就跟你说过吧？您的公婆是不是也会说：‘看吧，这就是我们经常说的吧！’”来访者必须发展出内在态度：“我就是要给那个人看的！”

（1）出现治疗的首批进展之后，可以稍做等待，在治疗中提出这个问题，继续取得进步会带来哪些坏处。“尽管你感到惊讶，但你有没有考虑过，如果症状没有了会有什么害处？”

（2）给怀疑留点时间。找出论据，说明症状有必要持续。带着怀疑的口吻，作为问题提出：“如果一切还是老样子，会不会还容易一些？”

（3）做出预言，说在不久的将来可能会有各种各样的模糊描述的坏处。

（4）警惕过快的进步和改变：“我问我自己，是否改变真值得争取？”

此时重要的是，治疗师不要表示普遍意义上的反对改变的态度，而只是表现出一定程度的怀疑。

预测复发和开处方 当孩子在治疗中取得了第一个进展时，降低一下改变压力是有意义的。我解释说："治疗很少会像在高速公路上驾驶那样一往直前。据我的经验，必须接受绕弯路和偶尔退步，原则上是：前进两步，退后一步！"一些来访者不想因为进展过快而失去自己的治疗师："和我同住收容所的伙伴，他们经常惹麻烦，青少年救助措施就延长了。而我却因为进展良好，反倒被取消了这个被单独照顾的机会！"为应对这种情况，改变的速度最好慢一点，这样才说得通。把退步重新解释为获取学习经验的好机会，这样会减少压力。治疗接近结束时，我会提前预告症状会复发。

(1) 让家人做好可能退步的准备，或者暗示可能会有突发的退步。"你的一切都非常好，我为你感到高兴。也许是我太小心了，但当事情进展得太顺利的时候，我一般都会很不安。"

(2) 将退步正常化，看作生活和治疗中的正常事件："根据我的经验，几天好天气之后总会有几天下雨。"

(3) 将退步重新解释为学习经验的机会："如果事情一如既往地积极发展，我当然会为你高兴。但是如果你有这样的经验：'即使出现了退步你也能应付。'那对我来说也没问题，我甚至会觉得更好。"

一方面，采用非语言的、充满希望的态度，另一方面，传达"退步并不可悲"的信息，这样就把这条信息相对化了，在平行的层面上传达出："你做得到，你会做到，即使有退步，也可能完全没问题！"

如果与我的预测不同，问题行为并没有发生，我会表达出一种怀疑："我当然很高兴，但是，如果你有机会从自己的退步中学到东西，也会是不错的。"我反复表达一种模糊的怀疑：先经历一次退步，会不会更好一点。如果事实上真有退步，那么症状一般都不强或只是暂时的。治疗师的可靠度会加强，人们得到了一个很好的机会，谈谈什么有助于实现目标。未来其他的挫折会转变为一个很好的锻炼机会。

治疗师的分裂 这种技术非常有助于维持对家庭系统中不同人的平等态度。家庭和个人之间通常有非常不同的观点和矛盾的立场：严格还是慈爱；是否让青少年为自己的学业负责，或者是否让他们自己做决定；保持苗条还是胖一点儿好。经常出现的是，在治疗师团队里出现了和该家庭相似的动力体系。即使是个人咨询时，我也常常感觉一位来访者体内有两个灵魂。

如果在家庭、治疗师团队或者一个人思想内部，存在着对统一情况的不同评估，治疗师的分裂就是一种优雅的解决方案。不再为了各种立场去找共同名称，而是将分歧观点的利弊分别命名，一起认可。团队的每个部分（或者我的内心团队）支持不同的方面。非常片面的立场或者面质的立场都可以表达出来，因为其对立观点也总是被一起表达。把这种矛盾心理映照出来，青少年和父母就更容易搞清楚自己的立场。分裂 – 小组 – 干预是一种有效的突破模式，在家庭中引起了高度的重视。观点和主意的最优值才是最有意义的，而非最大值。在儿童治疗中，团队可以采用手偶。

（1）在家人中进行关于家庭事件的对话。

» 与一个共同治疗师；
» 与你内心的声音；
» 引用治疗团队的意见。

（2）两位治疗师有着对立的立场，例如：

» 支持改变 / 反对改变；
» 乐观 / 怀疑；
» 孩子的角度 / 父母的角度；
» 团队中的男性 / 团队中的女性；
» 理性的声音 / 欲望的声音。

（3）与你的共同治疗师讨论两者观点的利弊。

（4）如有必要，请中断一次谈话，来与团队进行咨询或电话会议，或者用来沉思，好让你与你的内部团队进行协商。

反思团队　此时家庭会听取治疗师团队的讨论，可以从所提供的各种主意中挑出那些可以引起自身组织过程变化的方法。这项技术来自于安德森（Anderson），严格来说这并不是真正的悖论技术，但是因为它与分裂－团队方法很相似，因此在本章节中讨论。该工作方法注重语言交流，适用于并未与治疗师表现出明显联盟关系的来访者和“过来看看型”顾客。对于反思团队而言，挑战在于进行相关的讨论，讨论中要传达一些新的东西，并表现出重要的不同之处。

该技术类似于自我团队或治疗团队内部发生的讨论。纯粹的语言上的团队反思往往非常抽象，剥离于实践经验。因而在面对孩子和青少年时，我更倾向于开展分裂－团队讨论，例如，运用手偶。该技术与治疗师分裂的差别主要在于，采取中立立场的是治疗师，而不是某个反思团队的战略性态度。反思团队的一个形式是视频反馈：心理治疗师在他们的联合组里定期播放家庭的视频。我喜欢记录同事之间的讨论并向家人展示，我们在联合组里对于他们表达了哪些不同的想法。

考验 这项技术可以追溯到米尔顿·埃里克森，继而由简·黑利进一步发展。治疗师和青少年共同达成某个约定，这个约定会使得持续症状变得麻烦和不舒服，还不如放弃症状。不管症状行为何时出现，青少年都要按要求做一些有意义的、却麻烦的事：锻炼身体、解决一件麻烦事，或牺牲自我，服务他人。这些所谓的折磨是治疗师的双重束缚，创造了双赢的局面。治疗师所要求的替代行为必须对来访者有益。对于本身就具有很强动力且迫切希望改变的来访者来说，这个方法很合适，如强迫行为、强迫恐惧症和自我伤害行为。这个方法不太适用于听天由命的来访者，也不适用于抑郁症、酗酒等成瘾问题，在这些情况中，社会环境中的痛苦压力比来访者本身的痛苦压力更大。这一治疗技术的关键是如何让人们同意参与测试并进行到底。只要症状一出现，马上就会开展折磨考验。

自从贝恩哈特和他女朋友在一起之后，他就强迫性地纠结于自己会不会是个潜在的同性恋者。有时候恐惧太过强烈，导致他会全身麻痹失去知觉。他曾经在网上深入地研究过同性恋者，他很清楚自己就是同性恋者也没什么问题，他的担忧很荒谬。我们安排了一个考验：如果他超过两分钟还在循环纠结出不来，那么就做 10 个俯卧撑。如果强迫思维在同一天里第二次超过两分钟，那就做 20 个俯卧撑，如果出现了第三次就做 30 个。我给他指出，随着时间的推移，他要么就变得非常健壮，要么就会感到内心自由。贝恩哈特的确健壮了一些，但最重要的是，他对自己的性取向问题更从容了。自从他的纠结思考逐渐消失之后，我们针对他的男性形象又做了一段时间咨询。

悖论考验 这适用于那些不受刻意控制且高频复发的症状：如果症状行为某次没有发生，就要故意引发它。或者每次症状不受控制的出现之前，都要有意引发一次，即使这样有令人不适的一面。这个方法着眼于让来访者反抗治疗师，并停止问题行为。

▼

三个互为好友的小伙伴一起来找我；他们羞愧地讲到，过去的两年他们在赌场里输掉了大笔钱（其中甚至包括并不富裕的父母的钱，也被扔进了赌博机），他们三个人输掉的钱加在一起足够他们买辆奔驰了！我让弗兰克、米尔寇和阿斯兰向我保证，他们会遵循我的建议。显然这是一场赌博，不幸的是他们一再想去赢钱。为了使他们认识到长远看来机器肯定是赢家（并且作为娱乐仍然可以偶尔玩玩），我要他们每周一次带着25欧元去赌场，玩到钱输光为止。如果期间赢了，可以一直玩，玩到口袋没有钱为止。下一次约谈时，三个男孩满脸沮丧地出现了，把那么多钱扔进机器里，并且知道无论如何都会输掉，真是愚不可及。对这个考验，他们又坚持了两三个星期，觉得很后悔，宁愿把钱花到其他地方上去。

互动考验 治疗师要求来访者在症状发生时跟某个本来没什么交往的人一起做点什么，或者给一个自己不喜欢的人帮个忙。这就是所谓的“公婆技术”，它基于这个思想：“我本来相信您会对孩子加以限制，但是，如果您来谈了一次又一次，都说您无法取得进展，那么对我来说这就是一个信号——我们必须邀请您婆婆了，她肯定也给过您好多次建议。”

（1）与来访者一起搞清楚问题究竟出在哪里。如果有必要，通过记日记找出行为基准线。

（2）找出什么应该被视为正常行为。

（3）找出青少年本来想要经常做或者应该做的事情：“实际上，我应该多去健身……”

（4）约定好：“只要我出现强迫性的想法，就做 10 个俯卧撑。”

（5）考验持续进行，直到问题行为停止。

（6）与来访者详细讨论考验对他社交环境的影响。

假装仪式 根据迈达尼斯的说法，儿童的精神障碍象征着即使对父母来说也是未完结的、难以处理的困难。源于获得充满爱的帮助的愿望，孩子们通过自己的问题行为转移了父母的注意力，并使他们对其产生了担忧和恐惧。与此同时，家庭中的等级结构发生了倒转：当父母必须由孩子帮忙才能显得强大时，实际上孩子就具有了内在的高阶地位。孩子们希望用他们的症状来帮助家庭，这种观念比他们想要行使权力或者获得关注的假设，更能吸引友好的目光。假装仪式是迈达尼斯在贝特森、早期的 Paloalto 心理研究所和米尔顿 · 埃里克森的理念上发展而来的。这是一种较为温和的悖论干预方式，更少注重阻力和抵抗，并且要求具备合作关系作为前提。

干预直接从症状或者作为症状载体的儿童开始：具有症状的孩子是治疗措施的中心。治疗师制定一套仪式，要孩子假装出现他的问题行为，而父母也做出平时的反应：孩子假装很害怕上学，父母假装安慰他；或者，父母也可以假装需要帮助，孩子也可以假装帮助父母。

仪式首先会在会谈中进行，然后要求家庭定期在家中实施，实施时所有的家人都要参与。于是问题行为就被故意设置在游戏的场景中，症状的关系功能则留存下来。

家庭的问题模式将被戏剧化地突显，与此同时它的含义也会发生变化。孩子不再需要为了保护父母而长期持有症状。只要假装有症状，来吸引父母的注意力就够了。家人们也表现得好像真的在回应真实的抱怨。这是干预的核心观点，即使孩子没有真正的症状，只是在“假装”，关系功能也得以留存。真正的症状变得多余了。家庭处于一种悖论处境：如果假装问题行为出现，所有围绕这个症状发生的事情就变成了游戏；症状不再是症状。假装发怒有别于真正的发怒。家人也会更加灵活，开始适用新的行为方式。我喜欢用假装仪式来工作，因为它可以将症状和家庭系统联结起来。这种放松注重行动和体验，很适合孩子。为了进行干预和提出假设，有一些问题是很有用的。

- 在家里谁有或者以前有过类似的问题?
- 索引患者在担心谁? 这个人会因这种保护免于何种危害?
- 该症状是对哪种关系模式的隐喻?
- 通过症状，患者和家人有哪些人际关系的好处?
- 如果没有了症状行为，这些好处和这种保护要如何继续存在?
- 如何创建一个清楚合适的等级结构，让父母处在负责任的位置上?

▼

一位母亲担心她5岁的女儿妮娜，因为妮娜不想去幼儿园，她每天早上要出门的时候就会肚子疼，然后妈妈就会安慰她。两年前也发生了类似的病痛，当时母亲因为一次流产大手术不得不住院接受两周的治疗。母亲出院回来后抑郁了一段时间，因为她本来期待着新宝宝的出生。她的丈夫非常内向，她没法与他谈论这样的丧失。当时，妮娜的恐惧一再需要她来处理，也提醒了她在这个家庭中是被需要的。她自己表示，女儿要入学了她就要重回职场，自己觉得非常没有安全感，压力巨大。我请求该家庭帮助小妮娜，用游戏放松来处理她的恐惧，假装她正在焦虑恐惧。9岁的哥哥得到了一个任务，要给妹妹火上浇油，给她出主意让她说这说那。母亲要用以往的方式安慰她，父亲要确保每个人尽量生动夸张地扮演自己的角色。

妮娜立刻露出了她胆怯的一面，开始装模作样。哥哥建议说，她可以肚子疼或者脚疼。母亲安慰她劝她，不出所料，女儿一点都没有平静下来。父亲强调说，妮娜表现得还不是那么怕，治疗师赞同说，妮娜肯定可以演得更焦虑一些。

在第二轮游戏中，母亲的表演令人信服，她假装因为人太多而不敢去买东西，她对那里不熟，也不知道会发生什么事。令人惊讶的反转来了，妮娜并没有安慰她，而是用强有力的声音给她指示:“别这样，你做得到!”“如果我还是害怕呢?”“快点别害怕了! 快去吧，你已经很大了。赶紧出去吧!”这两个版本的剧情要求在家里每周表演两次。十四天后，母亲告诉我，妮娜喜欢上幼儿园了，不再有任何困难或者害怕，还期待着上学。

该技术适用于愿意并且能够转换问题场景的家庭和个人来访者。参与者因而获得对症状的控制权。作为干预，它只对和睦的家庭有用。如果家庭有针对索引患者的仇恨、暴力、虐待和死亡愿望，那么就不会起效，因为这种仪式会变成一场惩罚行动。前提条件是，治疗师理解了症状的含义，并且他拟定了一项能够发掘这种含义的干预措施。干预使问题行为看起来不那么严肃，它将问题提升到试验领域，并使其不那么具有威胁性。

▼

埃丝特除了胆怯之外还有明显的强迫症。她细致入微地时刻审视着，坐垫必须整整齐齐地放在椅子上。用餐期间，她用不停歇的要求总是不断地折磨着自己和哥哥，她让他站起来，以便把坐垫对齐。我建议使用假装仪式。要求埃丝特展示她的强迫行为，家人都像平时那样反应。

埃丝特："哦，天呀！菲利普，快站起来！"

哥哥："有什么不好的吗？你到底怎么了，坐垫是对齐的啊！"

埃丝特："我要把它摆正！"

哥哥："不用了，就这样吧！"（转向其他人）"你们中得有人说：'菲利普，帮她这个忙吧！'"（所有人都笑）

埃丝特："就是嘛，现在就起来！"

治疗师（对哥哥）："我得请求你，你们得对对方再凶一点。你们还在笑，这听起来可没那么严重。好吧，我想你们还得再使把劲。"（对父母和妹妹）"为他们加油！"

又一轮过后，埃丝特开始讨厌她的角色。

治疗师："好了，我提一个建议，要不，你们都站起来，然后互换位置。这样行不行，埃丝特要扮演你的角色，戴几分钟你的帽子？"（所有人都笑了，埃丝特带上了菲利普的棒球帽）

咨询师："开始啦！"（对埃丝特）"现在你是抗议者。开始！"

哥哥（饰演埃丝特）：“天啦，快站起来，垫子都滑落了！”

埃丝特（饰演哥哥）：“不，我现在没心情！”

哥哥：“快点起来吧！”

埃丝特：“不，我没兴趣！”

哥哥：“拜托！你现在起来好嘛！”

埃丝特：“不，我才不要听你的话。”

哥哥：“妈妈，妹妹不站起来！呃，哥哥就不站起来！”

妈妈（对菲利普）：“马上过来！”（两人都站起来了）

哥哥：“还是不对呀！”

埃丝特：“那又怎样？”

哥哥：“妈妈！”

妈妈：“你们自己解决，我不是你们的裁判。”

治疗效果的一部分，就是对自己的行为方式发笑，以及自发抽离原本的角色模式。

（1）对问题模式形成一个清晰的看法：是谁做了什么？之后发生了什么？谁会做出什么样的反应？

（2）估计一下，这个家庭是否准备好参与进来了。

（3）请求家人，让孩子像平时一样展示他的症状，让家人做出和平时一样的反应。

（4）重复场景，但是稍作改变。表演一个稍显夸张的版本；或者虚拟一个其他场景。

（5）请家人在下次谈话前，在家里定期进行仪式。

在接下来的谈话中，我会寻问该家庭的体验。在大多数情况下我会建议，继续进行仪式一段时间，好让孩子感到：即使你没有真的病痛了，我们依然在你身后。假装仪式也可以用手偶来进行（参见章节15.2）。

第11章 索解取向的干预措施

11.1 简介

索解取向的治疗（或以解决方案为导向的干预措施）是由德·沙泽尔（deShazer）小组开发的。该模型（类似于瓦茨拉维克等人的短期治疗）的出发点是，假定问题是因不合适的解决方案而产生的，并且固着在这些解决方案上，即使它们徒劳无益。治疗方式的重点并不是分析深层的原因，而是寻找更加合适的解决方案。

很多困难在日常生活中就解决了，并不会对它们多加思考。在有问题的行为方式之外，还有各种各样很好的行为，这些行为通常被忽略了。在治疗过程中，我经常听到父母说："我的女儿是个非常难搞的孩子！"如果详细的询问，你可能会了解到完全不同的一面："邻居总是告诉我，我的女儿非常友好。她非常照顾小妹妹。在这里治疗时她也表现得很棒，这和在家里可完全不一样！"孩子好的方面很容易被隐藏起来。如果我们了解了家族史作为背景知识，就更容易理解来访家庭对缺陷的选择性关注。

11.2 索解取向的提问技巧

德·沙泽尔小组研制出了一系列的标准干预措施：例外问题、量度问题、奇迹问题或仙女问题。其他索解取向的技术包括预言任务和建议做点什么其他事情。

例外问题 当父母表达“我们已经告诉他几百次了”时，这就说明，我们需要改变处理方式，随便做些其他事情。关键是，放弃不适合的解决尝试。通过例外提问，注意力会被转移，关注哪些情况下该问题不发生。孩子和父母探索不会发生问题的时间段，并考虑他们可以做些什么，好让这些例外变得更频繁。

（1）“发生问题的情景究竟和不发生问题的情景有什么不一样？”

（2）“你们做了什么有意义和有帮助的事？”

通常来说，我会把例外问题当作观察任务布置下去，在下一次谈话之前的时间内完成，我会说：“正是因为现在不那么顺利，所以如果我们能搞清楚你们想往哪里走，那就好多了。留意一下像绚丽的小小马赛克一样明亮的时刻，你们会说：‘如果这样的事情多发生几次，那就太美好了！’”很多家长都会忽略孩子们所做的好的、对的事情，他们执着于负面看法，你可以说：“这个时刻很重要，应该鼓励保罗，记录这一刻，您可以说：‘太棒了，就这样做，继续这样哦。’因此我想请求您，要特别留意这样的时刻！”有时我会建议：“显而易见，不管怎么样你都还是非常爱他。他可爱的那一面不应该被视而不见。所以，关注那些不需要改变的方面，想想哪些方面和哪些行为是你无论如何都不会想失去的？”“你显然生活在一个很可怕的家庭（可以说是辛普森的生活了）里，有没有什么是你不想改变的？”如果家庭氛围较积极，没有极端的抗拒和敌意，那么例外问题就有意义。

▼

16岁的丹尼尔自从转学以后，他的身体状况越来越好了。不过他最近对霸凌变得无法忍受。从第一学年开始，就有一伙同学经常殴打他，把他扔进校园的垃圾箱里。晚上他们还到他的家门口咆哮，喊丹尼尔出来挨揍。即使有天晚上这伙人点燃了纸制品分类垃圾桶，房子都差点被烧了，父母和丹尼尔依然只是被动防御。当被问及有没有例外时，丹尼尔的母亲的眼睛开始发光。有一次她快要气炸了，她本来是一个很平和的人，拒绝暴力，但那次她气得不得了，满头都是卷发筒，大半夜从家里冲出来，穿着旧睡衣，像个泼妇一样对这群男孩破口大骂："无耻的混蛋！滚回家去，如果你们不立刻滚蛋，有你们好看！"这种惊人的戏剧性表现，让这个家庭有了几个月的宁静。

量度问题 请孩子用一把1 ~ 100的量度尺来量化他们症状的强度。所表现的问题由此就被具体化了，并为治疗进展确定了合理的标准。尺度问题也可能用于自发变化和治疗进展。

我喜欢用张开的手臂当一个类似于度量尺的工具，我会说："你好，耶尔玛，一年前你们第一次来到这里。你今天的心情与一年前相比如何？（治疗师把两只手臂打开，双手之间距离约为60厘米）如果我的右手这个点代表什么都好极了，那么我的左手代表着心情的绝对零点。伸出你的手给我指一下：心情最糟糕的时候在哪里？当你第一天来这里的时候，你在哪里？今天你又在哪里？假如你只是想变好5%，你会怎么做呢？"

量度也可以用一根绳子当作时间轴来完成，或者我在纸上画出10厘米的线，并要求孩子来标示，就他的目标而言，他现在在哪里。

解决方案问题 内心已经绝望的家庭，例外问题对他们不太适合。对于特别悲观的处境，我们可以逆转视线说："你们经历了那么多，现在你们过得不好，这完全可以被理解。事实上，你们居然还没有过得更糟糕，这一点才是值得注意的。你们肯定有意或无意地做了点什么，才让情况没有变得更糟。这可能是什么呢？"我会着手研究回答，并专注于解决方案模式。

仙女和奇迹问题 奇迹问题鼓动人们，尽可能详细地设想一个没有问题存在的未来生活。它着眼于孩子和成年人的一个关键性的根本问题，他们饱受病痛折磨，似乎失去了对未来愿景的想象。奇迹问题是重新发出这些愿景的邀请函。"假设一下，你们回家，躺下睡觉。你们睡熟时，奇迹出现了，所有问题都解决了。第二天你们醒来，你们会从哪里具体发现有奇迹发生过？有什么不一样了？有什么已经变了？谁会最吃惊？爸爸妈妈怎么改变了，孩子呢？"

假设，奇迹不会发生 有些问题产生的原因，是人们试图对那些无法改变的事情施加影响。当人们用不切实际的希望折磨自己，寻找神奇的解决方案本身，就是问题的一部分。在艰难的生活情境中，要尊重与奇迹问题完全相反的问题："让我们假设一切都保持原样。如果一切都是老样子，什么都不变，会怎样？"

▼

一个家庭因为女儿安妮前来咨询。与发育良好的哥哥相比，她的麻烦很多。两个机构提供的测试结果用温和的言辞描述了这个孩子，尽管在所有的测试中她都获得了很好的帮助，却也远远落后于同龄人。尽管有明确的诊断，"学习障碍"一词依然被回避。为了不耽误机会，父母放弃自我、尽心竭力地提供最大的支持。我问道，假如父母找到完美的帮助机会，他们对安妮最大胆的希望是什么，父母回答，也许安妮可以去上实科中学[①]。"假设，奇迹没有发生。假设你们在一两年后发现，安妮所在的就是最合适的学校，有最好的支持。但奇迹并没有发生。本质上来说，一切都保持原样。这对你们来说会如何？"母亲开始哭泣，并说她担心安妮无法独自生活，要永远依靠支持。

这个问题："如果一切都保持不变，会发生什么？"有助于重新评估情况并重新解释"接受残疾非常重要"。一位有严重先天残疾的女孩的父亲说："这就是解决方案。我们已经认识到，世界上不仅只有成就，生活和苦难密不可分。索尼娅那么友好，她是我们家庭的宝贵财富！"

假设的未来问题 它的作用类似于奇迹问题，但它源于循环访谈技巧。儿童和家庭必须通过二选一想象中的未来场景来回答。问题里总是包含了一个事态陈述，却不作为话题展开讨论。假设的未来问题会假定，事情只是有可能出现不同的进展。这个问题："如果你女儿搬出家，谁会适应得更好？"暗示着，女儿可能会搬家，而家人对此的反应可能各不相同。"假设一下，你们断定他得立即采取行动，假设他就是不这么做，会发生什么？""促成改变很可能还为时过早，但是假设一下，你正要采取措施，最可能的第一步是什么？"

① 不参加高考，以职业技能培训为主的一种中学。——译者注

11.3 其他的索解取向技术

做点别的　与心理研究所的短期治疗不同，德·沙泽尔小组并没有使用悖论处方，而主要是建议来访者随便做点别的事情。重要的是，停止之前不合适的解决尝试。干预需要一些准备并需要得到充分的论证。

▼

塞巴斯蒂安的父母给他预约治疗，因为他已经 8 岁了还一夜一夜地尿床。父亲和母亲都是中学领导，从普通的家境一路上进，根本不能理解他们儿子的“失败”。尤其是父亲对此特别生气，不满塞巴斯蒂安被动拖延的态度。他要么听天由命绝望不管，要么频繁责骂男孩，因为尿床，也因为他的一贯不独立，父亲在两种状态间不断交替。这导致了男孩防御和貌似无所谓的态度。向父亲打探这种行为模式的例外情况时，他说塞巴斯蒂安 3 岁之前是个野小子，那时候他们一家有很多有趣和欢乐的时光。捕捉到这条线索，我把无果的呼吁和告诫尝试统统放置在一边，鼓励父亲和儿子在会谈中来一场疯狂的枕头大战，母亲来当裁判。这种变化使得父母放弃了他们固定的语言交流方式，放弃了毫无成效地试图通过语言和指责来战胜症状的尝试。由于枕头满天飞，塞巴斯蒂安无法继续保持他的消极态度，于是奋战其中。

预言　如果在过去的较长一段时间里，孩子和父母都没能解决问题，一家人往往都会产生绝望放任的情绪。问题的角色很容易变得过于重要。7 ~ 12 岁的孩子喜欢玩猜谜游戏，因而，面向解决方案的预言是一种可能的方法。如果问题行为或症状看似偶然出现，如果它是某种无意识的事件并且鲜有例外时，我会使用这种技术。

一方面，详细了解围绕症状模式的互动套路。让索引患者来预测，他会不会有良好的无症状的一天。另一方面，还要写日记。要求家庭成员每天记录：“每个人是如何帮助孩子今天取得胜利的？面对被问题打败的可能契机，孩子会如何表现？”通过这种游戏式的处理方式，只关注消极面的注意力死循环就被打破了。

使用运动　该项技术是针对尿床开发的，但是也适用于其他问题领域。

（1）向父母和孩子解释，从长远来说，一种“运动”方法最为对症。“如果汉斯可以更好地评价自己的身体就好了。汉斯，你准备好参加只赢不输的体育竞赛了吗？你准备好今晚就参加了吗？或者让你的膀胱再一次尿湿床？”

（2）赢得亲人的协助：“作为一个家庭，你们可以担任重要的角色，你们可以支持汉斯面对挑战！作为父母，你们是否愿意定期投入时间和金钱？”

（3）收到肯定回应之后，治疗师要向来访家庭解释，父母和孩子要设立一个“游戏钱箱”和一个“银行钱箱”。每个孩子和父母双方都从银行钱箱里获得“游戏币”用于比赛。根据年龄不同，可以选用1毛、2毛、5毛或者更高面额的硬币。“银行”提供的资金应该足够一周使用。对于较小的孩子，可以将两三元钱换成硬币，大孩子用5 ~ 7元。如果家庭手头紧，也可以用游戏钱币。

（4）引入一个晚间仪式：父母中迄今关注度较低的一方要求索引患者脱衣服和刷牙、上床睡觉。最多允许喝一小口水，然后上个厕所。离开浴室时，全家人在一起，发问：“今晚你下什么注，汉斯？”汉斯可以打赌他的床明天是干的还是湿的。然后，他拿一笔钱来下赌注，放进“游戏钱箱”。其余的所有家庭成员赌相反的，都放入相应的赌注。

（5）第二天早上证明孩子预言对了，孩子就赢了。他的赢利立刻进入他的个人钱箱。周末可以随意使用这些赢利。如果预言和打赌不一样，那么就是其他家庭成员赢了。赢利可以被马上瓜分，或者被收集起来，一起在月末做点其他安排。接下来大家鼓励汉斯振奋精神继续下注。为了这次干预成功，孩子每周必须至少要有一次打赌不尿床。如果孩子准确地预言了一次，那么可以延伸到每周至少预言两次不尿床。

（6）父母必须每周为家庭成员存上新的游戏资金。索引患者几乎不需要更多的钱，因为他大多数时候都在赢钱，利润丰厚。

（7）如果迅速取得成功，要建议悖论刹车并预测复发。

▼

马克是个精明圆滑的小伙子，他被分居生活的父母带来，因为他非常频繁地生病以及体重骤增。分居后，父母决定共同养育两个小孩，他们合作非常好，孩子们可以自己决定，接下来几天他们想去父亲还是母亲家住。但不知怎么父母就疏忽了这件事：没去帮助马克学习如何控制膀胱，让他能在干燥的床上醒来。由于滑雪假期即将到来，马克非常积极地学习不尿床。除此之外，他还有一种昂贵的爱好——在附近的环形道上骑越野摩托。我和父母一起约定，要么父亲要么母亲，每晚要和他打个赌。两个星期之后，他不再尿床。而自从他的父母制定了一项坦诚但又严格的规则，规定了谁在什么时间管孩子之后，他“被生病”的次数也明显减少了。

第12章 叙事技巧、隐喻和故事

12.1 简介

从叙事治疗的角度来看，生活中的各种事件相互关联，被组织成各种故事，故事汲取了有用的经验。人类的经历镶嵌在叙事语境中，这种语境影响着参与者的行为。家庭叙述的故事反映出该家庭的模式，在处理病症时了解这种模式是非常重要的。通过讲述这些充满悲伤或充满希望的故事，社会现实得以重建。

问题重重的叙事，通常主导着前来咨询的家庭。病痛和负担似乎占据了家庭的全部生活，父母感到自己束手无策，所讲述的都是尝试解决却一再失败，寻求专业的帮手却毫无起色。构建出的这些隐喻，核心是徒劳无功的斗争和努力。情绪上占主导的是无助、灰心和抱怨。同时忽视了资源、问题情况的例外事件以及多种行为选项；注意力的焦点仅仅关注到一个窄小且有问题的现实选段，各种行为选项都被隐匿了。

在系统治疗里，用更高级别的意义来诠释症状。在叙事技术的帮助下，家庭被请求编织另一种故事，这种故事让家庭有可能更有效地看待他们的经历。家庭故事提供了一个理解背景，帮助人们来理解行为如何被痛苦主题所主宰。从这些故事里，现在可以找出一些途径，以生成具有开放性结尾的其他故事。我们从家庭的讲述中抓住中心主题，一起构建一个新的故事：“我们的生活由故事组成，我们有双重身份：演员和制定行动的作者……我们讲述我们自己，于是我们就成了谱写我们生活的作者。”成为作者，就意味着我们要决定告诉别人自己的什么样的经历，要把过去的事情构思出一个合乎逻辑的文本，要准确地选出那些想要告知的信息。我们把这些事件序列有机地组织起来，用我们切身独有的风格讲述出来。当人们讲述自己的故事时，他们会把事件构思成文本以帮助自己理解，自己身上发生了什么，同时通过这种文本他们可以将观点传达给他人。

重要的故事在叙述时，拥有情感支撑的前提，就在此时，就在此地，被一个感兴趣的听众所接纳，那么叙述的意义就改变了。

12.2 症状的外化

对于面向儿童的工作，新西兰家庭治疗师迈克尔·怀特（Michael White）和大卫·爱泼斯通（David Epston）研发了症状外化的技术。这一技术可以在格式塔疗法中找到其前身，继承了原始民族的治疗传统。系统性问题旨在淡化症状，外化则基于相反的原则：症状具象化，内在心理过程变得直观、有形并可管理。

与孩子建立良好的联结之后，我开始谈论症状，就像谈一个人或一个神话人物一样。对于害怕入睡的孩子们，我说夜间侵袭他的是个“怪物”或“讨厌鬼”。当孩子大便失禁或尿床时，我会将症状改称为“狡猾的屁屁”或“狡猾的膀胱”。

具有慢性问题和严重的受害者心态以及身体疾病的家庭，都非常适用于外化技术。对于后者，因为情况的复杂性，孩子往往很难理解状况。孩子有小便或者大便失禁的情况，其父母往往会处于无助而失败的状态中。通过外化，“围绕问题的舞步”得以改变，以一种游戏式的、适于儿童的方式帮助儿童应对问题。外化表明：“你可不只是一个症状。”问题被外化，资源和应对能力相反则被内化了。

关于症状的辩论被重新解释为一场冒险之旅，家庭和孩子团结一致，努力重回“安全之地”，同时忍住“叽叽歪歪”。家庭的等级结构也得以纠正：父母站在孩子身边，保护他的边界并在家庭层面上获得自我效能感。

外化的语言更明快。当被问及“你们怎么能更有趣地谈这个问题”时，孩子们很快就会有主意，给症状起个外号，用一种好笑的或者挑衅的方式让它直观化：“你们家庭不是五个，而是六个成员。不幸的是抱怨鬼总是来你们家拜访。”这只“我不行恐龙”总让孩子害怕，偷走他们的好心情。那个“毒刺”会刺父母，于是父母对孩子就既没有耐心又表现烦躁。“绝望先生”“愤怒女士”，还有“总是我”，都是我在儿童治疗中常遇到的其他角色。

这些名字不应该包含强烈的负面含义或暗示某种不可控性。如果一个孩子胡作非为，把他叫作“火山”或者“旋风”，就提供不了什么治疗性变化的出发点，我也很少用战斗隐喻。治疗目标是整合和结合内心的某些部分，而不是去主宰它们。

我问孩子，在被“愤怒女士”或“狡猾的屁屁”统治这么久之后，他们有没有准备好在家人的支持下直面他们，让自己重新成为自己生活的“决定者”。父母也要放弃他们因为长期失败导致的弱势角色。他们宣誓结成联盟，要在这次冒险中发挥重要的支持作用，比如，要有效地指导他们的孩子与“愤怒女士”或者“狡猾的屁屁”进行的大冒险。

▼

在与家人的第一次谈话中，母亲显得精疲力竭。近几年因为得了许多严重疾病，家里陷入一个劳心劳力的疲累阶段。孩子们对于身体疾病相对来说适应得好一点。在无数次住院期间，家里已经出现一种极不应当的气氛。我得知，兄弟姐妹经常彼此抱怨，行事粗暴无礼，连爸爸妈妈也开始过于频繁地吵闹叫嚷，但他们自己也不喜欢这样。

在采访中，治疗师惊讶地表达了他的观察结论，这个家庭明显不是五个人组成的，而是六个人：有父亲、母亲、卢卡斯、西蒙、安吉拉，还有个“抱怨鬼”，这个抱怨鬼甚至对于“能不能请你把牛奶递给我”这样的问题都要回以骂骂咧咧和讨厌的怒吼，这个评论引发了家庭的笑声。接下来，治疗师与来访家庭讨论了一会儿“抱怨鬼”是怎么来的，怎么走的。在约定下次谈话之前，每个家庭成员都提出了建议，在那之前大家要做点什么。西蒙建议制作一个“抱怨鬼”，等下一次带过来。

在下一次谈话中，家庭展示出了“抱怨鬼”，它被装在一根小棍子上，如果一旦有人开始发牢骚，就把“抱怨鬼”举起来，引发了几次开怀大笑，也促使家庭氛围发生了长远的改变。

将症状具体化到一个形象是第一步，引导着我们讨论症状对于家庭生活的影响和价值。在进一步的治疗过程中，我将与孩子及其父母约定，进行一次探险之旅，对症状进行讨论，然后将其推回合适的位置。

（1）让他们把病症或问题行为给你详细地描述出来。“这种脱轨现象总是捉弄你们。”

（2）开始像谈论某人一样谈论这个症状。想象一下，症状影响极大：“这个问题实在是常客——真是一个永久的客人！是你还是他能主宰你？”

（3）与孩子一起取名字：“如果我们给问题取个名字，那么我们叫它什么？怎么才能说得更有趣呢？”

（4）摸清楚外化症状的影响：“问题操纵你多长时间了？它的影响范围有多大，哪里是它的边界？”倒过来问，孩子、家庭和家庭成员对这个问题有多大的影响力：“这个问题在哪些地方没有发言权？”

（5）问及对家庭的影响：“家庭到底有多绝望？还有多少希望？父亲和母亲有没有准备好提供支持，让家庭始终面对这个问题坚决不退？”

（6）检查动机情况：“卡尔准备好面对问题并且为此努力了吗？谈论问题的时机选得好不好？还是先进行一个训练阶段比较有意义？谁能支持他？”

（7）预约开始冒险的时间。

疾病外化　在诊断出重大疾病后的急性适应阶段，许多家庭围绕疾病重新组织起来。疾病和患病孩子的需求不可避免地占据了中心位置。可是，如果多年之后，家庭的组织安排仍然与严重的患病时期一样，就可能变成一个问题。在我的咨询诊所，我见过这样的家庭，他们将所有卧室的门全部卸下来，以便早点发现女儿的哮喘发作。“孩子”在此期间已经成长到青春期，健康状况多年来处于稳定的状态；但父母的婚姻却缺乏一定的亲密性。家人被问及：“想象一下，这种疾病是你不怎么喜欢的一个远亲，但是你很了解它——

- “你可以给这种疾病一个形体吗，比如一种动物或者一个人？”
- “什么契机会让这个疾病开始惹麻烦呢？怎样才能缓解它呢？”
- “你的家人什么时候在跟疾病打交道，什么时候是跟你这个人打交道？”
- “谁会怎样对待这种疾病？”

* “你们想象一下，你们一家要开车外出。疾病要一起去，寻求关注，要求停下来休息。它坐在前排（可能是司机位置上），阻挠一切？它试图让你们都停下吗？你们可以做些什么，让它坐到一个适合的位置上（也许是后座）？”
* 如果这种疾病减少发作会如何？”

▼

西蒙、卢卡斯和安妮的家人都筋疲力尽。两个男孩因为他们不稳定的糖尿病经常要去医院，而姐姐患有过敏症。咨询中显示，男孩还有一个代谢疾病（严重的甲状腺功能亢进症），这导致了很大的不确定性；家里人一直很担心会再次“失常”。

孩子们并不知道该如何尽量避免这种危险。我要求卢卡斯画一张失常先生的通缉令（见图 12-1），这家伙偷偷摸摸地潜入家里来好几次，可惜没人察觉。

Gesucht.
Merkmale:
Kopfschmertzen
Übelkeit
Schlechte Laune
Reitzbarkeit
Zornig
keine Konzentration
Überforderung
N.T. Gleisung

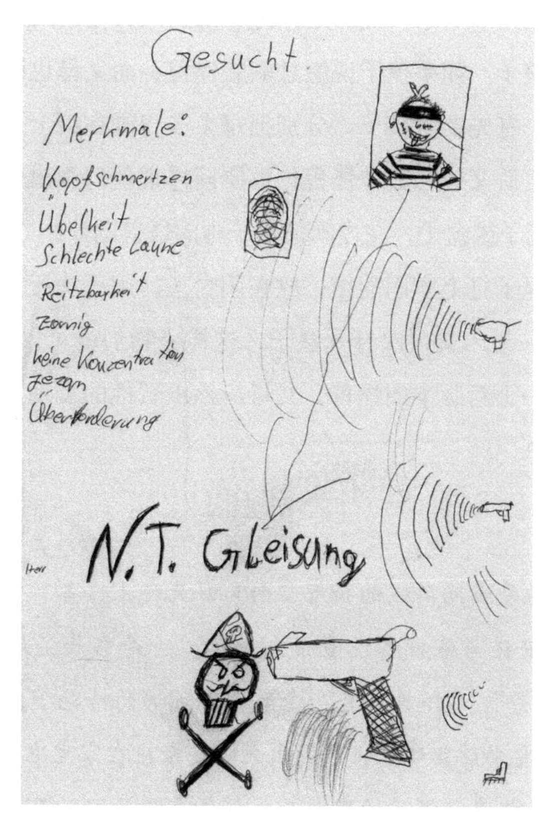

图 12-1 失常先生的通缉令

在通缉令的帮助下，大家讨论怎么才能立刻发现它，也许还能让它少来家里几次，以及如何弄清楚在家里的情况，这和正常的情绪波动有什么不同。这个外化的“失常”的形象将成为进一步治疗安排的建构隐喻。

12.3 其他的叙事技巧

驯服怪兽 迈克尔·怀特和大卫·爱泼斯通开发了一种干预措施，用于治疗儿童问题，如尿床、大便失禁和夜间恐惧。儿童的问题被外化并绘制出来，所绘制的图画作为一个仪式化的处方派上用场。“怪兽”技术是系统性表达技术与仪式化处方的结合，是我针对恐惧问题进行工作时最喜欢的技术之一。

如果一个孩子抱怨夜间做噩梦，治疗师就吃惊地问他知不知道“怪兽准则第七条”？这个“怪物准则第七条”说的是，讨厌鬼们只有在白天没有尽情玩闹的情况下，晚上才来骚扰孩子。如果孩子说愿意驯服怪兽，而父母也同意帮助，我就会开始执行以下的干预：首先要求孩子，分别把每个怪兽画在纸上，最好现在就画，就在谈话时。如果他之后又想起其他怪兽，也要同样把他们画出来。然后，爸爸应该弄一个大而坚固的箱子或盒子，在夜间把孩子画的怪兽图片小心翼翼地存在在里面。接下来，用彩色的绳子打上牢固的结，放在阳台上，用石头压在上面。第二天，孩子要和妈妈一起，一起床就再次打开盒子，这样怪物们就可以在白天好好玩耍了。如果孩子晚上遇到一个新版本的怪兽，父母应该祝贺他的发现，并要求他画出来并且收藏在怪物系列中。

▼

小萨宾娜饱受夜间恐惧的折磨，因为每天晚上，各种影子都会变成可怕的东西。父母的安抚与保证并没有帮到孩子。于是当着父母的面，我给她讲了“怪兽准则第七条”：“怪兽只有在白天没有玩够的情况下，才会在晚间纠缠孩子。”谈话中我要求萨宾娜把怪兽画出来。父亲应在家里准备一个盒子，用于晚上将“怪兽”关起来。怪兽的照片应该保管在盒子里。另外，这个盒子必须用五颜六色的绳子反复缠绕几次，然后小心翼翼地打上结。如有可能，让爸爸打一个难解开的水手结。每个晚上萨宾娜都得把箱子搬到阳台上，用自己收集的鹅卵石压在箱子上面以免怪兽逃跑。第二天早上，怪兽们应该被释放出来。母亲的任务是，让萨宾娜仔细给自己讲讲她都做了什么，管住了这些怪兽。当萨宾娜又抓到了一只怪兽时，她被大大称赞了一番，然后把怪兽画下来丢进了箱子里。

使用说明　心理治疗可以被理解为学习过程，通过治疗我们可以更好地认清自己，从而“成为自己的专家”。我们体验到，什么对我们有益，要想跟我们的环境及自己好好相处，什么又是必不可少的。孩子和成年人是非常复杂的生物，必须谨慎和专业地对待。不幸的是，儿童、父母和伴侣“没有使用说明就发货了”。因此我经常建议来访家庭要亡羊补牢，补上一份说明。

▼

索菲亚是个亲和友好的女孩，但她的活动环境却对她没什么益处：她的女朋友们喜欢整夜游荡在城市的小酒馆里，着装打扮得非常具有性挑逗意味。她的父母试图坚持让她遵守约定好的时间，却引发了打斗和暴力升级。索菲亚打伤了母亲，她的手臂青一块紫一块。父亲深思熟虑后，给她申请了收容机构内的青少年救助措施，她让父亲非常痛苦。我和索菲亚约定了一个冷静训练。

治疗师：“我们应该写一张处方，在你的使用手册上该写什么？如何与你打交道？”

索菲亚：“可能到现在为止还不怎么常见的是，我的朋友们都认为跟我相处一点儿都不复杂。即使这话在你们听来有点滑稽！”

治疗师：“不，这听起来并不滑稽。我相信，你有非常友善的一面，同时我也觉得有点遗憾，有时候你会‘失控’，对你自己，也对你的家人。不如说，问题是：你需要什么，才能让你保持正常。在使用手册里有时会写上‘不要过度加热，否则机器会融化’或者‘不要摇晃’。你的使用手册里应该写些什么呢？”

索菲亚：“不要谈学校。”

治疗师：“和一个有可能留级的女生不谈学校？”

索菲亚：是的，坏成绩和其他类似的都别谈。嗯，可以和我谈论学校，但是不能说：‘你考的分数很差！’”

治疗师：“你的意思是不要责备？你的使用说明里写道：请你跟女儿谈话时注意如下问题……”

索菲亚：“语气友好。”

治疗师：“友好吗？”

索菲亚：“还有不要大声。因为，对于有些科目，我根本不是那块料，如果用这个指责我，我觉得很傻。在数学和物理上，我妈妈总是说还不错。还有，不能强迫我来谈它。要谈，也得是我自愿谈到的。”

治疗师：“我觉得这不现实。你们必须好好商量一下。”

索菲亚：“是的，但不能像我妈妈那样：‘现在我们必须谈谈学习，一切都很糟糕！’我不知道，一般来说，我肯定不愿意总谈学习。”

治疗师：“嗯，你们本来应该在家里多谈论学校的事情，当然要约好再谈，别天天谈。”

索菲亚：“是的，就像今早。我刚刚收拾好，我妈就进来直接因为数学来骂我。这样做让我的心情立马不好了，如果一天是这样开始的……也许就不那么酷了。”

治疗师：“好的，使用说明书里还应该包括哪些内容？”

索菲亚：“跟我多说说话。”

治疗师：“怎么与你谈话能让你感觉好些呢？”

索菲亚：“用一种善意、友好的声调，不要太大声。”

治疗师：好吧，当索菲亚把一个坏成绩带回家，作为母亲，您应该……该如何善意和友好跟她谈话？

索菲亚：也不是这样，还是多鼓励吧。但是也不要夸张，只是夸奖，不然你就会觉得……这很难解释，因为没有提醒，我就会想混日子，啥也不干。”

治疗师：“正确地综合一下，要鼓励，但不能太苛求，并在任何情况下都不要指责，这个要求很高呢！”

索菲亚："我们也应该在说明书里写下，有时候对于后果真的严重的事情，要用严厉的语气，我可能也会改变。"

治疗师："如果父母说：'索菲亚，下个礼拜你不应该再东跑西跑了，你还有另一个考试。'这会有所帮助吗？还是'愤怒女士'围着你大喊大叫才有用？"

索菲亚："提醒算是有帮助的。"

治疗师："人们如何得知你的心情处于绿色区？"

索菲亚："一看就知道，看我怎么说话。如果我进来说（单声调）：'你好。'声调单一，这就是在极限边缘。如果我（烦躁地）说：'你好！'那就很糟糕。如果我（开心地）说：'你好！'那就挺好。"

治疗师："啊，好的。这意味着你根本不是对父母生气或者对于不能外出生气，而是你在学校有压力？"

索菲亚："是的，就是这样。"

在这项技术中，青少年将被邀请来扮演一个称职的观察者的角色，并作为他自己的专家发言。对于儿童，作为一种技术变体，治疗师可以将手偶当作顾问与其一起工作，该技术还有另一种变体。

处理危机的紧急处方 要求青少年利用治疗过程中取得的良好经验，为未来下一个处方。它应该放在容易拿到的地方。偶尔的预防性危机演习有助于为"严肃情况"做准备。一些青少年由于过度换气而手足抽搐、冲动伤害自己或因恐惧而失控，经常被医院当作"急救病人"收治。回顾一下既往史，这往往表明医院是某种安全的地方，遇到巨大危机，他们可以在那里找到受到保护的感觉，那里是避难所。为了打破这个避难所的循环，我建议："确保诊所继续为你敞开大门是好的。我的请求是：来个紧急情况演习。选你感觉良好的一天，跑到最近的医院，坐到大厅里，看着来来往往的医生，然后思考："是啊，你可以把自己搞进门诊部，但是你也可以不这么做！"在完成这项任务之后，人们就会对住院失去兴趣。人们还可以问孩子或青少年在治疗期间的积极经验。

对治疗报告提问

- “有哪三件事情特别能帮助你解决问题？”
- “你认识有同样问题的其他孩子吗？”
- “你会给有同样问题的孩子什么建议呢？”
- “如果问题出现，哪三件事情最好别做？”
- “在你生命中最糟糕的时刻，什么是对你最有帮助的？”
- “是你还是你的问题在主宰你的生活？”
- “什么能帮助你再次成为老大，把问题‘赶到后排座’？”

报告和治疗书籍都是经验报告，它记录了好的和糟糕的时刻：不是一本用最正确的方式处理问题的手册。

与青少年和多家庭团体合作工作时，我很乐意建议家庭采用视频，更确切地说是披露危机事件前后的生活情况以及治疗过程中的关键进展。

群发邮件 激活社会资源是促进治疗进步和维护其稳定性的最重要的方法之一。在此尤其推荐互联网。青少年伴随互联网一起成长，并在网上花费大量的时间写邮件、发短信和聊天以保持与他人的联系。使用电子邮件来协助心理治疗变得越来越流行。通过电子邮件进行的非正式联系比通过信件的多得多。父母把青少年介绍前来，我请求他们写一封电子邮件来阐述他们的见解和想法。以此展示了我对青少年立场的兴趣并提升了约束力。在会谈中间，互相发邮件可以让人放松，他们会通过电子邮件发送他们在治疗日记上的记录，或者展示如何完成商定任务的照片。

群发邮件是让朋友和家人了解您生活中所发生事情的常用方式。青少年可以成为他自己进步的发言人，并提供有关最新发展的信息。这种干预利用了现有的社交网络。青少年被要求：“每周一次向朋友们群发邮件，报告一下在‘超酷俱乐部’或者‘拖延症战胜者俱乐部’里有什么进展。”治疗师和青少年也可以在治疗谈话中一起起草群发邮件：“在你的奋战中有什么重要的消息？其他的观察者会说什么？直到下一次群发邮件时，这个故事会如何继续？”报告日常生活中短暂而重要的小插曲，强化了对病症的积极讨论。

证书、诊断和病历 我们的生活在很大程度上受到机构和当局的监管。诊断、学校成绩单、测试结果和诸如关于监护权的官方文件，对所谓的现实会产生持久的影响。通常，它们片面关注病理，并且用来访者不易理解的语言来撰写。在我看来，讲述关于某人的故事时，此人应该有参与发言权。如果提交了孩子的检查结果，我会和家庭一起，把结果放在一个类别广泛的标准里，既考虑到优势，也顾及弱势。讨论相互冲突的诊断并征求家庭的判断。如果涉及机构内（住院）治疗，或者青少年福利局也出具了报告，那么青少年或其父母也可以行使少数票权力，对这些帮助者的判断加以补充，他们的少数意见也会存档。撰写报告以及给其他科医生的报告，并给家庭寄一份复印件，是一种好的系统式实践。

家庭座右铭　在治疗过程中，家庭的核心观念常常会显现出来，这种观念作为定调子的主题，具有深远的行为指导效果，例如，“先工作，再娱乐”这样的格言，父母在自己的童年时就耳熟能详，或作为箴言挂在家里的厨房门上。我会打听有没有什么关键词、主题句、最爱的旋律或者“家歌”，然后开启一场讨论。

（1）“哪个座右铭、哪个主题句，最能反映你们近来的生活？”

（2）“这个座右铭如今还适合你们吗？”

（3）“对现在和未来来说，有没有什么新的好的座右铭、主题句，就是能作为你们家标语用的那种？”

（4）“也许你们可以将这句话印在T恤上，或者把座右铭做成贴纸。”

家庭对于自己的新口号有各种主意，例如，“强大军团”“生活就是生活”“别担心，要快乐”“此时不做，更待何时”或“欢乐颂”。

家庭传说　有些家庭故事会传达一种视野狭隘的、消极的现实观，并且它们会一次又一次地被说给孩子听。它们相对含糊，提供了对过去事件的不准确的说法，传达了一条没那么容易检验真假的信息。这种传奇故事的一个例子，就是一个以指责口吻讲述的故事：“你出生时，我差点死了！”此话的意义不在于内容，而更多地在于它塑造关系的效果。比事件真相更重要的是，叙述者和听众给传奇赋予了什么样的意义。

（1）如果治疗中来访家庭开始讲述往事和传奇故事，治疗师要认真倾听。注意核心主题、模式和前后不一。发现那些与故事里展现的现实不符合的经历和言辞。

（2）以共情、尊重、同感和认可来回应讲述者。通过一系列简短、友好、幽默的评论来追问来访者的现实经历。提出有针对性的问题，来强调故事的某些方面。进行一系列小的重新解释，以便让来访者准备好对他的故事进行关键性的、全面的重新解释，这会令他自身的行为有所改变。

（3）尝试了解隐藏在传说故事中的需求和渴望。如果来访者感到被听见与被理解，问题行为会自然消失。

（4）最后把来访者的故事转变为一个新的逻辑连贯的总结，提供给来访者，这个总结使得其看待事物的观点更加友好。

（5）建议在日常生活中实施这些由故事总结出的操作步骤。

▼

父母之前一直都操心着他们的长女，而自从她上大学离开之后，14 岁的卡佳越来越成为关注的中心。作为问题儿童，卡佳也算得上实至名归——学业上她敷衍了事，总是因为各种小的违纪问题被记过，觉得学习的事情远远不如朋友的约定重要。因此，父母担心卡佳堕落下去会误入歧途，这种担心离实际情况还相距甚远。在家族史里，有一个关于父亲最小的弟弟的传说，他在移民之后开始犯罪，最后死于吸毒过量。父亲曾经担负起照顾弟弟的任务，之后经历了极大的自责。至少父亲想要做到，这种堕落不会发生在女儿身上。

卡佳让我很容易地找到了一个更为友善的故事。她之前非常积极地要去留学，父母同意让她寄宿在当地人的家里学法语。在那里的时候，她作为互惠生的身份，要看护小孩子。我让她与我，还有她吃惊的父母详细描述了她从那家父母那里得到的评价：谨慎、可靠和乐于助人。父母开始认识到她的另一面，并感到自己那种最糟糕的忧虑明显毫无理由。

在我们生命的最初，从出生开始我们就置于一个并非自愿选择的境况中。在治疗的中期阶段，我喜欢问：“如果你的生活是一本书，那么它是一个紧张的剧本，还是一出悲伤的戏剧？如果你意识到，你不仅不是配角，还是这个剧本的主角，同时还是导演（这出你人生的剧）……你对接下来的几幕有什么想法？呈现出来的是沉重的，还是欢快的？对于已经过去的艰难时光的那一幕，你会取什么标题？什么标题符合当前发生的这一幕？当然结尾还没写完。下一个章节该叫什么，你有主意了吗？”

12.4 隐喻

系统治疗会区分语言或数字信号的表达和模拟信号的表达形式，后者借助符号、标识或图像进行交流。隐喻和模拟是交流以及心理治疗的重要媒介。与语言干预不同的是，它们激发“右半脑”的感性、图像式的理解能力。隐喻用图片和类比说话。作为间接的沟通方式，它较不容易引发阻抗。隐喻与问题或相关事务的关系是同构的：一个形式、一个印象或者一个表达，具象代指另一个话题。经历在图像的、情感的层面上被理解。

图片和家庭雕塑可以被看作隐喻，具体象征着复杂的关系模式和问题模式。隐喻有助于建立另一种情感框架。这种情感框架激发图像思维，并开辟了视角和解决途径。在它们的帮助下，治疗师的信息传达得更加形象直观。

治疗师可以利用家庭的诉苦抱怨来生成治疗隐喻，这种隐喻促成对事态的新理解，从而生成行动步骤。家庭提供的话题可以用作中心隐喻：“没路走，怎么都行不通”或者“我这个人，可悲，孤独”。这些问题模式可以通过隐喻加以正面的重新解释，或者对其进行尖锐的质疑：“您儿子坐在软轿里，他都忘了自己该怎么走路了，您还要抬他多久？”

一个好的隐喻胜过千言万语；如果这些隐喻触动了人心，在整个治疗过程中它们都可以被用作贯穿始终的红线。它们可以指涉某个人、某个症状、某段关系，也可以指涉整个家庭或者他们与治疗师的关系。一个面质式隐喻影射着发育年龄，你可以这样问：“你 11 岁了，可是有时表现得却还像个 5 岁的孩子。你现在多高了？你能不能撑起你真正的身高，而不是总是扮小？”

个性层面上的隐喻　面对“急脾气”的青少年和父母，我乐意跟他们讲耕马和高贵的阿拉伯纯种马之间的区别：“我并不会把你视为笨重的耕马，相反，你会让人联想到一匹高贵的赛马，非常快，可是也有脾气。人们对这匹高贵的马做些什么，才能让它不要焦躁不安并一切顺利呢？”

那些做很多事都需要更长时间的孩子，我会提醒他们一辆奔驰和一辆柴油发动机汽车之间的区别：“任何熟悉发动机的人都知道：柴油发动机需要多一些时间来预热。但是只要发动了，就会运行得很好！”如果面对的问题是暴怒发作或者冲动行为，我喜欢用“导火线很短”来隐喻。

有些孩子在学习上很吃力，我就会拿一台折扣店里的电脑做比喻，它的硬件配置非常好，但是有些元件相互调试得不太好：“我的电脑也遇上过学习障碍。如果太多程序同时启动，不知道什么时候就不行了，电脑就会死机。这时候你必须关闭一些程序或者按重启键，才能重新继续工作。”“我的大脑有时候也会切换到待机状态。你也这样过吗？就是你坐在这里但是不会接收到任何东西。”“这个孩子有非常敏锐的触角，它能感受到很多，需要一层厚毛皮来保护。他就像一个避雷针一样，把所有的紧张焦虑都吸引到自己身上了。”我也喜欢谈到那种“说‘不’的爱”，这和“说‘是’的爱”同样重要，用对自己说“是”的办法，取代对孩子说“不”的方式。“你知道世界上最好的电脑吗？它比任何机器都要强大！它就在你的两个耳朵之间。”家庭治疗师彼得·涅梅切克（Peter Nemetschek）更进一步强调，每个人都可以被证明为成功的典范，他在生命之初就将数百万竞争者甩在了后面。

关系模式的隐喻 隐喻可以在类比层面上复述出系统的复杂模式。家有处于青春期的孩子的父母有一种典型的抱怨：要是父母不站在一边不断地催促，他们什么都不会干。我将这种情况比喻成盖房子：“工头交代了上午要做些什么，但是中途还会来看看进展如何。工头当然不会自己动手垒墙，他只是向下交代具体干什么。偶尔他会来看有什么事，毕竟完全不监工也行不通。”对离异家庭的小孩我会说：“你不应该被当作父母的‘信差’。”“如果孩子们喜欢扮演小王子或小公主就太棒了，他们绝对有权利……只要家里有一位国王或王后，知道怎么统治。”“这种关系就好像橡皮筋。你被卡住了，我的朋友……16 岁了，你还在喝母乳，就是这个让你肚子疼。爱也会成为牢笼。你必须学会掌控你的身体，不要任由你父母的担心来掌控你的肚子”。

症状可以被理解为对家庭关系层面上问题的隐喻。对于在金钱方面的不公正行为的抱怨，可能代表了困难的关系形态。一个年轻人强迫性地拔头发，可能是为某事对自己的惩罚。饮食症状可能表达了为好感和爱而引起的冲突。

对于整个家庭的隐喻 我喜欢将家庭比喻为“需要教练的球队”，还需要一个裁判。他也可以加入，但是会亮红卡和黄卡，并注意保持游戏公平。“这个家庭是一个值得自豪的团队，还是一盘毫无管理的散沙？你喜欢归属于这个团队吗？”另一个隐喻是家庭乐队：“如果这个家庭是一个四重奏或五重奏乐队，那么演奏的是什么音乐呢？主旋律、基本旋律又是哪些？是不是所有人都是独奏家，一个接一个地演奏？所有人都必须一直用一种方式演奏吗？是否允许脱团溜号、演奏重音或者某天建立自己的二重奏？”

家庭可以被比喻为一栋房子：“如果你的家庭是一栋房子，那么它就是栋没有门卫的房子，还是一栋舒适温暖的房子？是否有公用的房间、一间单独给父母的房间，有一些房间写着“请敲门”字样的门牌或者根本没有门？你们在房子哪里碰面？如果房子是木头做的，可以随意移动一面墙：你们最想改变的是什么？”

如果年幼的孩子过分地想要对父母有决定权，我会问：“你们是怎么来这里的？开车？谁开的车呀？是妈妈？如果两个人同时坐在方向盘前，要加油或者要踩刹车，那么会发生什么呀？”我喜欢将养育孩子的任务与花园相比较——有些人喜欢带有紧密树篱、规划精确的花园。有些家长觉得孩子教育就是一座丛林或者伊甸园，里边的一切都是自发生长，植物在没人照管的时候生长得最好。然而，依据我的经验，植物需要一定的护理、水和肥料，以便它们有成长的可能——否则要么花园枯萎，要么杂草丛生。“这个家庭看起来就像一艘没有舵手和船长的船……孩子们觉得，得自己来掌舵，因而他们就不胜重负了……”“作为单亲妈妈你独自划着这艘船……等着前夫来划另一只桨，是徒劳的……不过你不用一直为沿哪条航线行进与他争吵了！”

与治疗师关系的隐喻 我没有用“法官”“警察”“哭墙”或“心理药丸”来隐喻我在治疗里的角色，而是将咨询定义为一场发现之旅或者冒险之旅，行进在充满未知可能的大地上，而我的任务正如一个熟悉地形的登山向导。

活的生物的隐喻 这类隐喻可以是一种意义象征，象征着孩子面临的特殊任务。在一些家庭安排中，父母可以分派孩子去照顾动物，要想照管好它们，就需要给它们喂食、带出去运动和护理。对于怕狗的小孩，治疗师可以建议找一只怕人的小奶狗，这只幼犬害怕人类甚于孩子怕狗，让狗慢慢习惯人类。另一个例子是让遭受校园暴力的学生，来种植和照顾树木或小树林。

12.5 轶事

轶事和置入历史案例让治疗更加生动。当人们遵循他人的脚步，选择相似的路径，进展的速度会更快。一个简单的治疗性短故事可以这样开头："我曾经有一个来访者……"或者是："上一个有类似问题的家庭，他们……"在米尔顿·埃里克森的谈话中，这类短故事屡见不鲜。像惠特克（Whitaker）这样的家庭治疗先驱，在进行家庭谈话过程中，讲述了对他们原发过程的联想；而伯恩哈德·特伦克尔（Bernhard Trenkle）喜欢通过讲笑话来传达治疗信息。我喜欢从日常生活、日报上的杂谈专栏、我的治疗工作中找故事，还会引用歌曲、诗词或者阿凡提的故事，这些故事与家庭的主题构成了"同构"关系。轶事则应该让问题模式清晰化，并激发解决方法。

为了取得很多进展，就需要孩子和父母加以练习、坚持不懈、热情投入。为了传达这个思想，我会这么讲："下班后，我喜欢去附近的游泳池游泳……我的家乡在石勒苏益格－荷尔斯泰因州，那里溺水孩子的数量急速增加，越来越多的小孩学不会真正的游泳……他们宁愿在水上公园啪啦啪啦地划水玩，也没人教他们。最近我在游泳池那里看到一个小男孩，大概 4 岁，最多 5 岁，他的爸爸应该是个……爸爸很慈爱地鼓励他：再吸一口气，再来一次，你做得到！他教孩子游泳时，也传授给孩子耐心、爱和坚持。如果想要孩子能够自由地游泳，他和他的父母都必须全力以赴。"

我有个朋友叫汉斯－技术　和许多其他的系统式家庭治疗的理念和干预措施一样，这项技术可以追溯到埃里克森。我们给该家庭讲述另一个家庭案例，他们面临类似问题，已经找到了解决方法。但他们的情况与来访者真正的问题会有一些微小的区别。我常常提起一个比当前咨询的儿童小两岁的孩子："曾经有个女孩在我这里咨询，大概比你小两岁……"然后描述万事开头难之后是如何找到了解决方法，走出了困境："你所说的，让我想起了一个年轻的同事，他为了一个男孩的治疗来寻求我的建议。这个男孩 5 岁了还尿床。我告诉他，对孩子最有帮助的是树立信心："你一定能搞定！"更确切地说，父母也要有信心，自己对自己也要有信心。父母有时候会有这样的预感：春天来了，夏天也许就不远了，这个夏天他就可以不穿尿布了。他们有了这种信心，让孩子不穿尿布到处蹦跶。然后我们还谈了一些有效策略，如穿报警裤、借助药物之类的。但几周之后，我同事告诉我，这些培训是多余的。父母报告说，第一次谈话就给了他们信心，他们相信自己的儿子能战胜困难。从那天起，每天早上床都是干的。我的同事还补充说，他跟他妻子也讲了这个“首要原则：希望”“我 8 岁的儿子从上周起也能睡在干爽的床上啦！”

我的朋友乔和我的朋友吉姆 – 技术 有时候我会给家庭提供两个故事来选择，其中一个故事包含了可以应用到当前问题上的解决方案，与此同时另一个故事是失败的。然后我问该家庭，他们会选择哪一条路：“你们知道吗？科学家已经确定，三分之一的离异夫妻，几年后可以作为父母相处得很好，可以很公平，并且有建设性地对待并照顾孩子；三分之一就是平均水平；最后的三分之一则是保持持续不断的战争状态。我不知道，你们算是哪个群体？”大多数情况下家庭都会强调，自己最差也不过是平均群体。

来自治疗师生活中的轶事 作为治疗师，我们与来访者必须保持专业的距离，但是也要保持良好可靠的关系。我也会讲述自己的生活，不过要三思之后慎重为之。如果来访者讲了一个痛苦的故事，我们就不能用治疗师的自我坦白回应一个相反的故事。不过，当我们作为一个人与来访者交流并展示自己的弱点和优势时，我们会显得更令人信服。家庭更喜欢不刻意保持距离，像普通人一样可触可感的治疗师。

12.6 治疗的故事

讲故事，是教育学和雄辩术的一种最古老的媒介。通过讲述家族故事和传说，实现了家庭的现实构建。父母的讲述、儿童书籍和童话对社会化有着很大的贡献。如今，文化和社会的规则也通过漫画、电影和电视节目传播着。故事和童话，在家庭治疗中也是有效的干预形式。在过去，非指导性游戏治疗的支持者担心，故事会过多地影响自由表达和幻想。如今，游戏治疗通常使用更加结构化的干预措施。当我讲述治疗故事时，我不会指出一条孩子应该走的路，而是提供所有可能选择的路线。

在治疗中讲述的家庭故事报告着他们遇到的困难，然后突如其来地就中断了。

它们类似于一个徒步之旅的故事，走到了悬崖峭壁之后就停滞不前了；该家庭停止讲述，就仿佛他们还一直站在同一堵墙前面。我会耐心地追问下去，来化解这个未完成故事的停滞："然后呢？发生了什么？"睡前故事这样结尾："然后狼来了，吃掉了祖母。晚安！"这显然不会让人舒服。治疗故事就像童话一样，必须带来一个快乐的结局，这样孩子和父母才能安然入睡。

故事提供了进入儿童世界的很好的入口。它们呼应着孩子的幻想，使用形象和比喻的语言，用适合孩子的方式传达了治疗信息和有关解决方案的主意。如果先讲个故事，营造一个能让孩子信任的氛围，谈一些话题就更容易了。

这些故事是一种间接的、起类比作用的交流形式，会触发孩子内在的搜索过程，并引发内转。通过激活右半脑进程，治疗信息会更易被接受。治疗有创伤和身体疾病的儿童时，讲一些故事，故事的主人公也面临与孩子类似的问题，这样的故事使他们在情感上保持距离的同时，可以来讨论严重困难的话题。

通常，故事中可以找到进行后续干预的着手点。孩子会把自己当作某个故事人物，并把它们当模板来学习。孩子从一个人物或者另一个人物中发现自己，那些在自己的故事里并不会提出的问题，此时就可以提出了。讲故事和阅读儿童书籍对父母而言是一个很好的机会，可以加强父母和孩子的亲密感和融洽度，父母可以积极帮助解决他的困难，还可以展示自己父母的职能和关怀。

治疗故事的表现形式　幻想故事将孩子现实的某些方面转化成另外的形式，比如，激发孩子的想象，设想父母和兄弟姐妹都是一场冒险经历中的各种动物。

镜子的故事复现了孩子的问题，带着细微的不同。这类故事反馈给孩子："你所说的那些事情，我是这样理解的……"

以解决方案为导向的故事　这类故事提供了相对开放同时具有指导性的路径，儿童或家庭可以选择。

隐喻故事　这类故事会使用形象的比喻，在形象的层面上给出解决方案："说到恐惧，它就像一只小动物，它落入圈套，被紧紧捆在树上：你必须走近这个绳圈，才能解开它；你越是往外拉绳子，绳子就系得越紧。小动物理解不了：你必须走进绳子才能解脱自己。"

悖论故事　这类故事会夸大问题模式，大部分情节都会很糟糕，反抗角色会一直走向堕落："你的行为让我想到我最近在报纸上读到的一件事。一个年轻人，刚刚拿到驾照，就租了一辆宝马，从鲍克斯山开下来。他开得太快了，一直到急转弯——彻底报废！多漂亮的新车。这真的不太明智！”

暗示指导性故事 这类故事会画出一条路径，并提供线索：要解决问题需要哪些特质，哪些挫折可以预料，路上有什么障碍，家庭作为团队共同努力有多必要，还要做好准备应对克服障碍后会发生的事。例如，这种类型的电影有《空手道小子》，男孩被同龄人嘲笑和贬低，于是他找到一位空手道大师拜师学艺，但是大师要求他必须坚持练习一年，然后才能真正地保护自己。

采用不同观点的故事 这类故事有助于换个立场看待问题并传达价值观。一个著名的例子是马克·吐温的《王子与乞丐》。

重新解释的故事 这类故事在问题模式中找到可用资源。之前显得积极的性格和行为，结果成了个问题。在兔子和乌龟赛跑的童话中，乌龟的慢慢腾腾被证明是一种资源，而兔子的激昂导致了失败。

间接故事 这类故事在隐喻层面上传达了治疗信息。小睡鼠波波[①]在困倦之前经历了各种各样的冒险，以至于他很高兴终于能睡觉了。

仪式转换的故事 这类故事传达了这样的信息：主人公在叙事的过程中发生变化。这种不可逆转的进展，得到了一个新的身份，要以新的名字加以标示。

家人可以共同发展一个故事，或者也可以由孩子或治疗师讲述。后续的故事可以讲上好多次。一般来说，故事主角在某种程度上类似于这个孩子，它面临的困难与孩子的问题明显相关。也可以用手偶或毛绒动物来讲故事。我喜欢和大毛毛熊一家一起工作，它们给小熊宝宝讲具有治疗效果的故事。这样的故事可以朗读或者自由讲述。利用照片和漫画，我们也可以把它们变成图片故事。我们还可以用迷你雕塑、玩偶剧和戏剧将其呈现出来，然后用光盘把视频录制下来作为报告。对于较小的孩子，给他们提供图画书或者一盒子照片、有趣的旅行纪念品和手工艺术品或者迷你人物雕塑，来诱使他们讲故事，这也是很有帮助的。

流程指示 当叙事的速度和节奏发生变化，故事就显得活灵活现。慎重地强调重读关键句，即可传达出紧张和扣人心弦的气氛。放弃太过琐碎的预先前提，会促使孩子更加放飞幻想。把视觉、听觉和运动的感官知觉交织在一起，才能看见、听

① 德国经典绘本。——译者注

见、感受到……故事获得情感会更具备充沛的表现力。认知的复杂性要适于儿童。我们通过插入的信息可以鼓励孩子相信自己，能够采取措施找到自身问题的解决方案。

轮流讲故事 这是一种“热身技术”，每个家庭成员都选择一个迷你人物或手偶。治疗师可以从类似的话开始：“从前有一条鳄鱼……”然后，每个家庭成员轮流用他的手偶来补充一句话。妈妈：“鳄鱼碰到了一只有点害羞的兔子。”孩子：“害羞的兔子跑进了森林，然后……”

句子补充 美国心理学家布兰登（Branden）发展出一种句子补充方法，来讨论那些未宣之于口的、并未有意识呈现出来的主题和情感。治疗师讲一个故事的开头，或者讲一系列句子片段，要求来访者补充。“请将这个故事补充完整：有一天，国王菲茨进入森林……”“有一天，我妈妈真的很开心，因为……”还有一个变体，就是治疗师讲出故事的开头，要求来访者补充完整。

父母的故事作为资源 大多数家庭都有一个亲身经历的故事宝库，可以为解决当前问题提供宝藏。孩子们喜欢听关于他们来历的故事，那时的爸爸妈妈都还是小孩，并且克服了所有的困难。儿童和青少年会非常认真地听故事，有时候学到的比父母期望的更多，比如，关于那个学校恶作剧。如果一个年轻人面临着艰难的任务，我喜欢建议：“采访一下你的父母，问问他们十五六岁的时候在学校表现如何。让他们好好跟你讲讲他们那时的情况！”与此同时，我仍处在进程层面，只用偶尔的提问来保证叙述继续进行：“你知道吗？你的父亲也曾经‘在困难的道路上’学到过教训。你觉得如果你采用一下他的‘专业知识’会怎样？”

系列故事 会讲故事的人制造了故事的张力。嵌入故事和后续故事，例如《一千零一夜》、保罗·马尔（Paul Maar）写的《里贝尔的梦》或者“哈利·波特系列”，给主题披上不同故事的外衣，相互关联。于是大家都好奇接下来会怎样：“你们可能都想知道，后来发生了什么……”在儿童疗法中，我建议：“你们想一想，这个故事该如何结束！”然后在下一次谈话中继续。

相册作为插图版的家庭故事 相册是一本带插图的图画书，保存了家庭的故事和轶事。它们为寻找资源宝藏提供了一个绝佳的切入点，如果要重建家庭故事，比如，对于一个收养和继养孩子的家庭，家庭中的父亲早逝，或在巨大变故之后逃亡和移民，这就给我们提供了一条中心线索，让我们开始讲述。

作为准备，我建议带三张对每个人都有意义的照片。我们需要人均15分钟的时间来进行从容的详细讨论，这样的干预对家庭来说需要一些时间。首先要解释一下，所选的照片对每个人都有什么样的含义。这时要注意下列几个方面。

- 照片的挑选是怎么进行的？
- 从这张照片中，我们可以看出摄影师抱着什么样的态度？
- 这个人这些年有什么变化？
- 这些照片整体传达了什么样的心情？
- 亲人之间的亲密与疏远表现如何？
- 哪个人一直不在照片里？

对于遭受父母糟糕的态度或不停的责骂的青少年（“一开始就不想要你，你毁了我的人生”），我会让他给我看一张婴儿时代最可爱的照片。这会让人一目了然：这个婴儿娇小，需要保护，人见人爱，无论父母想说些什么。

母狮的故事 我喜欢给单亲妈妈和她的孩子们讲母狮的故事：“你们很可能知道非洲狮——它们体型巨大非常强壮！他们的特别之处在于：他们一起狩猎，特别是雌性！母狮们相处得很好。雄狮呢？大部分时间都躺着无所事事。母狮自己都可以单独完成狩猎（也许和其他几头母狮子一起）。她知道：等待一头雄狮子爬起来一起去狩猎，基本不可能。她们时不时来回咆哮，发出恐吓！雌狮非常强壮，她们用强有力的爪子来保护她们的幼崽。她们也可以非常温柔地发出呼噜声，但是有时候，小狮子宝宝会发现：噢噢！妈妈怒吼起来好厉害，这可不是开玩笑的！”

互相讲故事 这项技术将使我们有可能以适合儿童的方式探讨问题。它适用于小孩子和大孩子的多种问题。

孩子们经常自发地讲故事。这些故事是礼物，作为回礼，我也会回以一个小故事，故事的结局会更好一些。在过程层面，干预的模式符合“同步带领”原则：孩子自发或者在我的请求下讲故事。这个故事会被我复述，找到一两个关键主题，再讲述一个具有相同性质的第二个故事，但是有一个好一点的结局。这个的结局的差别虽然微小却意义非凡。用几乎相同的话语重复这个故事（“那就是我的故事”）来引起高度的关注。给这个孩子展示了另一种行动方案，他被告知：“你实际上已经接近目标了！”

（1）关注孩子自发讲的故事。

（2）请孩子或家人："讲一个故事，有开头，有中间部分，还有结尾！"

（3）认真听故事。

（4）问孩子，你是否可以研究和重复自己的故事，但是形式略有不同！

（5）再次讲述同一个故事，可以有一点小小区别和一个好一点的结局。

（6）问孩子："这个改变了的故事，你觉得怎样？"

有解决方案的故事必须符合孩子的情况。该技术符合心理治疗的基本要素：人们来找治疗师，讲述他们自己的故事。治疗师作为尊敬的听众，共同接纳了这个故事。他们一起发展出一个新的故事，符合来访者的现实，并在双重意义上抵消了这一现实。

交互 / 电台访问故事 孩子们喜欢对着麦克风讲话，或者参加一个虚拟的电台节目。为此，我会准备一个有外接麦克风的 MP3 播放器。

治疗师："你好，这里是疯狂的记者——神秘的鲁迪。女士们，先生们，男孩女孩们，欢迎你们！你喜欢到我的电台节目中做嘉宾吗？今天我们有特邀嘉宾（拿着麦克风）：维尔纳！很高兴你和我们在一起，维尔纳，你今年多大了？"

维尔纳："8 岁了。"

治疗师："你住在哪里？"

维尔纳："海德堡。"

治疗师："你在哪所学校？是城堡学校吗？上几年级？"

维尔纳："三年级。"

治疗师："维尔纳，你最爱吃什么食物？"

维尔纳："比萨和薯条，啧啧。"

治疗师："我们了解了关于你的一些事情，现在开始我们的节目吧。我们很想知道你今天想告诉我们什么。讲一个故事吧，要有开头和中间部分还有结尾，维尔纳，请讲。"

维尔纳："从前，有一只叫维克托的小狗，住在一个村子里。维克托小主人的爸爸，必须找一份新工作，然后他们就搬家了。新的村子里有好多狗，它们对维克托不太友好。维克托总是被咬伤，它也不知道该怎么办，其他的狗实在太强壮了。它最喜欢和小主人一起玩，但是他每天上午都得去上学。”

治疗师：“谢谢你亲爱的维尔纳，你讲了一个很棒的故事。现在下面的故事让神秘的鲁迪接着讲曾经有只小狗和它的小主人一起搬家来到这个村子。这个村子里已经有很多狗了，它们对维克托不太友好。维克托经常被咬伤，它也不知道自己该怎么办，其他的狗都很强壮。但是有一天它的小主人回到家对它说：‘来，维克托，我听说有一个狗狗体育俱乐部。我们可以去那里训练，并且可以认识其他男孩的狗狗。’维克托很高兴，迫不及待地想要去训练了。”

这种报道也可以用“电话访谈”来进行，或者通过电子邮件来交换故事。我给孩子们一张录好音的CD带回家。

创意人物 这种结构化的技术会通过替代模型主动提供解决方案。首先，选择一个中心主题，要对孩子的感情有重大意义。然后，治疗师讲一个故事，指明解决之路。行动的框架背景是一个虚构的电台广播。演员是一群不同的动物和一系列令人难忘的名字，如“愤怒的汤姆”或“胆小的凯特”，他们象征性地呈现着孩子的问题和孩子性格的某部分。聪明的猫头鹰或者一个其他的魔法人物代表着治疗师。此外，还有一个记者，伴随并评论这个故事。随着这句评论，干预就开始了：“我想出来了一个故事，你来听一听！”孩子的评论，要注意接收到并整合到故事里。记者可以紧接着采访孩子，或者让他来画出人物和故事。

隐喻故事 像许多爱讲故事的治疗师一样，我特别关注米尔斯（Mills）和克劳利（Crowley）的工作。在开始起草故事之前，我会先收集孩子爱好的信息，他最喜欢的故事人物，最喜欢的动物，特别喜欢的地方，以及个人的偏爱和喜好，这样可以很好地评估他的态度。然后，讲一个与孩子问题有类比关系的故事。一个从外表看来和孩子完全不一样的主人公，却有着相似的性格，必须面对挑战。他找到了帮手，这些帮手利用幽默和临机应变的神奇手段帮助了他，经过某个转变，主人公不仅完成了任务，而且变成了一个老练成熟的人，故事的结尾是为他公开庆祝。

与直接解决问题的故事方案相比，这样的干预并不诉诸理性层面上的理解，而更强烈地在象征层面上获取理解，并同时影响意识和潜意识层面。治疗师构思故事时必须遵循以下的基本要素。

（1）英雄的出现和一场隐喻的冲突。替代角色（比如动物）要能形象表现儿童面临的冲突或问题。用简单的语言展示问题的每个方面："在很久很久以前，那时候许愿仍然有用，在遥远的地方住着一个男人，他只想快乐满足地生活。但是他有一个问题（和这个孩子一样）。"

（2）帮助者登场。朋友和帮助者登台了，代表了内在和外在的资源，他们可以是人物角色或者人格化的魔法物品："在森林中他遇到了三个人……"

（3）参考平行的成功经验。主人公克服了日常生活的困难并反思过去的成功冒险，这都令他更加明白："你可以战胜你的问题！"

（4）危机隐喻。英雄通过了一系列的考验和危机四伏的转折点，利用了帮助者的支持或者他们的资源，或者他自己在故事发展中越来越熟练的技能。

（5）新身份。主人公在危机之后实现了自己的目标，超越了自己，焕然一新，现在可以算是伟大的人物了。

（6）赞许。主人公的成功得到了社会的赞许，例如，在毕业典礼上，主人公的成功和改变被大家一致肯定。

▼

9岁的弗雷德里克曾经跟他的儿科医生打听一位心理学家，他想跟心理学家谈谈他严重的视力障碍。一个问题总是萦绕在他的脑海中：如果他长大后，父母不再在他身边，他该如何生活。我们的这些会谈对他和他的家人有好处，在讨论如何应对他的残障带来的后果时，这些会谈起到了陪伴的作用。每当人们热烈地讨论起辉煌的落日，或者草地上的一只可爱的兔子时，对他来说就是一次刺痛，这可以被理解。我决定给他讲述下面的故事：

很久很久之前，不知何时何地，离这里很远很远，生活着鼹鼠康拉德。康拉德住在一个非常美丽的洞穴里，毕竟它很善于挖洞，是个很好的建筑师。在温暖的洞穴里，它感到非常的惬意：它有一张床，储存了很多粮食，偶尔还有朋友来拜访，它们是沙鼠鲁道夫和刺猬洛伦茨。当它们来的时候，康拉德总是很开心，但是当它们离开时，可爱的鼹鼠就会陷入沉思。它心想：上面的世界到底是什么样子呢？它非常想看看那条大河，沙鼠和刺猬不止一次地跟它提起过。可是，每当它走出自己的窝，太阳光如此刺眼，它根本看不清这个世界。所以可爱的鼹鼠整日闷闷不乐，对什么都提不起兴趣，于是它就很少离开自己的家。

只有在夜晚，月亮出来时，康拉德才敢从窝里伸出脑袋，环视四周——它多么想勇敢地去看看大河。一阵凉爽清新的微风拂过它的鼻子……可是，这是什么？从未听过的美妙声音飘进它的小耳朵……康拉德情不自禁，它必须找到这个声音，它跟着声音一直来到葡萄园的山坡上，在一堵干燥的城墙前，它发现了一位女乐手，它一直在拉小提琴。那是一只知了，正在它的弦上开一场夜间音乐会。康拉德从来没有听过如此美妙的音乐。它全神贯注地听着它演奏。“你是谁？”音乐会休息期间它虔诚地问：“你的音乐是如此美妙！”“我是知了知知，我来自大河以南的国度，那里有很多像我一样的音乐家。你呢？你是谁？你要去哪里？”康拉德进行了自我介绍并说起了它急切地想去看大河的渴望，还谈到了自己的担心，光亮下它不知道该怎么办。知知说：“我可以帮你，康拉德，这里有个贝壳，是我从南方之国漫游到此一路带来的，大河就是在那里汇入大海的。如果你把它贴在耳朵上，你就可以听见大河奔腾的声音。当你想穿过森林回家时，你将在贝壳里听到我的音乐为你带路。跟随你内心的耳朵吧，你的脚步会告诉你路在何方！”康拉德并没有完全理解，但是它感谢了知知的礼物，启程上路了。

穿过森林，路途漫漫……过了一段时间，康拉德来到了一个十字路口，四条路通向不同的方向。“我该走哪条路，才能到达大河呢？”它问自己，却束手无策。它想起了知知给它的建议，从背包里取出贝壳，贴到耳朵上，凝神细听……在其中一条道路上，大河的波涛声变得清晰，于是它就沿着这条路走。可是路很长，它的脚开始变得沉重，它开始担心自己能不能真的找到那条大河。这时，它在路上碰到了蜗牛海恩，它正不紧不慢地背着自己的房子。“你要去哪里？”海恩问它。在鼹鼠跟它讲了自己要去大河的愿望后，海恩笑破了肚皮：“大河太远了，你怎么都不可能走到的。赶快回去吧！”它说完后便吧嗒吧嗒地拖着房子走了。一段熟悉的曲调又在康拉德的耳边低低响起：“……你做不到……你做不到……”沮丧的康拉德举起贝壳，将它靠近耳朵。但这是什么？

它清清楚楚地听到了清亮的波涛声！康拉德跳了起来，沿着路急急向前，转过一个拐弯，翻过一座山丘：就在那儿，它嗅到了这条河的神秘芬芳，新的气味涌进它敏锐的鼻子，它熟悉这段灿烂的乐章，它已经听过那么多次了。它穿过草地，来到大河边，现在它可以听见这真实的声音了：这宏大、宽阔和深沉的奔腾汹涌，是它在贝壳的帮助下不停追寻，终于找到的。康拉德再也忍不住了，它把它的小爪子浸入清冷的河水中，触摸大河，这是多么神圣的感受啊！比它在梦中想象的还要美妙。在河边，它认识了青蛙呱呱，呱呱立刻提出可以给它上游泳课。这里还有草地蟋蟀，它们与知了知知可是老相识了，它们演奏着美妙的音乐。这里还有漂亮的蝴蝶们。但是不知道什么时候，康拉德开始想家了，它想念它舒适的小洞穴。在河边又待了几天之后，它收拾了行装，青蛙呱呱送了它一小段路，然后与它道别："别忘了，康拉德，你可以随时回大河边，总有一天你会学会游泳的。"

穿过森林的路对康拉德来说更容易了，它学会了信任它内心的声音。开始下雨了，起初淅淅沥沥，接下来哗哗啦啦，最终变成一场无法逾越的滂沱大雨。不过康拉德已将大河的歌声牢记于心，只是偶尔才会把贝壳拿到手中，更因为它已经发觉，细听自己内心的声音，它就能找到它的路。在归乡的漫游之路上，它取道葡萄园的坡地，想要去感谢知知给了它一直陪伴左右的贝壳。但这是怎么了？之前的那堵墙呢？知知坐在上边演奏音乐的墙呢？这里闻起来只是新鲜潮湿的泥土，墙塌了，掩埋了知知的家。康拉德立刻开工，它把装贝壳的背包挂到树上，开始在土堆下挖第一条地道，好把石头和瓦砾铲走。第二条地道——对这事儿，它可是得心应手，它内心的耳朵告诉它：已经非常近了，知知总在这里坐着。然后就在这里，它找到了知知。它被压得皱巴巴的，但是好在它还完好无损。康拉德把知知拖到挖好的地道里。"还算顺利。"在上边的土地之上，雨不知道什么时候已经停了。"你是我的救命恩人，"知知说，"没有你，我根本不可能从这一堆石头里逃出来。""没有你，我也学不会倾听自己内心的声音，也找不到大河，更不会找到你。"鼹鼠的英勇壮举，很快在森林里传开了。在它回家的路上，鸟儿们歌颂着它的勇敢、它的果断和它在地底下的黑暗里也无懈可击的方向感，那可是大多数动物都做不到的。沙鼠鲁道夫和刺猬洛伦茨对此非常骄傲，它们组织了一场盛大的庆典，准备了森林里甜美的果子，康拉德度过了愉快的时光……“你回来了，真是太好了，”它们说，“要是我们，肯定找不到路！”“你们要学会遵循内心的声音，”康拉德说，“它会给你们指出去往大河的路！”

听完故事，弗雷德里克似乎陷入沉思。我们讨论了一些学校日常和家庭生活的其他话题，好让故事的效果慢慢发酵。在接下来的会谈中，他在情绪上好了很多。他主动谈起了他擅长的和让他开心的事情。总还是一再有一些情况，会让他因为自己的视觉受限而感到悲伤，但是他能很好地讲述，自己如何很快恢复，并享受生活。

漫画－故事　这是讲故事的另一种方式，利用孩子们对漫画书的热情。一起编一个漫画故事，故事里回应着孩子面临的问题。

（1）选择一个漫画角色：请孩子选择漫画角色并描述他。这个英雄应该足够强大，可以帮助他解决问题。任何形象都可以，从米老鼠到超级英雄。

（2）选择资源：英雄拥有魔法资源，比如，蓝精灵的魔法药水，或者其他。

（3）现在让孩子描述，他观察到这个角色采取什么行动来帮助他解决问题。可以提醒孩子，想起他最爱的动画片里所有出现的问题和激动人心的高潮。一开始这些卡通人物会觉得对问题无能为力，但是最后，他会挺身而出，挽救局面。

来自未来的信　很多孩子都知道什么是时间机器：乘坐时间机器可以去未来旅行，看一下未来的某一年我们怎么样了。由于当地大学取得的进展，在诊所里我也有一台这样的超现代时间机器。治疗快结束时，我请家人前往未来的某一年，那时一切都“超乎超级”。随后，我请求他们给我写一封来自未来某一年的信。

瞎编和幻想故事　抛开故事的治疗功能，讲故事总是很有趣的。家人们大笑起来，讲愚蠢好笑的故事，放飞幻想，神经症的幽灵就会缩回草丛里去了。我的手偶合唱团在会谈中讲滑稽搞笑的瞎编故事，我们又可以反过来再对它们胡编乱造，来消除儿童的无聊感。这样的句子，可以简单地引领孩子进入奇幻故事的多彩世界：

“如果我有一座超棒的城堡，我会……”“有一天，我在热带雨林里醒来，然后……”

图画书和儿童书籍 许多治疗故事类似父母喜欢给孩子读的童话和儿童故事。对主人公形象的认同使得儿童至少部分具有主要角色的特质。良好的家庭治疗强化父母的自我职能，提醒他们自己有能力成为称职的教益故事的讲述者。治疗师可以请父母在海量的儿童书籍故事中挑选故事，这些故事要包含孩子的问题或家庭的问题，也可以找一个他们自己过往的故事。

▼

一个6岁的男孩，由于出生时并发多动症，导致他运动功能不足。长期接受成功的职能治疗和物理疗法之后，所有治疗人员都评估他已经达到了最佳状态。然而，由于父亲的极高要求，他深受其苦。父亲虽然有基督教信仰，但仍然无法接受儿子患病的问题，不断向他提出过多的要求。这种不间断的潜在压力带来了这样的后果，男孩绝望地努力取悦着每个人，承受着巨大的压力。我建议父亲借一本马克斯·维尔修思（Max Velthuijs）的《我就是喜欢我》，在晚上的祷告时间给孩子读。我请他和儿子一起讨论，这只青蛙如何拼命地想成为别人，他如何模仿其他动物，然后一次又一次地失败，直到他的朋友明确地告诉他：“我们就是喜欢你本来的样子，一只绿色的青蛙，虽然不会飞不会跑，却是游泳健将，而且叫得响，跳得高！”

面对年纪大一点的孩子，我喜欢来个“哈利·波特治疗法”：“请再读一遍，在第三卷里，哈利是怎么做到的，他怎么控制了自己的恐惧？是什么帮助了他？”在接下来的会谈中，我让孩子给我讲讲他在阅读时发现了什么，之后开始讨论，能回忆起快乐的体验，这件事多么重要。不要被令人讨厌的家伙打败，练习保护自己，练习去感受深深的信任，练习在内心感受父母对自己的爱。大量的儿童书籍都可以用于儿童治疗。

第13章 仪式和仪式化的方法

13.1 简介

在儿童和青少年的生活中，仪式扮演着重要的角色。它传达着一种秩序和安全的感觉，加强家庭的凝聚力，是儿童发育中的保护因素。在家庭生活中，有一些简单重复的流程或日常仪式，为孩子提供了方向和定位，比如，睡前故事，从学校回来后的问候，或者定期的加长版“周日早晨的开心早餐”。生命周期的过渡期（如入学或毕业）则会以复杂的仪式、庆典和象征性行为作为标志。儿童和青少年在这些庆祝活动中体验到亲人之间的忠诚、亲密和喜爱。

相比模拟交流代码而言，仪式更接近数字的、语言的交流模式。它们由预先规定的象征性行为构成，以一种特定的方式和顺序完成，同时伴有口头惯用语。除了意识方面，仪式还具有强烈的情感维度。仪式把个人的社会关系群体也纳入进来，属于集体的文化传统的一部分。除了合乎规定的方面，还凸显了重视体验的特质。仪式的进行唤起了极大的情感和内在的参与感。如果并非如此，我们就会说这是一场“空洞的仪式”。

治疗仪式利用儿童发展的前运算阶段的过程（如泛灵论的神秘想法和直觉推理）其中想法和行动是等同的。仪式的一种重要组成部分是象征符号。神奇的象征性思维可以通过转介物体表达出来，这些物件可能代表了父母的神奇力量。仪式里的许多符号都是以“传染原则”为基础的。相互联系的事情可以用一种特别的、因果关系解释不了的方式互相作用，比如，爸爸的瑞士军刀将他的力量传递给孩子。

仪式和仪式化的处方适合两岁以上的较小孩子。它们是改变功能失调的家庭模式最有效的干预措施之一。治疗师制定的干预措施，必须一方面考虑到家人对症状的关系，另一方面呼应孩子与问题的关系。精心的准备是必要前提，这样仪式才不会显得空洞或不自然。仪式要与家人一起计划且详细制订，在这个过程中，家人会重新构建他们的关系。抓住重构关系的重要时机，加以研究，提出一个新结局。

作为治疗师，我建议整个过程主要靠家庭来进行。如果可以让所有亲人都加入进来，唤起丰富多样的感受经验，会大有裨益。不要让孩子和家庭为了规定流程疲于奔命，他们需要一些设计空间来执行仪式。必要时，要在特定时间和固定地点反复重复某项仪式。

症状作为仪式化行为 我们可以把症状理解为某种提示，提示家庭生活中缺乏正面仪式，并且因而阻碍了发育进程。比如，有些家庭的孩子很晚才学习控制大便，这些家庭通常是“低仪式化”的，去洗手间上厕所并没有变成一个小小的积极仪式。孩子展示他们的问题行为通常也是仪式化的，而父母的回应方式也同样是冗余和仪式化的。

▼

一名13岁的男孩被介绍来，他睡眠不好，还与母亲寸步不离；他害怕母亲会死，所以一直不睡觉，等母亲深夜回家。母亲一次又一次地安慰他说：“我会回家的。没有发生什么不好的事情！”我在谈话中得知，几个月前，他和父亲一起发现祖父死在了他的公寓里。这件事情并没有得到适当的哀悼。当家里人谈论了这一悲惨事件之后，他很快就变得有安全感多了。

加强家庭的日常仪式 仪式化的日常行为有助于营造良好的家庭氛围。上床睡觉、起床、身体护理或家庭作业对孩子来说可以是一种折磨，也可以变成一个机会，进行某种美好的小仪式来促进亲密感。当父母懂得把这些事变成一个小小的仪式，例如，“收纳鞋子”或“收拾书包”，孩子们很快就会接受新的行为习惯。日常生活中的仪式化过程提供了方向感，因此它们对有特别发育需求的儿童尤其重要。在咨询中，我会询问家庭有什么自发的、自然的仪式和日常的仪式化过程。

- 家里有没有某种形式的相互问候，能表达出“见到你太好了”？
- 哪些仪式可以增强家庭的“我们是一体的感觉”，同时也顾及个人的自由。
- 有没有家庭庆祝活动？更大的家族聚在一起时有什么好的形式？
- 现有的仪式可以怎样重新安排，好让每个人都能在仪式中感到自己被重视？
- 是否有相互欣赏、相互庆祝或哀悼的家庭文化？
- 有没有重要事件在没有仪式的情况下就放过去了，例如，告别已故的亲人，或者家庭因父母离异而解体？

一些建议在一个非常简单的层面上为家庭提供了帮助，帮他们为仪式时刻找到空间和时间。家庭必须灵活对待仪式，让仪式适应生命周期的变化，以便适合每个人。仪式不是某种规定，它们必须适合家庭。一个积极的仪式应该怎样，家庭通常都有一些有创意的想法。

一些家庭疏忽了对发展过渡期和生命阶段进行标记。仪式的缺乏削弱了家庭和个人对自身的认同。家庭仪式也可能失于片面，比如，父亲的生日会被庆祝，母亲的生日则不会，因为她比丈夫年长。疾病会导致某种不明确的丧失经历，这期间的仪式事件常常受阻。对新生儿的诞生，人们通常会开心庆祝，而如果孩子早产或先天残疾，家庭生活（至少在最初几个星期）主要围绕着密集的医疗措施。亲友的祝贺和欢迎都缺席。根据我的经验，非常值得做的是，（尽管有重重担忧）离开医院回家的时候，大家可以特意庆祝一下。以下是一些积极小仪式的例子：

- 最爱吃的大餐可以用作家庭团聚的仪式；
- 每个月一次，单独和爸爸或妈妈出门闲逛；
- 庆祝一个家庭享受日；
- 在特定的假日去最爱的地方郊游，比如，森林里最爱的一片草地；
- 将故人的照片挂起来，或设置一个纪念日。

13.2 仪式化的处方

仪式化的处方适用于儿童治疗。它们也利用符号和象征行为，但比起严格意义上的仪式，它们与日常行为的关系更加紧密。它们结构更简单、更具体，也更易于实施。

儿童会本能地发明自己的仪式化行为，可以把它们用于治疗目的。一个害怕蚯蚓和蛇的孩子可以在父母的帮助下摇身一变，变成一个耍蛇人，每天早上他都会“耍”一个逼真的响尾蛇手偶，给它一碗奶，唱一首蛇曲，还要确保它有个舒适的小窝。一个害怕上幼儿园的男孩子，可以教他带上一个安全符号作为守护神，和妈妈分别时再唱上一首歌，给小背包里装上魔法干粮，这干粮能在路上赋予他力量，最后还可以要求母亲哭出几滴眼泪，因为他要离开整整一天了。

▼

社会福利局的一名工作人员把7岁比安卡的母亲送来接受家庭治疗。母亲有三个女儿，来自不同的父亲，她们离群索居。她们的日常生活基本上没有任何仪式，没有固定吃饭的时间，也没有什么睡前仪式。小比安卡入睡时带着极大的恐惧。她晚上会一再起来，找母亲寻求安慰。有时母亲会安抚她，有时她只是被严厉地送回床上，因为母亲认为，作为最大的女儿，她也该自己入睡了。在我的帮助下，该家庭发展出一套新的睡前仪式。比安卡睡觉之前，要准备好“远征梦之国”。为此，我让她向母亲学一首勇气之歌，她可以在黑暗中轻轻唱，而不是在录音机里听。她还获得了一支强大的手电筒，她还冒出个主意，把擀面杖放在床下，象征着妈妈的强大力量，就像一根棍子。我请求母亲，每天早晨去问问女儿昨夜入睡的冒险经历，并对她的勇气和坚持给予肯定。

有创意的家庭会找到自己进行仪式化的方式。

▼

父母分居后，路易斯和西尔珂跟着父亲住。父母都要上班，中午母亲回来给孩子做饭。这种安排并不容易，其本意是让10岁的路易斯和16岁的姐姐西尔珂避免转学。父母想要在治疗中试试看，怎样安排能让他们的日常生活更轻松，也更适合孩子。父亲不经意地提到，他注意到家庭钱箱里常常会少钱，这给整个家庭笼罩上了阴影。我建议准备一张象征性的5欧元纸币，一张“偷窃币”，把它塞到空果酱瓶里，放在厨房显眼的位置上。如果纸币不见了，晚上所有人就要一起开会讨论：“谁拿走了那张纸币？他到底缺少什么？”事情很快就水落石出：路易斯下午时常常觉得孤单，“反正没有人”，出于这种感觉他就拿走了纸币，准备去市中心花掉。通过这张象征性的偷窃币，父母明白了，至少儿子对日常情况有多不满意。出于成本原因，偷窃纸币很快被父母换成了“家庭祝福”，即一幅老式的刺绣画；如果出现问题，就会安排一次家庭会议，并讨论是谁想通过这幅画向家里发出信号。

仪式中的符号 友谊、爱情或勇气常常以某种符号来表示，代表了这些非物质，让人们看得见，摸得着。石头、大理石、玻璃球可以纪念美好的经历，如假期。入学礼品袋（德国儿童在小学入学时会收到家人准备的锥形大礼袋，里面装有糖果和礼物）、特别的服装和拥有手机都是权力的标志，意味着：“你是个大人了！”符号是仪式行为的重要组成部分。在生日和节庆时人们赠送礼物，象征着给予某人的美好愿望或特殊品质。符号充满感情，并在多重层面上传递意义。要么这些符号遵循一致原则，玩具狮子代表勇气，玩具熊代表力量，小狐狸代表在工作中需要的智慧；要么它们遵循关联原则，也就是通过时空的亲密关系带来联结感：一个生病、胆怯的孩子很想家，他可以带上一个闻起来有妈妈味道的枕头来住院，也可以吃爸爸最爱的麦片作为“强力营养”。符号可以代表所希望具有的品质，但也可以代表想要挣脱的标签和黑暗经历。对待符号，就应该像对待它所象征的对象一样。在一个神奇的层面上有这样的逻辑：你怎么对待符号，就是怎么对待符号所象征的那个人。符号可以作为“力量之源”随身携带。纪念不幸的爱的纪念品，要和落空的希望被一起埋葬，这样人们就能在心理上解脱出来。我喜欢给孩子布置如下任务。

（1）“找到一个符号，代表你希望具有的品质：你的坚强、你的快乐、你的毅力、你的勇气。”

（2）“不管去哪儿都带着它，带一段时间。”

（3）“如果一些特殊的场景格外要求你所希望具有的某些品质：坚强、快乐、毅力或者其他的，就带上它们一起去。”

还有一种方式就是魔法箱，在启程旅行或者开始困难任务之前，把象征重要品质的符号打包装进去，好让孩子能用上：一个装满借口的袋子、一个喝了能变强壮的水壶、一个能播放能量歌曲的 MP3 播放器，再装上科米蛙[①]作为好心情的象征，装上“超级山地车”的自行车钥匙。

13.3 治疗的仪式技巧

告别仪式 它们是治疗过程中最重要的仪式之一。当丧失没有得到充分的哀悼和承认时，儿童往往会出现症状。除了近亲死亡之外，丧失还包括移民、被驱逐、搬家、分居和离婚或者期待中的弟弟妹妹不幸流产。告别仪式的核心在于，通过告别符号，也告别了符号所象征的事物，告别一种特定的关系、一种感觉、一个人或者一种情况。

这种告别仪式提供了一个安全的范围来释放激烈的情绪，如死亡事件所引发的情绪。丧失被确认了，在某个假装层面上，引导和上演了一场渐进式的放手过程。丧失汇入了符号化的行动中，就好像掩埋纪念物品这样的行为。仪式本身并没什么作用，但它是一种载体，是人们心理变化过程中必不可少的。人们在内心没有准备好的情况下进行仪式会失于草率与肤浅。对仪式的准备，伴随着相关的情感澄清以及重要人物的在场和参与，这才是真正的治疗剂。在一个简单的告别仪式里，家人定期聚集在餐桌前，讨论某个丧失。

▼

在第一次谈话中，11 岁的莫妮卡讲到，外祖父突然去世之后，全家人直接去了计划很久的美国。地点的突然变化，以及没有人谈论死亡的事实，导致她

① 布偶青蛙，电视节目角色。——译者注

处于一种奇怪的解离状态。回来后，她表现出了丧失焦虑，不去上学，并有着强烈的黏人行为。家里再也没有人谈到外祖父。这个家庭非常虔诚，并不会把人类的死亡视为哀悼的理由，他们认为外祖父已经回到了上帝的家中。此外，父母也不想因为自己的感受而给孩子带来负担。

作为第一次干预，我建议父母和莫妮卡还有她哥哥，周五晚上在餐桌前围坐在一起，以纪念外祖父。我请母亲作为外祖父的女儿来表达自己的感受；诚实和坦率是基督徒重要的美德，孩子们在此需要一个榜样。之后每个人都要说和外祖父在一起的快乐时光，以及这些时光对自己有什么意义。接下来大家要一起祈祷。通过这个小仪式，莫妮卡感觉一下子轻松了很多，她的母亲也表示，她也感觉自由了很多。大概三个星期之后，家庭停止了这个晚间仪式，因为这个话题已经不再会打扰到他们了。

根据我的经验，一个大的告别仪式需要数月的准备，期间可以不断讨论逝者对大家有什么意义，直到家庭准备好真正的告别仪式。

（1）准备仪式，并解释仪式是通过什么方式来提供帮助的："你们经历了那么多。儿子对你们意义重大。有一些关于他生病后不好的场景……也有许多和他在一起的美好时光和片段，这些应该被保留起来。花点时间回顾和告别会很好。"

（2）列出告别和处理丧失时的辅助性任务："请你们收集与儿子回忆有关的物品。""请你写下关于美好时光和艰难时期的故事。""请你给他写一封信，里面是你还想对他说的话。""在你们日常生活中抽出一点时间准备。"

（3）举行仪式。告别仪式将在一个安静的地点和治疗师一起举行。一起观看符号、纪念品和为仪式制作的图片和拼贴画。和这些物品告别，它们可以被烧掉，或者埋在一个特别的地方，或者保存在一个用于纪念的好地方。

（4）与集体重聚：在象征性的"洗礼"过后，安排与朋友或亲属的会面或者典礼。

仪式中最重要的部分是纪念物品，这代表着不断增加的距离和真实的告别。

▼

耶尔玛和她的父母依旧处于悲伤与丧失的艰难时期，在漫长的重症监护治疗之后，哥哥还是去世了。他们开始进行心理治疗的四个月之后，治疗师建议，他们可以利用暑假，从大海和群山中带回各种材料，做个拼贴画板，来为告别仪式做准备。度假归来，我们又用了一段时间来处理耶尔玛目前的学习情况，不过，我们商定了一个举行仪式的日期，前置了很长的准备期。家人带着好多大大小小的袋子出现了，袋子里装着贝壳、石头、漂浮木和海藻。他们共同起了一个标题，叫作“时光流转”，然后带着深切的情感来介绍这幅拼贴画（见图13-1）。

母亲：“嗯，这也有另一个名字：‘沙漠里活着’……在这里，一开始，我们看到活着的植物。左边一切都很好。而这些石头和贝壳已经死了。这里是一次转折，拉尔斯的状况越来越差。这里是夏天，他又稍微好转，还一度坠入爱河，所以中间放了个心形的贝壳。然后就每况愈下，石头越来越多，植物没有了。你们觉得最低谷在哪儿？”

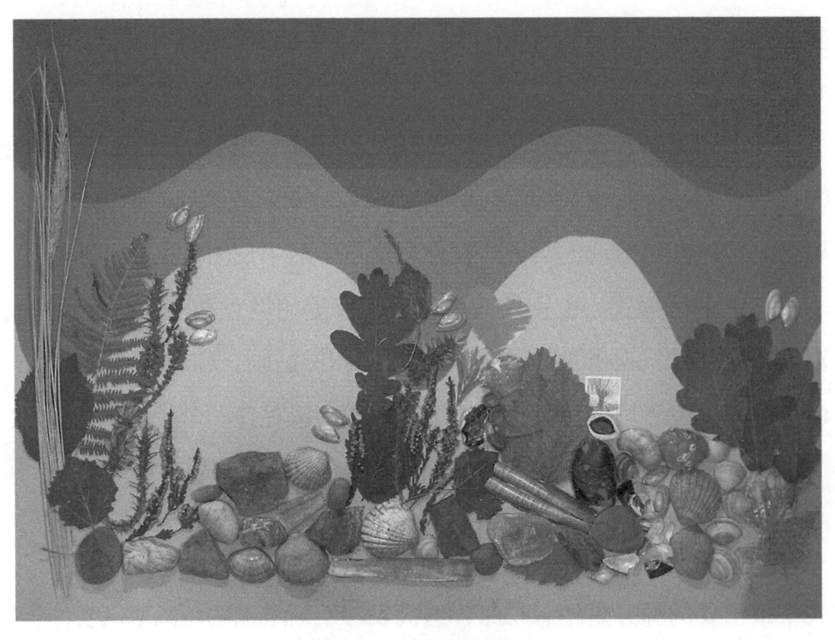

图 13-1　告别的贴画

耶尔玛："一下子弯下来的地方。"

父亲："对我来说，最低点就在这里，这块燧石，它代表着墓碑……"

母亲："是的，然后是漫漫无望的日子。后来有点起色，这个海藻，就是那个假期……"

父亲："在死亡的时间点，有一些贝壳碎片。还有这个贝壳象征着拉尔斯的乐观开朗，两片贝壳打开，看起来像一只蝴蝶。这支固沙草，代表我们在海边疗养之后的时光。那时拉尔斯有一阵儿状况还不错。"

母亲："我们没有商量好，但是不管怎样，正中间的那个贝壳象征着拉尔斯坠入爱河的时光，这对我来说非常有意义。"

治疗师："海藻代表现在？"

母亲："是的，过渡到正常生活，又得发生点变化。"

这幅拼贴画由家人安上画框挂在房间里，家人想过之后把它挂到旁边的小房间，换上一幅新的拼贴画。

离异家庭儿童的仪式 从统计数据来看，离婚已经是司空见惯的现象了。在急性的分离阶段，日常仪式能提供很重要的帮助，感受到孩子的不安全感，并清楚地表达："我们就在你身边，我们会保证，尽管那么多事情都变了，某些你熟悉信任的事情依然在我们的生活中继续。"有意识地保留熟悉的日常仪式有助于孩子更容易度过困难时期。在父母离婚之后必须找到一个模式来庆祝生日和圣诞节这样的节日，不要让孩子感到撕裂。让孩子参与到筹备节日的事中去，允许他们在节日时给不在身边的父母打电话，这很有好处。搬家之后，随着转学，孩子会失去原有的朋友；或者父母不得不放弃拥有一个健康孩子的念头，此时都可以进行告别仪式，这也很有帮助。离婚时，如果父母双方能在孩子在场时，互相感谢对方曾经带给自己的美好经历，互相感谢曾经带来的一切，这对孩子们来说是巨大的安慰。

红色电话 正处于离婚阶段的父母，我建议每周互通一次电话，进行简短却具体的对话。对于父母来说，尤其是分居时，保持彼此通畅的热线、不要断了联系是很有益的："请你们预防误解和可能出现的不愉快。三分之一的离异父母做得非常好；三分之一建立了不错的关系，作为父母共同协作；剩下的三分之一却仍在无休止地争吵。据我的经验，如果你们每周进行一次简短的、礼貌的、谈事情的电话，不超过5分钟，是非常有帮助的。你们交替发起电话邀请，跟对方说‘你好’，说上两三句话，告诉对方孩子发生了什么，别多说，也别少说。”

将孩子从一方接到另一方那里时，父母之间常常会发生争执。和一方的父母度过周末之后，孩子重新回到原来的家庭通常并不容易。这种往返让孩子不知所措，因为双方规则不同，就像足球场相比手球场的规则一样。简单的仪式有助于察觉和缓解紧张。仪式化的交接同样可以帮助孩子和父母：周末开始前往爸爸或妈妈那里，以及回家之前，都可以一起收拾背包，背包里可以装上喜欢的小动物玩偶、一封信或者一本带有最新留言的交接笔记本和一个具有家的意味的象征物。送别孩子时，让孩子转致对爸爸或妈妈的问候。回到家后，先坐下来一起进行一个小小的欢迎仪式。不要过多询问与打探，给孩子一杯巧克力或果汁和饼干来表达欢迎之意。

康复仪式 与古罗马时期和原始人的医学相比，现代的西方医学几乎没有使用任何明确的治疗仪式。但是，许多父母都会为孩子唱《赐福，神圣的赐福》这类歌[①]，这减轻了身体和精神的痛苦。宗教祷告则让一个生病的孩子看到：“你的部族和教会在你身后！”如果孩子在一次很严重的身体疾病中幸存下来，一些家庭会庆祝这第二次“生日”。对于心理健康问题，我们则很难确定孩子会在什么时候从他的症状中（如恐惧）康复。一个康复仪式可以帮助孩子和父母构建一个连贯的治愈故事，接受一个新身份，成为一个成功恢复健康的人。在治疗尾声，我经常建议举行庆祝会，好好赞赏孩子和家人的成功。父母可以正式宣告孩子康复，并颁给他一个证书，证明他驯服了“我不行恐龙”、生气鬼，或者瘦巴巴小姐（见图13-2）。

奖牌、奖项、奖杯、荣誉称呼 成功的儿童治疗可以增加孩子的个人认同，认同自己是可以克服自身问题的人。授予奖章、奖牌或荣誉称呼可以用于治疗；从怕怕小蜗牛艾玛变成了恐惧战胜者艾玛。

① 古老的德国童谣，用于在孩子受伤后安慰和鼓励他们。有多种变体，常见开头大意为“三天雨，三天雪，然后就不疼啦……”——译者注

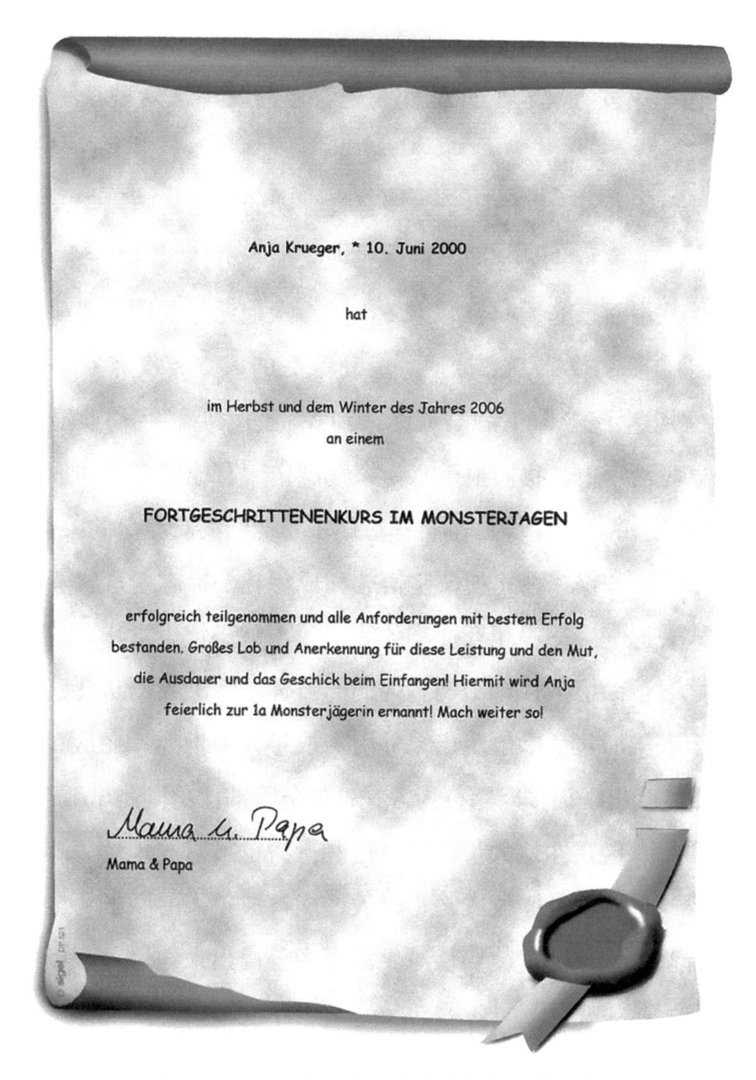

Anja Krueger, * 10. Juni 2000

hat

im Herbst und dem Winter des Jahres 2006
an einem

FORTGESCHRITTENENKURS IM MONSTERJAGEN

erfolgreich teilgenommen und alle Anforderungen mit bestem Erfolg
bestanden. Großes Lob und Anerkennung für diese Leistung und den Mut,
die Ausdauer und das Geschick beim Einfangen! Hiermit wird Anja
feierlich zur 1a Monsterjägerin ernannt! Mach weiter so!

Mama u. Papa
Mama & Papa

图 13-2 成功参加狩猎怪物高级课程的证书

▼

黑尔佳，17 岁的实习生，与人打交道时特别没有安全感。她毫无根据地害怕她所在的大企业的每个人都会发现她的不足。我们一起看了英格里德·舒伯特（Ingrid Schubert）和迪特尔·舒伯特（Dieter Schubert）夫妇写的童话书《大脚小精灵》，书里的一个女孩碰到了一个非常滑稽和调皮捣蛋的小女巫，穿着歪歪扭扭的长筒袜，当然她还会飞。黑尔佳扫描了一幅小女巫耶尔玛的图片，动手做了一个新工作证，她自豪地在公司随身带着，以防她需要“出示证件”。

家庭可以为第一次登顶和征服“愤怒顶峰”而颁发奖赏，也可以起一个新的外号或尊称，就像印第安人那样，在他们超越自己的壮举之后获得一个铿锵有力的名字。

归属仪式 对于6～7岁的孩子，还有青春期的孩子，归属于某个小团体、小帮派是很重要的，专家称之为“同辈群体”或“参考群体”。被一个新的群体接纳，会有一个归属仪式。而家庭的归属感则一次又一次地通过共同节日来庆祝。重组家庭必须发明属于自己的仪式，来标记一个新家庭的成立。收养家庭可以庆祝收养周年纪念日，这传达了这样的信息：“你来到我们的家庭，我们欢迎你，你属于我们！”在多种家庭治疗中，我们很乐意为家庭制作印有他们自己的设计的T恤和佩戴家庭座右铭的纪念章，每个家庭都将郑重地领到他们的新身份的象征。

过渡仪式 庆祝和仪式，比如，坚信礼和成年礼，标志着从青春期向成年期的过渡。这些仪式表达了生活中相互冲突的方面。告别童年也意味着走向成年的新开始。过渡仪式同时帮助维护社会结构。他们的目标是帮助人们从儿童或青少年过渡到成年人。将个人从旧角色中解脱出来并引入成年人的世界。在从青春期过渡到成年期之间，青少年会出现很多问题行为方式，如危险的“勇气测试”、S形路线冲浪、危险的摩托车骑行、仪式性地大量饮酒，这些行为也可以被理解为缺乏足够的基于文化的仪式，要通过这种考验仪式，年轻人才能被成年人的圈子所接纳。系统培训研讨班的参与者都确认，随着他们从原生家庭中分离出来，这种积极的仪式对他们来说有多么缺乏。

以下的问题可以用于帮助检验你自己的告别经验。

- 告别父母家的时候，有什么仪式？
- 到底有没有什么特别的庆祝或仪式？
- 父母在告别中是什么表现？
- 兄弟姐妹又如何？
- 你知道其他朋友和熟人的家庭有什么积极的仪式吗？
- 哪些是你喜欢的，哪些你觉得有点缺憾？
- 你希望在离开父母家时有个怎样好的告别？

为了离开父母家时有个好的告别仪式，一些培训班学员提出了一些建议。

- 讲一些美好的祝愿，祝福未来之路。
- 清楚表达：我们的大门永远对你敞开！
- 找一个象征物送给他，代表他长大成人。
- 用简单的话语表达："我亲爱的儿子 / 我亲爱的女儿，你长大了！"
- 和家人朋友一起举办欢送会。

家庭神龛 有时候，出于父母本人在移民前或战争中的童年经历，他们出现了某种禁忌。孩子很难去理解他们的父母经历了什么，也很难理解是哪些生活经历导致了他们目前的生活状态和行为。家庭神龛作为干预措施，就是给这些经历在此时此刻找个地方安顿。

（1）父母在神龛上放一张相关阶段的照片。每周一次，全家人聚集在照片前，点上蜡烛，放好鲜花。

（2）父母讲述他们过去的苦难和他们目前的困境，孩子们只需要坐在旁边倾听。

（3）然后用一张新照片换掉旧的，用来讲述时间更近一点的苦难经历。

（4）随后，放上父母的结婚照，让孩子们讲述他们自己童年和青少年时期遭受的困境和痛苦；父母只用倾听。

神龛创造了一个地方，在这里，严酷的经历被讲述，痛苦、疼痛和诸如悲伤等没被告知过的感受也得以表达。一代人给在场的另一代人诉说自己的经历，而不会翻来覆去把他们讲到厌烦。比起直接对某人说出来，对着照片说话更容易些；所以照片是重要的辅助工具。

和解与弥补仪式 大多数文化都让那些做过坏事的人忏悔弥补。一段伤害不能因为一句"我很抱歉"就被当作没发生过。不过，要使和解成为可能，这也是必要步骤。仪式能帮助人们为自己的所作所为承担责任。有时候父母会在治疗中抱怨孩子做的一些事，却只是指责而已，并没有要求有效的悔改。

▼

索菲亚，因为不被允许化妆和外出大发脾气，她在攻击了母亲之后，感到十分惭愧。我向她说明，仅仅靠语言不足以表达她对自己行为的悔恨。我们一起想办法，如何向她的母亲清楚地表达她真诚的道歉。索菲亚建议，她可以承担一个月的“长长的工作清单”，包括给妹妹辅导功课，这极大地缓解了母亲的压力。为了让她好受点儿，母亲接受了她的弥补提议。

弥补是内心成熟过程的一个重要机会。

▼

格利高是一位喷雾罐艺术家。顶着一头红发，他来赴治疗之约，声称他就在跟一个同伴一起从酒馆回家的路上，又喷颜料搞出乱子了。他在青少年福利局已经案底累累、档案叠叠，他已根本负担不起再多一条罪名。“我看到这些的时候真是觉得丢人丢到家了，我喷的都是些恶心蹩脚的玩意儿，相当低级。我在这行的名声可完全不是这样的！”我只是说：“你知道你应该怎么做！”格利高直接去了警察局的青少年福利局的办公处，找到了房主并提出给车库门重新喷漆。接下来的八个周末，他都在做这份工作，房主也对他给予了一定程度的肯定。

克洛伊·迈达尼斯针对那些在自己家庭中对儿童实施性虐待的青少年，创造了一种弥补仪式。这些青少年要当着整个家庭的面，跪在受害的孩子面前，为这些身体上、心理上和精神上的伤害负责任，并真心诚意地祈求地宽恕。此外，他们还应该提供长达多年的主动补偿，例如，工作赚钱，为受害的孩子提供更好的教育。

Spiel-Räume

第四部分

模拟干预措施

第14章 系统式格式塔技术

14.1 简介

格式塔技术让我们从艺术的视角了解到孩子是如何体验他的世界的，以及如何开启了一种模拟的、感情丰沛的沟通层面来作为表达经验和情感的手段。例如，在格式塔治疗、塑形治疗和心理动力学的儿童治疗中，治疗师会将图像中显示出的无意识角度和感受视为治疗效果。从系统的角度来看，孩子的绘画作品其实并未传递“更深层”的真相或揭示了孩子的“真实”感受。绘画和造型是重要的元信息，对孩子的口头表述和行为起到补充作用。图画和图画故事形成于一种特定的互动背景，它们并非线性的“复刻”，而是儿童对现实的构造。

通过系统式格式塔技术，我们拥有了一种更适合儿童的工作方式。绘画对孩子来说是一种熟悉的工具，通过绘画我们更容易与他们交流。如果他们手边有绘画材料并能够自发地去画画，那就更容易克服治疗初期可能存在的胆怯。通过儿童绘画的内容、格式塔过程以及在绘画时家庭中的互动，治疗师可以对孩子和家庭的互动进行诊断性的评估。人们可以判断，孩子是否在放心大胆地画画，孩子是否存在精准和粗略运动的困难，孩子性情外向还是羞涩，父母是让孩子独立创作还是在不断催促。

孩子的绘画会体现出家庭的氛围和难以用语言表述的冲突和主题，比如，对父母离婚流露出的悲伤。此外，禁忌话题、家庭秘密和创伤经历也会反映在孩子的绘画中。

绘画帮助孩子将内心的感受、问题和难以理解的冲突和疾病外化。通过将经验可视化和具象化为绘画作品，促进内心事件的解离。就像观察者技术一样，由此可以更好地处理压力过大的经验、创伤或重疾。绘画和格式塔化让遭遇变得可掌控，并能改善自我效能感。借助它们，孩子得以接纳理解压力过大的经验，从而有助于让一些与此相关的感情和感受正常化。

系统化治疗的叙述方法会假定人们用故事来描写自己的人生，重新归纳自己的生活。如果一切正常，这些故事就会前后连贯，在双重意义上保留了所经历的事情：它们有助于整理经验并赋予经验意义。孩子们以类似的方式，在他们的绘画故事中进行加工、整合和修改他们的日常体验。孩子描绘生活的草图，图中他们往往是个大人物：巨大的恐龙、国王、英雄、卡通人物、公主、强大的怪兽和有魔力的助手。他们在自己的图画里建造了一个“仿佛之现实”。所画下来的东西，给了孩子一种可能，让他们创意性地去尝试能否以形象的方式解决问题，绘画就像现实世界的蓝本，允许孩子加以试验。以图画构成的叙事勾画出叙事时间表，让孩子有机会在时间坐标上对经历进行分类和区分，正像该家庭在过去和现在对疾病或创伤事件所做的那样。同时，图画叙述中也暗含着未来其他图像和构思的可能性。

家庭和孩子的优势及神奇的助手，可以被绘制和格式塔化，以识别并激活资源。如果家里人在谈话中一起绘画，这也是对家庭结构的一种干预。新的互动规则将慢慢地被导入，例如，即使在心理治疗的“严肃”语境下也可以玩耍，不催促，并且给彼此空间。引导父母放弃狭隘的问题焦点和僵化问题较多的对话，从一个新视角来观察孩子，其中也包括了孩子们有能力和创造性的一面。

使用创造性技术的一个重要的方面，是它们在治疗过程中强大的关系塑造功能，有助于让治疗方式简单化。儿童和成年人可以享受绘画，这有利于防止心理治疗过于依赖语言手段以及过于聚焦于问题。要么孩子自己就去画画了，要么治疗师可以有意地要求孩子和家长画一幅画。画画和格式塔化也非常适合作为两次会谈之间的任务。把作品粘贴或者装订到治疗日记中，可以制作一个有创意的治疗过程档案。通常，系统式治疗中不会对绘画进行解释和阐述，而是就事论事地去认可和欣赏这幅画。

在治疗室的游戏区为孩子准备材料是有意义的：不同类型的笔、白色和彩色的不同大小的纸、画册、彩色小纸片及大海报。白板和马克笔也是有吸引力的。对于更复杂的项目，可以使用纸板、纸浆、纸屑、亮片、羊毛、纤维、胶水和粘贴画的一些材料。简单的格式塔技术的材料还包括橡皮泥、盐面团、黏土和形状模型。

14.2 治疗初期的绘画和格式塔

作为“热身运动”，治疗师可以请孩子画一画在他的生活世界里的对象，比如，他的家人、他家的房子。治疗师和孩子一起制作每个人的简介（见图 14-1），或者事先打印出来，再和孩子一起补充完整，这是个不错的开场，然后再和孩子一起详细讨论。

我的简介

我的名字……

我的年龄……

我最喜欢的颜色是……

我最喜欢的动物是……

我最喜欢吃的食物是……

我最爱做的事情是……

我无法忍受的事情是……

我最想要的是……

我很擅长的是……

我已经做到了……

图 14-1　简介示例

对待离异家庭的孩子，治疗师可以要求他们：“画一画，你家都有谁！”以便找到话题，开始与父母和孩子谈论生活状况的变化。热身阶段的一个有趣开始是在褶皱的纸上画水彩画，或者让他们用羊毛线作画，画自己的生活。然后询问：“你能从这里看到什么？”我很乐意在这里讲一下“愚蠢艺术画廊”。

愚蠢艺术画廊　这里只收藏那些最傻最笨的图画。我请求孩子为这个系列做点贡献，一定要是那些看起来非常糟糕的作品。这个提议通常会被非常愉快地接纳，同时也会带来非常棒的创作。

14.3 问题图画

如果工作方式更关注问题，治疗师就可以要求孩子把让他感到压力的问题画出来：“如果请你画一画你的问题，那么这个问题看起来是什么样子的？它是什么颜色？它看起来是讨厌的、幸福的，还是悲伤的？”你可以请孩子画出他的暴怒，这样它就变得有形体了，可以驯服或禁锢它：“这个问题看起来是什么样的？把它用图画或者漫画的方式画出来！”

▼

在治疗中期，我建议比吉特画一些可以帮助她自己的画，以一种好的方式去消除她被虐待的经历。这个9岁女孩反复强调，她的经历对她来说是多么的糟糕，她第一次画了一杯鸡尾酒，象征着她长年不断忍受的不堪（见图14-2）。

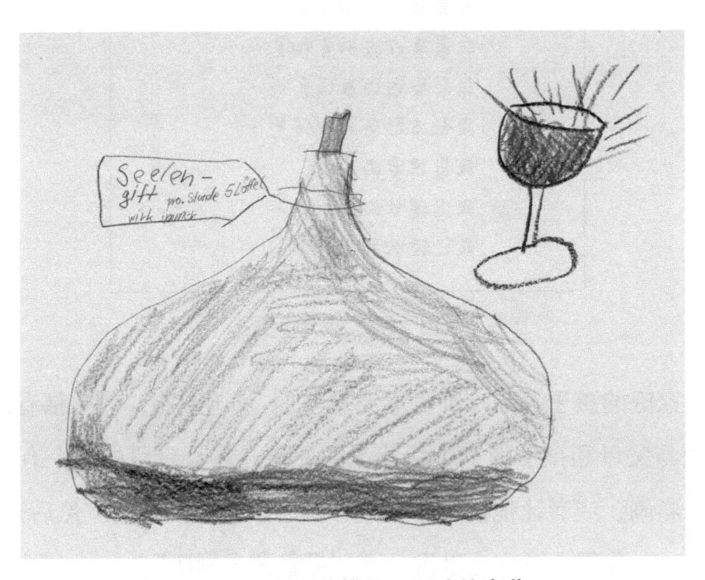

图 14-2 问题的描绘：灵魂的毒药

解毒剂则显得更加充满希望，它是由各种彩色成分构成的阳光药水。在完成第二幅图画之后，我们讨论她当下能在哪里以及如何获得相应的好体验。父亲和母亲创造了很多阳光的时刻。在她治疗阶段的最后一个小时，比吉特带来了一大瓶自己调制的非常美味的“阳光–水果–香料”鸡尾酒，这表明她找到了一种有助于她康复的办法。

图表和量度尺　它们比画更抽象。儿童和成年人讲到问题时通常会非常专注于现有的困难，仿佛这个困难控制了他们的一切。借助量度尺将会看到不同。例如，我们可以提供白纸盘，要求孩子在纸盘背面画出：“今天你的问题有多大？在你的生活中，忧虑、恐惧和快乐的比例各占多少？”再拿一个纸盘，可以画出最糟糕的时刻，在第三个纸盘上可以画出“超级状态——再也不可能比这更好啦”。类似的比方是卷尺和铁路的站台，用这些比喻可以直观地了解孩子发展到哪个阶段了。用一架天平可以表现目前的平衡状态，在天平两端放上各种问题和解决方案。还可以用情绪温度计或情绪气压计。一个口头表达情感可能不太好的孩子，可以请他进行一场情感比赛，让他用不同的颜色来标记不同的情感，接下来，孩子搭起一条“跑道”，不同的感受可以画成柱状图，相互展开比赛。每天他都可以添画上三小块。下一次谈话时我们来谈谈某个情绪，比如，快乐在这个星期是如何大大地超过了恐惧和焦虑的。

14.4 治疗动机——图画

不说让人把“问题”画出来，我们更普遍的措辞是“治疗原因”，用这个措辞避免让症状固化。这种请求更常见：“画一画，你为什么来到这里。”采用“三张面孔技术”时，要求孩子先画一张脸，能传达治疗原因；然后，再画另一张脸表示“当一切都很好的时候”；最后是“当你意识到自己有能力把任何事情都能做得很好时，你所做出的表情。”这些面孔可以用纸盘打底，还可以采用一些如羊毛、毛毡和毛线等材料，使得这项任务更具有趣味性。年龄较大的孩子更喜欢设计面具。对于有多方参与的工作，我们进行准备时，可以用纸板、毛毡、羽毛、贝壳、珍珠和羊毛来制作问题面具，然后用于角色扮演。面具可以被当作异化技术来使用。在多个家庭的团体中，女来访者们可以进行角色扮演，参加女士化装聚会，带着相应的面具，假装自己已 70 多岁，好好“回顾”一下自己的年轻时代。

14.5 全家福

家庭–艺术治疗会要求家庭成员画画，可以相互独立地交替作画，也可以一起画。面向儿童和青少年工作时，一种常见的标准技术是“全家福”。

全家福 以最简单的方式向孩子发出请求：“画出你的全家福吧。”这个图画被理解为一种投射测试，它暗示着家庭氛围、家庭情绪、孩子的自我形象和他对家庭的感受。此外，还将潜在的互动模式、联盟和冲突明朗化。按照迪里奥（DiLeo）的观点，两个主题意义深远：某个或某些家庭成员没画上，这表明了作画者和这些人的冲突；对自身的忽略，这提示了他在家中处于比较低的位置以及兄弟姐妹的主导地位。如何使用和选择符号和内容，为家庭动力提供了更多的线索。这种技术的另一种变化是“行动中的全家福”。

行动中的全家福 治疗师可以请孩子：“画出你和你的家庭，你们怎么一起做一件事的！”通过对家庭事件的动态展示，可以更好地评估家庭的互动。另一种标准技术是“动物之家”。

动物之家 治疗师给出如下指示：“一个魔法师来到你家，施展魔法把你的家人都变成了动物。画出这些动物，再编一个故事！”画出来的图画传达了一种孩子的视角印象，对此治疗师应该积极采纳，不应加以解释。这种技术也可以采用幻想练习的方式来进行。请求孩子：“走进你的内心世界。闭上眼睛，进入内心。现在想想你的家人。要是他们让你想起什么能画在纸上的，那会是什么呢？譬如，如果有人让你想起了蝴蝶，你能画出他吗？”8 岁以下的小孩子更喜欢画出真实的人物，而不是动物。在之后的商讨中，治疗师可以请孩子针对每个象征性的动物说一句话，说出对每种动物他喜欢或不喜欢的地方，治疗师还可以用不同的动物象征展开对话。这一经典技术还有一种比较新颖的索解取向的变体，就是“**资源–动物园**”。

资源 – 动物园　家庭画像不再被看作投射测试，而是把这个家庭理解为充满资源的“动物园”，借助绘画可以让我们认清和尊重这些资源：“想象一下，你的家人全是动物，来自于动物园、热带雨林和农场。将你的家人画成动物。想象一下，这些动物都会些什么。给每个动物都标示出以下三项内容：优势、能力和性格。”心理治疗师并不对此做出解读，而是将它们当作家庭成员的见解，其评论仅停留在动物的象征层面上。

接下来，请孩子在一张大海报上画第二幅图，画一条“资源 – 恐龙”，要把家庭动物们所有的魔力合而为一，写着家庭动物特点的彩色便签贴就可以贴到资源恐龙身上。现在可以与孩子一起讨论，资源恐龙如何来帮助他摆脱困境，或者引导他想象资源恐龙如何帮助他。

14.6 共同的全家福

根据家庭治疗的先驱纳丹 · 阿克曼（Nathan Ackerman）的观点，只有在治疗会谈期间，两代人之间（如父母和孩子）进行了意义重大的交流，才能称之为“家庭治疗”。年幼的孩子常会觉得言语干预枯燥无聊，相应的替代形式就是所有家庭成员一起来画许多图画。这种互动的格式塔技术联系起了孩子和父母，让他们合作完成一个共同项目，这种技术对儿童和父母均有治疗效应，间接传达了另一种互动规则。这种技术最简单的使用方式就是“自由绘画”。

自由绘画　请求该家庭的父母和孩子画画，想到什么就画什么。如果儿童和成年人心存压力，担心画不好而不愿意画，我就会建议他们用非惯用手来画。借鉴温尼科特的研究，漩涡形曲线的画也有类似作用（见图 14-3）。

用非惯用手作画　“用你的‘另一只手’来画！”这种要求立刻喊停了那种想画得美或画得正确的诉求，把大人和小孩的绘画能力都拉到了大致相同的水平上，并且传达出这一信息：“无须完美，享受乐趣！”

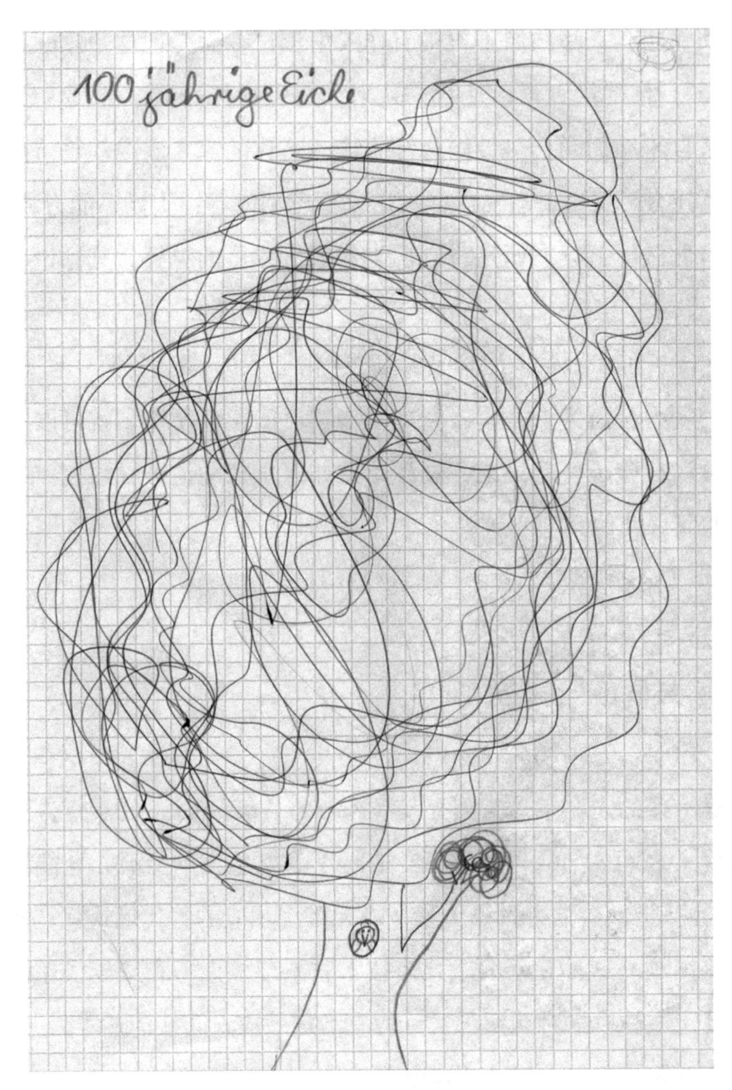

图 14-3 涂鸦橡树

家庭－涂鸦 借鉴温尼科特的研究，我请孩子和父母双方随意涂鸦（见图 14-4）。较小的孩子可以挑一位比他大的家庭成员，让他为他们画涂鸦的第一步。双方随后交换他们的涂鸦作品，以彼此的画作为基础完成新作品再进行创作时最好用不同颜色的笔来绘制。

与孩子一起给这两张画作拟个标题。由双方共同完成的画将作为父母和孩子编故事的起点。治疗师可以和来访家庭一起如此制作一系列的画作，贴在墙上或黑板上展示出来。还有一种与此类似的古老技术，始于鲁宾（Rubin）：孩子画出他名字和姓氏开头的大写字母，在这个基础上画出第一幅画。

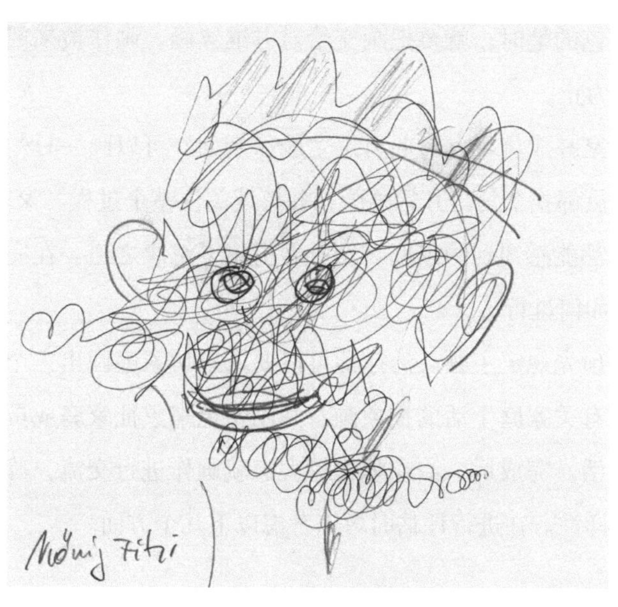

图 14-4　涂鸦菲茨国王

家人轮流涂鸦　孩子和家人拿到纸张和彩色画笔，按照以下指示。

（1）“等我喊‘开始’的时候，请你们想画什么就画什么！”

（2）“当我喊‘停止’的时候，请你们立刻停止画画！然后请把画纸传给你左手边的人。你在从你右手边的人那里拿到的画纸上继续作画。”

（3）叫停的间隔时间将会越来越短，30 秒，25 秒，20 秒，15 秒，10 秒，5 秒和 3 秒。

这样的时间规定可以避免过于理智的行为方式，创造出一种乐趣。

家庭自画像

来访家庭共同创作**家庭自画像**时，除了内容方面，治疗师关注的重点还包括家庭互动。要求家庭画自画像要有创造性和原创性。画出来的家庭成员形象的大小可以作为家庭内部地位的指示标，每个家庭成员被画出来的顺序可以作为家庭的凝聚力和冲突问题的指示标，这两项在内容上富有启发性。在互动层面上，我们可以观察家庭成员的默契程度，是否有人处于领导位置，如何处理冲突。还有一种方式是让孩子和一个家人轮流互动画画。孩子选择纸张和笔的颜色，然后开始作画。当孩子想要换不同颜色的笔时，就要把画交给对方继续画。画作被来回传递，直到双方都确定画作完成为止。

家族组图 家庭成员可以对此自定主题，例如，可以画一只幻想动物。治疗师建议每个家庭成员都找个角落开始画画，并持续关注整个过程。家庭组图作为整体，表达出了所有人都能感知到的家庭现实，并提供了解决之道。在完成绘画后，家庭再共同决定后面如何进行。

我们也可以预先规定主题。治疗师可以要求来访家庭画出三个愿望，或者让来访家庭绘制一幅有关家庭生活的抽象画，并用颜色来象征家庭成员现阶段或者更早感受到的家庭生活。完成后，治疗师主持大家就画作进行交流，尊重不同视角和感受的差异性和多样性。在进行评估时可以考虑以下几个方面。

（1）过程层面

- 家庭是如何一起处理这个任务的？
- 谁先开始？谁跟着做？谁总发牢骚？谁定调子？
- 谁的建议会被听取？谁的建议会被忽视？
- 谁独立作画？谁需要帮助？
- 如何对待他人的作品？有谁会擦去另一个人的作品，又或者在别人的作品上覆盖作画？
- 是否存在合作并尝试继续创作？
- 谁是有建设性的？谁干扰作画？
- 沟通如何？
- 兄弟姐妹们间相处如何？
- 画作占据画纸多少空间？
- 谁画了情绪上有压力或有对抗性的内容？家庭成员如何回应？
- 谁拥有最多？谁贡献最少？
- 流程是井然有序，还是杂乱无章？
- 是否有小团体？家庭成员轮流画画还是同时画画？
- 协同工作时的氛围是融洽的，还是不协调的？

（2）内容层面

» 是否有共同的主题或一堆单个的主题？
» 图片是否乐观？还是表达一种被压抑的情绪？
» 在纸张上的空间是如何使用的？
» 谁在中间作画？谁在边缘作画？
» 如何表达亲密和距离？
» 表达了哪些中心主题、感受和冲突？

作为较为传统的心理诊断方式的一部分，鲁宾给家庭规定了三幅标准图画。库亚托夫斯基（Kwiatowski）让一个家庭在两个小时的采访中，完成一幅家庭图、一项活动、一幅涂鸦、一幅父母的画像或孩子的画像，以及一幅自由的创作画。这项技术的另一种形式是家庭壁画，治疗师要求家庭创作一幅大型的全家自画像，或者绘出家庭在一项活动中的画面。

在过去的两年，西蒙、卢卡斯和安妮的家庭经受了过多的健康压力。在咨询的中期，我让他们将各自的经历绘制成一幅共同的画作。他们花了一些时间，终于就该画些什么达成了共识。安妮最初不想画，因为她认为这并不重要。

最后，一幅乌云图完成了，除此之外，每个家庭成员也都画了一个角落（见图 14-5）。

治疗师：“女士们，先生们，今天你们看到的这幅画名为“令人悲伤的乌云”！下面由卢卡斯和安妮来介绍！”

卢卡斯（举高海报）：“这（上面的中央）是糖尿病。”

治疗师：“请大声把对话框里的话读出来！”

卢卡斯：“嗯，这里写着‘饥饿’，它是这个疾病的典型症状，这里是‘啧啧’表示他刚刚吃了好吃的薯条，然后他渴了。（众人笑了）这里写着‘好渴，好渴’，我把偏旁写错了。在这个的左边是‘失常先生’，这就是他，他是毒性弥漫性甲状腺肿，当忘了服用我的药片时，他就出现了。”

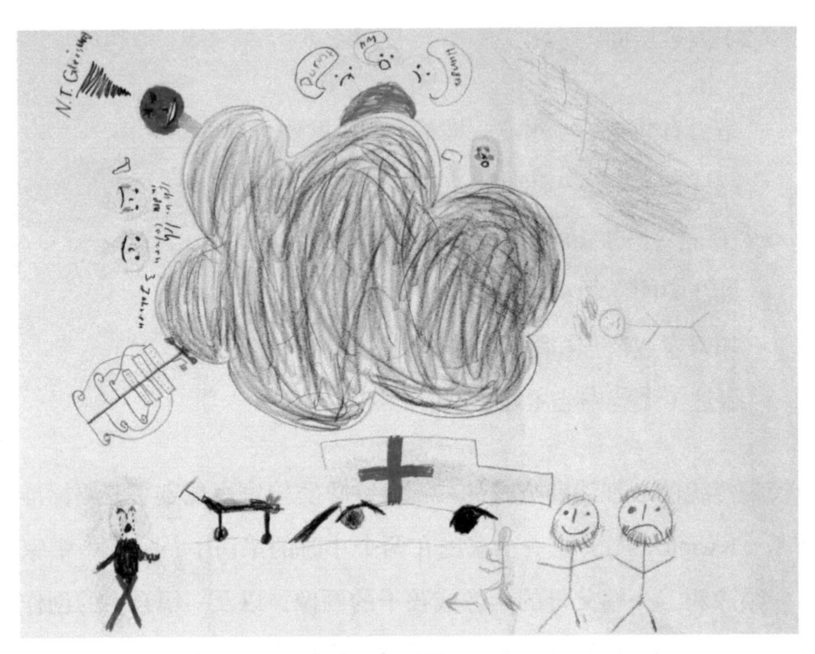

图 14-5 家庭 – 壁画

治疗师："他看起来是个危险的家伙。"

卢卡斯："是的，有点危险。"

治疗师："嗯，他刚刚出来。"

卢卡斯："我接着说啊。这是妈妈的输液架，这是在医院的西蒙，他圣诞节还在打静脉点滴，令他十分难受！所以这个女人，我画在了下面，她在哭泣。好的，这里有个人拿着手帕（云的左边）。嗯，在过去的三年中，我有时候高兴，有时候开心，呃……（众人笑）呃，有时高兴，有时不高兴。西蒙在这里，在下面，他突然被救护车拉走了，所以还有一个人跟在后面跑。"

安妮："让我来继续吧，右下方是爸爸，有一张哭脸和一张笑脸。这也是爸爸，还有一个人在跑，这个人就是压力。在这里，你们看到我很心烦。我从乌云里往外看，脸上都是红色的斑点，这是花粉过敏。这个是什么呢？"

妈妈："这是我们身后的山！"

安妮："是的，这个中间的就是云，是我们多年来承受的重担。"

治疗师："是的，这可真是一朵非常讨厌的、黑压压的云，让你们感到有压力。谢谢你们创作的这样一张迷人的图画。当然，这只是现实的一半，因为你们的未来是未知的。我建议，在下一次会谈，你们可以画画对将来的愿望！"

绘制壁画对家庭来说是一个很好的机会，能让家庭成员在轻松的氛围下将自己沉重的经验表达出来并进行处理。通常我会建议，在之后的某个时刻画一幅表现资源的“未来壁画”。

家庭 – 拼贴画　这可以由多家庭小组共同完成，当然也可以由单个家庭完成。在进阶的小组会议中，每个家庭的任务都是将他们对待身体疾病或者家庭特殊问题的经验（如无家可归），以大幅彩色拼贴画的形式创作出来。家庭成员首先需要讨论选择哪种形式的彩色拼贴画，在下一次会谈前收集好材料。在小组会谈即将结束时，每个家庭都要为自己的作品统一一个名称，并根据自己创作的拼贴画向其他家庭讲述自己的故事。在后面的会谈中，每个家庭都需要创建一幅未来家庭生活愿景的彩色拼贴画。较小的孩子也可以积极协助这个家庭艺术项目，以一种更接近情感层面的方式表达他们的经验。

这些家庭需要一张桌子来进行工作。要么我准备好材料，要么我给家庭布置任务，让他们带来材料。

彩色拼贴画所需材料如下：

- 标准海报板；
- 每人一只胶棒；
- 毛毡笔、蜡笔或者彩粉笔；
- 每个家庭一把剪刀；
- 彩色的纸和纸板；
- 粘贴板和透明胶带；
- 废纸：有很多人物照片的画报、广告宣传单、旧旅行杂志、“生活杂志”、带动物图片的自然杂志、饮食文化杂志、工具的商品目录、家具、家居用品和服装；
- 工艺材料：管道清洁剂、柠檬汽水瓶盖、棉布、棉花、胶水、线、蝴蝶结、丝带、细绳。

对家庭的指示如下：

（1）“请你们好好想一下：你们是谁，你们是做什么的，什么对你们最重要。你们怎么让其他人清楚知道：这就是凯勒一家？”

（2）“请你们拿张纸，记下一些想法、引言、符号或者图片。”

（3）“接下来，请你们一起花几分钟对比一下你们的想法。看看你们有什么主意。你们还可以翻阅这些画册，剪下、撕下什么东西，这时你们肯定还能想出一些新点子。只要这东西能体现你们家庭的特色，你就可以用。最好的主意来自你们的速写本。”

（4）请一起写下你们的想法。随便涂鸦或者在笔记本上画一些速写图。想一些话语、熟语和句子：某句歌词、书中某段、电影名、电影演员的台词和广告词。想想真实的或想象中的图像：人、动物、重要物品、场景和地点。想出一个象征符号，能很好地表达你们想表达的东西。这里有一些建议。

» 人物：你自己、漫画英雄、足球明星；
» 动物：一只狗、一只宠物猫、一只熊或一只怪物；
» 物体：你最喜欢的沙发椅、一架飞机、一个奖杯、一种乐器、一顶帽子；
» 场景：一次野餐、跳舞、用餐、周末，你们经常进行的特殊的家庭活动或事件；
» 地点：花园、厨房桌子、天堂或地狱。

如果材料收集完成，就开始分类。

（5）开始一起设计拼贴画。你们觉得什么重要就把什么贴到纸板上，你们也可以画点什么进去，并且尝试把它们都联系起来。给你们20分钟的时间。

（6）将拼贴画挂在墙上，给它起个名字。

（7）确定谁现在来介绍你们的拼贴画！

（8）根据你们制作的拼贴画讨论：

» 你们是如何设计疾病或危机那段艰难时光的？
» 你们家庭的座右铭与此有什么样的关联？
» 家庭对未来的期望是什么？如果你们在一年之后再回顾，这种期望会改变吗？

» 你们想去什么地方？为什么那里对你们那么重要？
» 你们怎么去那里？
» 你们预料会有什么样的阻碍？
» 家将来会变成什么样子？
» 对于家庭的新座右铭，你有什么想法？

（9）想想你们可以怎么处理拼贴画。家中有没有一个地方，可以把它挂上一段时间？

针对罹患厌食症的家庭，绍茨（Scholz）调整了这一技术。家庭将彩色纸盒剪成了“一顿饭”，通过角色互换模拟对进食问题进行处理。

拼贴画可以表达带有强烈情绪的复杂感情，与此同时，所体验到的可以外化，引入观察者视角。在这个过程中，治疗师的作用在很大程度上是一种陪伴；我确保这个过程不会陷入停滞，并尝试获取家人尽可能多的观点。

14.7 解决方案图

绘制解决方案草图和理想蓝图，是系统式格式塔技术的另一种有益形式。孩子们把自己看作他们绘制的人物和解决方案。一个简单的形式是“资源图和能量图”。

资源图和能量图 治疗师要求一个孩子画出他自己，表达出“一切都很好，而且你拥有超多能量”，孩子往往会画出一个“资源”形象，或者一个可以帮他解决问题的神奇工具（见图14-6）。

奇迹的第二天－图画 治疗师可以让孩子描绘奇迹发生后第二天的场景。对画解决方案图，我还有以下的建议：

- 画出上次会谈之后的成功之处；
- 画出你和问题的关系在治疗过程中发生了哪些变化；
- 画出你自己，当你成功解决了自己的问题时，你有哪些改变。

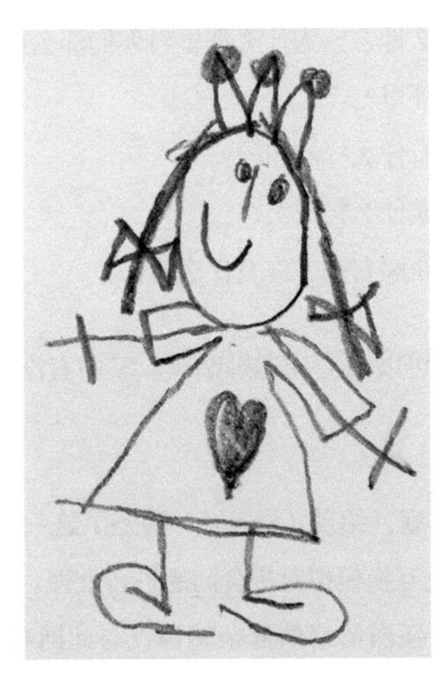

图 14-6 资源图

三种状态图 这个孩子先画出他们病痛的样子。在解决方案图中，孩子又画出一切回归正常的场景。中间的图片要说明，哪些资源和方法可以帮助他实现解决方案图。

▼

图 14-7 出自马可，他的妈妈在她的个人治疗中已经战胜了恐惧症。在治疗结束前不久，她向我提出了另一个小问题：她儿子每天早上去上幼儿园前总会大喊大叫。我让这个男孩画一个不想上幼儿园的小孩（结局场景）。在最下面的第三幅画，人们可以看到一个小男孩因为不想上幼儿园，尖叫着躺在地上，他的旁边站着无助的妈妈。接着我让他再画一个特别乖的、去上幼儿园的男孩。这个目标场景（最上面的一幅）展示了马可如何和他的朋友尤根一起打来打去，两个人都超级快乐。在家里，父母可不允许他们与兄弟姐妹打闹。最后，马可画了中间的那幅图，他坐在汽车里，车灯和方向盘清晰可辨——这是一个开心的男孩，妈妈开车送他去上幼儿园，他期待与他的好朋友来一场精彩的摔跤比赛。

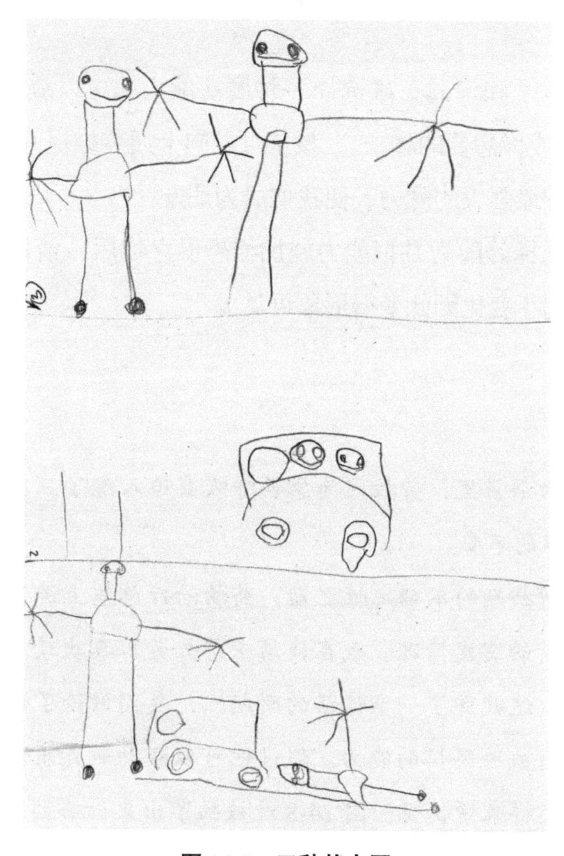

图 14-7 三种状态图

该技术可以与想象练习连接起来："想象一下你为什么会在这里，为这个治疗理由选择一种形状和颜色，并画在第一个区域内。现在再想象一下，解决方案看上去是什么样子的，用另一种造型画出解决方法，画出不同的形状或者其他颜色的动物。你选择了动物吗？再次看着你画的动物，暂时闭上你的双眼，然后想象一下，你做了个短暂的白日梦，梦到一种幻想动物——恐龙。它非常古老，汇集所有能力于一身。再想象你做了另一个白日梦，恐龙怎么帮助你解决现在的问题呢？"

卡通－疗法 许多孩子都喜欢漫画和连环画册，有自己最爱的超级英雄或者卡通人物。给孩子一张纸，分成四格，然后分成四步进行。

（1）让孩子运用颜色、形状和大小在一张纸上画出他的问题看上去是什么样子的。

（2）请孩子选择一个漫画英雄并画出来，他知道这个英雄可以帮助他解决问题。

（3）让孩子和卡通英雄选择一种魔法能力，可以施加在他们的恐惧上，“好让它变身成你想要的样子。”孩子可以向卡通英雄提问：“人们可以给那个怪物施加哪种最强大的魔力，使我们成为朋友？”

（4）在选择好能力并把能力施加给恐惧之物后，请孩子画出恐惧是如何变成了朋友的（变化因此变得形象可见）。

▼

在过去的六个月里，劳拉因为急性呼吸窘迫入院了三次，所以她在治疗开始时表现出强烈的不安。

经历了诊断初期的不确定性之后，药物治疗总体上进行得非常好，但是她仍旧害怕出现新的突发情况。我在谈话中得知劳拉喜欢读书，并且是哈利·波特的铁杆粉丝，这就成了一个谈话的新起点，我们讨论了哈利·波特如何通过神奇的途径拥有战胜恐惧的能力。假设他可以帮助她克服对“呼吸急促”的恐惧，那么他会怎样来帮忙呢？图 14-8 就被画了出来，哈利·波特递给她“疗肺草”作为魔药，这是对第四本书的一种模仿。

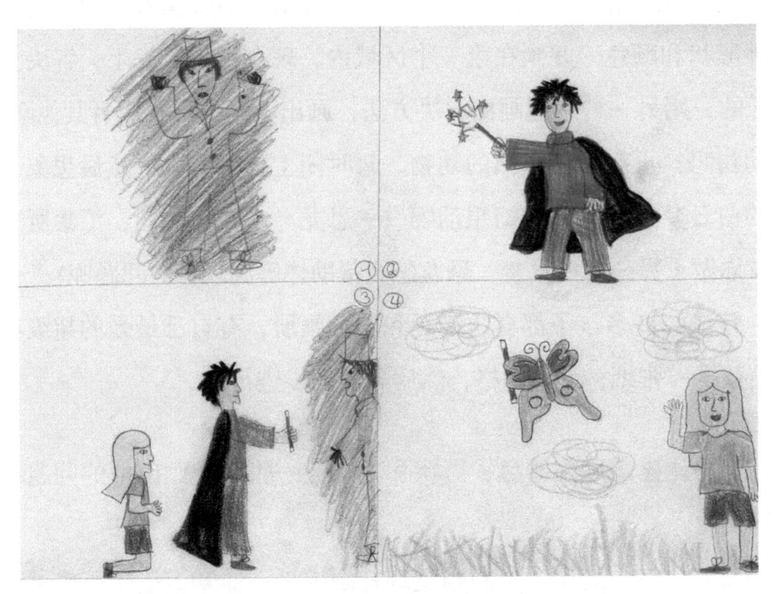

图 14-8 呼吸窘迫先生碰到哈利·波特

索解取向的壁画　这是家庭壁画的一种变形。首先，家庭所呈现的问题通过外化的对话，被重新解释为一种事物，例如，一个笼罩在家庭生活上空的灰绿色的担忧云朵，一个统治家庭并发号施令的怪物或神话生物。在家庭成员就这个事物的外貌达成共识后，就请他们画出它新近出现时的样子。这要求每个家庭成员分别描述，他们如何与这一事物打交道。在第二幅壁画中，这个家庭描绘了一个未来情景的问题解决图，展示了如何战胜了这种生物，或者如何驱散了“灰绿色的担忧云朵”。在实施这场干预时，家庭成员必须协同合作，利用他们创造性的资源来设计解决方案图。

14.8 其他的系统式格式塔技术

自己创建的治疗日记　孩子们可以把自己的治疗经验制作成一本小册子，并记录下他们的病痛、快乐、疯狂、所厌恶的和所期望的，还有他们的幻想。

在对儿童的系统式治疗中，“治疗”可以变成“远征，去往恐惧和愤怒统治的王国”，治疗师可以请孩子用日记记录他的经历，例如，这些文字会组成一本如何驯服焦虑的书，或者一本驯服愤怒的书。请他为此准备一个漂亮的练习本或活页簿，里面最好是空白纸，没有横格。他可以把他的经历、故事和冒险全部记录下来，配上自己画的图画、拍摄的照片和诗来装点这本日记。这本书里收录的图，也可以是“情感比赛”图或量度尺图（如“前往解决方案王国之路”）。书名可以是：《我最酷的书》《焦虑驱逐者之书》《懒惰王国历险记》（见图 14-9）。我会为孩子们准备一台一次成像相机，并让他们做一个关于他们生活的照片报道，这些报告往往非常有趣。

▼

在治疗开始不久，劳拉被批准在阿尔卑斯山的疗养院进行疗养。为了从资助者那里获得资助，她父母都竭尽全力。对于劳拉来说，这是她第一次长时间与家人分开，她非常肯定地预计自己会非常想家，所以对这次住院治疗非常犹豫。治疗师将这次旅行描述成一次伟大的冒险，一次对未知山脉的考察之旅，目的是让她战胜呼吸困难和担忧。目前为止，她的家庭成员没有一个人去过此山脉，所以我请她在日记里记录下这场冒险。

劳拉在回程的时候，她的身体已经基本恢复稳定，她自豪地展示了她的冒险日记，在日记里记录了她愉快的和糟糕的经历和感受，并且用了大量的雪橇旅行和山地游览的照片来进行装饰。总体来说，她非常喜欢山区，在治疗接近尾声的时候，她还自己报名参加了一个没有家人参与的滑雪假期，这是她自信增长的标志，也标志着她的家人重新拾取了信心。

孩子还可以在治疗日记的报告中将自己的困难画出来。

汉妮（Hanney）和考茨洛夫斯卡（Kozlowska）在与创伤孩子及其家人的工作中使用插图治疗书，他们请家庭成员将他们的经历展示在一系列的图片上，用以表达与创伤相关的感受，消除恐惧并促进希望和信心。与注重解决问题的方法不同的是，治疗日记更注重家庭按照过去的经历来建构他们的故事。此时治疗师要相信家庭，相信家庭可以重新组织他们的故事，他们不需要被匆忙推动去采用解决方案，以避免造成无法充分验证家庭叙事可靠性的风险。

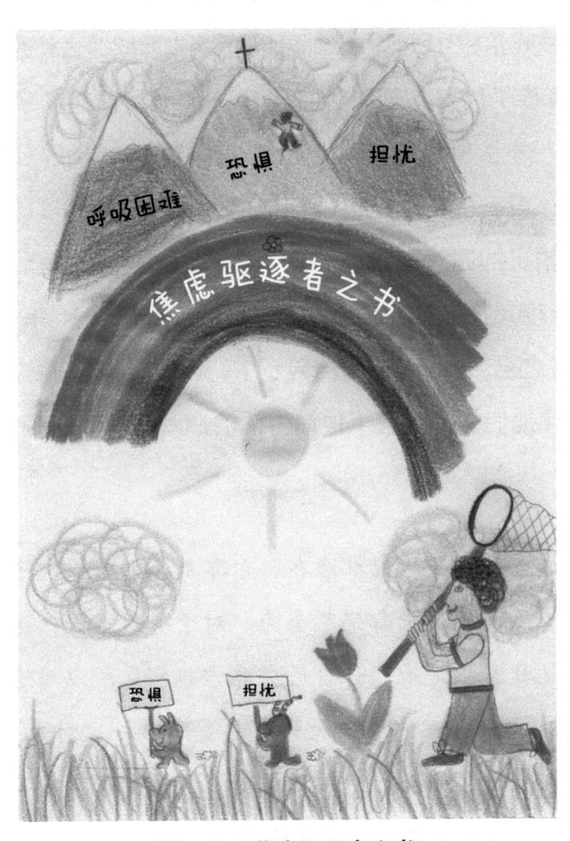

图 14-9 焦虑驱逐者之书

时间轴系列图片　在治疗受创伤的青少年的过程中，治疗师可以结合创意的造型技巧与时间轴的工作。用一段时间来收集图片、拼贴画、诗歌和照片，来表现创伤经历和黑暗时期，以及美好的时期和体验。通过一次或者多次会谈，生活历程的象征就被记录在一卷长长的纸上，这类似于墙壁裱糊纸或计算机的连续打印纸。

还有一种方法，将照片夹在彩色的绳子上，标出出生时间和其他一些重要的人生时间节点，例如，兄弟姐妹的出生、入学、分居、搬家、重大的创伤事件、友谊的开始或者毕业。至关重要的是，为未来几年留下空间，有待填入。然后该青少年可以补充目前所走的人生道路并将图片排序；将那些压力和困难的经历放在线的下方，美好时光放在线的上方。还可以挂上“开放照片”表现未来场景以创造机会。这种复杂的干预加强了身份认同，有助于人们重建自己的历史，使繁重的经历背景化，从而促进人们发展另一个更完善的自己的生活史，并且这也成了一种治愈的经验和资源。时间轴图片系列也可用于患有身体疾病的孩子的家庭治疗，用图片来讲故事，讲他们与疾病做斗争的经历。

许多其他的格式塔技术可用于儿童和青少年系统式个人治疗和系统式团体治疗中，这些技术源自于个人治疗的传统。米尔斯（Mills）在与遭受严重自然灾害的孩子及其家庭一起工作时使用“梦想罐”。

梦想罐　家庭一起给一个陶罐或者大花盆涂上颜色，并用彩色石头、贝壳、羽毛、沙或者其他的材料来装饰它。孩子和他的家人把他们对美好未来的积极希望、愿望和梦想放在这个梦想罐中。如果孩子夜里做噩梦，父母可以将好梦的图画放在孩子的床下，作为鼓舞。引导家庭的互动着重于解决问题的成功经验、资源经验和资源图像的交流。孩子也可以画一个安全的地方，然后解释他的图片；或者要求他们想象自己置身于一个完全安全的地方并将之画出来。

创伤后的治疗需要很多步骤。我经常会要求大小来访者在便签上画出或者写下糟糕的经历。另外，我还会弄一个箱子，再用纸板做一个垃圾桶。一步接一步，我们一起对图片分类并对其进行安全保管；或者如果来访者同意的话，我们可以将它们扔进垃圾桶。请求他们画出自己的秘密，但是不能被别人认出来，这个请求的意义在于尽可能小心接近棘手的问题。借助告示栏，来访者可以在诊所中创建一个哭墙。家庭成员可以在哭墙的告示栏上贴上他们的不满和投诉。在每次约谈开始时都检查一遍：什么抱怨一直都在？什么字条已经可以撕下来了？

系统式格式塔技术优于计算机艺术和数字录音加工，因为它更具有真情实感。孩子和其家庭可以用黏土、橡皮泥来制作迷你人物。手指颜料、身体颜料和彩色肥皂在绘画时都具备感官特点，可以更直接表达情感。来访家庭也可以用盐面团做成一个家庭雕塑。人们需要面粉、盐、水、一茶匙食用油、各种食用色素和香料。制作盐面团本身就是一个积极的共同项目，帮助人们建立亲密关系。人像或动物雕塑可以被放在托盘或纸盘上，由家庭成员展示及讲述故事。

创意棋盘游戏　该方法非常适合与想要解决行为问题的孩子一起做。这种干预会产生更强的约束力，并把整个家庭都纳入治疗过程中。人们用纸板共同制作棋盘游戏。需要彩色纸板、马克笔或者水性笔、剪刀、胶棒和效果材料，如闪光片、羽毛以及骰子。请孩子设定游戏的目标，例如，前往冰淇淋店时，一次脾气都不发地到达目的地。孩子可以自由地画出比赛场地，或者用一个个格子画出赛道，有些格子是障碍物、陷阱和危险的区域（玩法如“生气鬼攻击，暂停一次”，回到 1 格；力量格，“生气鬼攻击失败，跳到 27 格”）。游戏人物用橡皮泥或软陶制作，游戏场景可以用图片来装饰。孩子和家庭制定好规则。这个游戏在接下来的会谈中会一再尝试。除了经典的棋盘游戏之外，还有很多新游戏，例如，“今天这儿，明天那儿”的游戏适合父母分居和离异的孩子，或者谈话 – 感觉 – 行动 – 游戏，孩子和父母轮流抽牌，要么讲一些事，描述一种感受，要么做一些有趣的事情。

家庭的核心口号或青少年的正面口头禅都可以设计在海报、纪念章或家庭 T 恤上，这对团体来说一直都是愉快的活动。

情感 X 射线设备　身体轮廓技术与假想的 X 射线设备或全身 MRI（核磁共振）扫描仪结合起来，这个设备能照出人们内心深处的感受。该技术适用于语言表达欠佳的儿童。孩子躺在地毯或者卷纸上，治疗师用粗笔将他的身体轮廓描出来。然后，让孩子用表示其感受的颜色将身体轮廓内的空白填满。同样有用的还有身体的“建筑图纸”。

身体建筑图纸　我和孩子们一起进行简单的绘画，例如，我们一起把电脑画得花花绿绿。我准备了一份解剖图的复印件，从人的大脑到身体，我们一起填写并标记。

▼

托比亚斯 8 岁了，还在忍受大便失禁的痛苦（在开始咨询的时候，每天多次）。自从家庭的情绪氛围逐渐变得相互尊重之后，托比亚斯的症状得到了明显改善，每周有六天，他的裤子都是干干净净的。托比亚斯用身体结构图解释着："这是赛博特，他的脑子像一台非常快的计算机。但这台计算机与下边这两个开关连接得不是很好。那里坐着个什么家伙，总是胡闹，把开关随心所欲地打开与关上。但是在过去的几天里，赛博特连上了一个超快的链接开关。它的运行也还不是全无瑕疵。无故障操作要等到赛博特的生日之后才行。在那之前，那个操作开关的家伙仍然需要练习如何正确地使用开关！"

阿尔曼（Alman）和郎布鲁（Lambrou）在与青少年的工作中将舞蹈和绘画表达结合起来，他们请来访者带来最爱的音乐。当画纸和绘画工具都准备就绪时，来访者向自己内心提一个重要的问题，然后随着音乐疯狂跳舞。当治疗室关掉音乐时，他们要用非惯用手画出他们脑海里出现的作为答案的东西。

有创伤的青少年可以进行**复杂的格式塔项目**，这将在较长一段时间内将青少年创造性地纳入治疗过程。对于一个喜欢用喷雾罐来表达感受和想法的青少年，我建议，请他仔细设计一张图，展示他失去弟弟的痛苦，然后找一个（合法的）地方将图喷出来。对一个有创伤的少女，夏季治疗暂停时我请她完成一个项目，制作一个真人大小的彩色"娜娜"，用铁丝和纸浆来完成，象征着她自己的力量和面对生命的喜悦，象征一个起点，这既能表达痛苦和创伤，同时也表达她对另一种生活的希望。

第15章 手偶

15.1 简介

毛绒玩具和手偶是面向儿童的系统治疗工作的重要辅助工具。它们可以被用作编外家庭成员来完成“部分工作”，它们是很好的共同治疗师。沃尔特曼（Woltmann）使用木偶娃娃来帮助孩子，减轻因为要住院而不得不与父母分别的忧伤、愈合身体疾病以及缓解车祸后果。

在大多数治疗流程中，治疗师与“内心部分”一同工作很常见。在一些信仰中，“疾病”会被外化，其中不受欢迎的部分、个性特征和病痛不适会有外在象征物。与此同时，人们所期待的部分会通过“魔法物品”得以内化。“替罪羊思维”在很大程度上符合部分模型的逻辑，即把罪责归于某个外化的个体。萨季尔（Satir）把这叫作“部分政党”，也就是内心议院进行的谈判、内在的各个家人或内在声音的合唱，这些是系统治疗工作的普遍形式。

许多孩子会带上最喜欢的毛绒玩具来进行治疗。他们把它当作一个“对话的过渡客体”，谈谈这玩具就可以轻松开始对话。几乎所有孩子都会在背包上挂个迷你毛绒玩偶跑来跑去。儿童房间里住满了毛绒动物和手偶。当这样一个娃娃跟他们“说话”时，年幼的孩子更容易参与其中。在玩偶的帮助下，孩子可以说出那些平时很难表达的事情。孩子可能会在一个“坏”娃娃身上找到自我认同，把自己不好的部分全推给它。不被接受的感受和冲突，就通过这种方式得以表达（看起来仿佛并不是孩子自己，而是那个娃娃代表孩子在说话）。

玩偶也可用于诊断。如何选择玩偶，如何选择游戏场景或叙事场景的主题，这决定了我们是否可以一窥孩子及其家庭的生活情况。借助玩偶，孩子就可以自发地表达情绪，一场木偶剧可能越演越粗野。手偶可以成为想象中的家庭成员、孩子或父母的代表者，问题在它们的帮助下外化。使用手偶工作，治疗师就有可能对家庭互动施加影响。手偶游戏可以改变来访家庭当前的情绪状态，并可以对家庭确信的观点加以质疑。在霍夫曼（Hoffman）报告的一个案例中，米纽秦邀请父母坐到地板上与他们的女儿一起玩娃娃。这种方式促成了一种积极的互动，并以游戏的方式打破家庭中普遍存在的负面关注和批评的恶性循环。

手偶可以作为治疗师的话筒，从而使其顺利采用系统式技术、幽默对话、分裂-团队干预措施和循环提问技术。就像许多其他创造性技术一样，它们创造了一个虚拟现实，使我们能够以游戏的方式来呈现和解决问题。

如果每个人物都有自己的个性，用手偶进行工作就会更加生动，因此，我更喜欢和自己喜爱的玩偶一起工作。对于 5 ~ 12 岁的孩子来说，它们是合适的媒介。2 ~ 5 岁的较小儿童更喜欢毛绒动物，而不是手偶，我就请他们带上自己最爱的毛绒玩具。成年人更喜欢玩手偶，而青少年则觉得玩儿童玩具很尴尬。

装备 两个手偶就构成了初级装备。就像那种孩子挂在书包上的迷你毛绒动物，它们的优点就是足够小，可以随时从口袋里拿出来。有时候，我会即兴表演，用手模仿娃娃，辅以相应的声调语气。最好选择一些性格不同的手偶：友好的、中立的、好斗的、害羞或者笨拙的。通常，我会选择动物代表人物的形象。不同的动物家族很有用，例如，狗、狮子或熊家族。我的收藏包括以下几类。

- 动物：宠物，如狗、猫、鼠；野生动物，如狮子、熊、狼、鳄鱼、恐龙。
- 人物形象：爸爸、妈妈、孩子、护士、医生、警察、老师、公主、国王、王后、王子。
- 象征性人物：魔法师、幽灵、巫婆、魔鬼、骷髅、海盗、流浪汉、龙。
- “经典的”：《芝麻街》的厄尼和甜饼怪，《丁丁历险记》里的小狗白雪和小鼹鼠。

可选的配件还有一条绳子和一块丝巾，用于即兴游戏假装舞台，如果想记录下演出，还需要一台摄像机或数码相机。

15.2 系统式手偶技巧

使用手偶的治疗工作基本上很简单，游戏多于技巧。这里所需的只是你能够与布娃娃进行幻想谈话，把它们当作具备个性的对象来对待。当一个孩子带着他最爱的玩偶来进行治疗，或自发地开始玩我的玩偶时，我就会跟玩偶说话，好像它是真人一样。

（1）直接对手偶打招呼，并请孩子介绍他的手偶："嗨，这是谁啊？你叫什么名字？你多大了？谁是你的朋友？你喜欢做什么？你最喜欢吃什么？你喜欢什么，让你伤心的是什么？你的父母在哪里？你的头发怎么这么漂亮啊？"

（2）问孩子手偶的特点："保罗，你最喜欢这只狼的什么？"

（3）请孩子用手偶来展示，在家里或者学校发生了什么？

（4）对娃娃表示，自己很感谢有机会认识它，并宣布会在合适的时候再来与它说话。

用手偶轮流讲故事 在用手偶开展目的明确的实际工作之前，我一般会请每位家庭成员都为自己挑一个手偶。我自己会使用我最喜欢的娃娃来讲故事，这故事可以被家庭成员轮流接下去。有时候这种暖场技术会引出自发的问题演示和解决方案。

治疗师："从前有一只小熊，它不想听爸爸妈妈的话……"

熊女儿："……因为，这没什么好玩的，我更愿意做我想做的！"

熊妈妈（母亲）："哦，听点话吧……"

熊女儿（女儿）："我现在就跳进水里，即使我不会游泳！"

熊妈妈说："我是不会允许你这样做的！"并很快抱住了小熊。

熊女儿："嗷，放开我。"

熊爸爸（父亲，站在陆地上，用前爪够到熊妈妈，要救她们出水）："来，我来救你们！"

在上一次会谈里，女孩跳出窗外作为一种威胁，因为她没兴趣参加谈话。

猝不及防的是，妈妈也跟着跳了出去，说："我是不会允许你这样做的！"

使用手偶进行问题场景演示和解决方案演示 用手偶可以推进问题场景演示，并将之引向一个好结局。该技术既适用于与儿童一对一的工作，也适用于以家庭为单位的咨询工作。首先，用手偶演出一个问题场景；然后，创作一个解决问题的场景；最后，让故事有个更好的结尾。孩子可以给"有问题"的手偶支着，或请来额外的动物作为顾问和帮助者。如有必要，治疗师会提供自己的解决建议和故事。此时展现出来的，通常都是父母和孩子的一种难以置信的、充满爱的、甜蜜的和其乐融融的一面，激发了喜悦和欢笑。

伊莉娜出生时是个早产儿，她在保温箱里待过一段时间。1岁时她患上了不明原因的腹泻，当时她并未被证实是否对某种食物不耐受。然而，她的父母还是遵守了非常严格的饮食计划。到了10岁，她和活泼的弟弟妹妹比起来非常瘦弱，尽管她的强迫性限制饮食习惯让父母非常担心，他们也并不想给她施压，以免增加她内心的进食抗拒。我们一起在纸板上画食物，并切好。伊莉娜接到任务，帮助大手偶凯蒂吃美味的食物。她要确保凯蒂感到舒适，并帮其克服对未知食物的身体障碍。

伊莉娜（把切好的食物装到娃娃的盘子上）："来，凯蒂，吃吧！这很好吃。"

治疗师（扮演凯蒂）："呃，不，我不认识这个，我不吃，我感觉不好，我的喉咙正在关闭！"

伊莉娜："来，凯蒂，习惯一下，味道不错的。"（摸摸它的肚子，哼着小曲，好让它的食管放松）"快来吧，过来尝尝！"

伊莉娜抱过玩偶，用另一只手喂它。

凯蒂："嗯，味道也没那么糟糕！"

治疗师："凯蒂，别急，慢慢吃，先尝一点！"

另一个选择是，治疗师演示一种问题场景，孩子随后来创造解决方案情景。玩偶也可以扮演坏的部分；孩子因此得到了一个任务，就是让玩偶回到自己的柜子里去。

▼

马库斯在双语环境中长大。在学校他并不是很出色。他喜欢玩橄榄球和足球。虽然他努力准备考试，但还是非常害怕考砸，并把自己完全封闭起来。他的内心对话都是自我怀疑和害怕担心的声音。我把"我不行恐龙"介绍给马库斯，它是一只20厘米长的四脚龙，喜欢窃取想法和窃窃耳语："你根本犯不着去，反正你会考砸！"不幸的是，这个卑鄙的小家伙非常有侵略性，它不断地把这些刻薄话灌进马库斯的耳朵里。马库斯开始反击并骂道："滚开，我不想听！你保持安静！"练习结束后，马库斯更加自信了，他拒绝听从"我不行恐龙"。

该技术非常适合面对家庭的工作。通常父母都能准确地说出，他们要怎么做才能解决当下的问题。只是他们满足于口头指令，对于如何把他们的主意付诸实践，他们往往缺乏具体的设想。在用手偶详细演示了不同的场景之后，付诸行动变得容易得多了。

（1）开始手偶游戏："请你们帮帮我，让我理解是什么问题把你们带到了这里。请选一个适合你们的娃娃。"

（2）演出问题情况："现在演示给我，你们发生的典型事件是什么样的。"在这个使用手偶的问题演示和解决方案演示中，与经典的问题演示和解决方案演示一样，我会观察交流的过程。父母说清楚自己的需要了吗？家庭如何陷入了死局？哪里看得到解决方案的雏形？

（3）角色交换："请你们交换手偶，再次演出同一场景。"

（4）解决方案场景："现在拿到你们最开始拿的那个人物。演给我看看，如果一切超级顺利会是什么样子？"

▼

弗洛里安前来预约是因为被大型犬攻击过后他一直处于创伤事件的影响之中，我给他的父母介绍了马蒂尔德，一个身高80厘米、一头红发的布娃娃女孩；还有"小狼狼"，一只灰色牧羊犬手偶，体型大且带有突出的犬牙。在他父母的监管下，我要求弗洛里安先帮马蒂尔德医治一下，缠上绷带并鼓励她，因为小狼狼把毫无恶意的马蒂尔德的腿给咬伤了。在接下来的会谈中，弗洛里安继续帮助马蒂尔德康复，学习再次行走，他还告诉它，物理疗法在他自己身上的效果非常好。弗洛里安不仅喜欢自己扮演坏狼，他的父亲还向他展示，马蒂尔德如何喂食这只大狼狗。最终，他敢用彩色皮绳将狗拴住，和爸爸一起去遛狗。慢慢地，弗洛里安找回了他的快乐天性，他的父亲也很开心能够为他的儿子做些具体的事情，母亲感到宽慰，因为她的先生和儿子重回自由和融洽。

与毛绒动物交换角色 这种技术适用于经典的"长期问题"，比如，午餐桌上的争吵或者家庭作业。

▼

作为再组合家庭共同成长往往会带来一堆问题，托比亚斯的父母觉得他们已经被问题击溃了。他们抱怨说，孩子们不能团结互助，父母总是为教育方式不同而争吵。母亲觉得，丈夫对待9岁的托比亚斯和8岁的米利亚姆太过暴躁，经常大声吼叫；父亲同意她的意见，他总是在过度克制和极度暴躁的两极间跳转。

我建议用手偶来演示一场典型的吃饭场景。孩子们和父母选择了人形娃娃。米利亚姆和托比亚斯热情高涨，拿着娃娃闹着玩。父亲大声斥责："这可不成，孩子们表现得太乖了，我们能不能换一下？"一分钟之内，混乱彻底爆发了，父母用手偶扮演他们的孩子，疯狂地爬过桌子，狂奔乱跳，而米利亚姆和托比亚斯的家长手偶咆哮着，用拳头敲打着桌子并扬言要给他们惩罚。

我感谢这个家庭给我的演示，然后请求他们，给我演示一下梦想中的场景，如果一切都超级顺利会是什么样子。我从架子上拿了一把玩具钥匙串，并把它和我自己的钥匙串一起放在一个篮子里，然后让父母人偶和儿童人偶轮流传递篮子，同时这样说："这里有一个魔法钥匙扣，只要你们碰到它，你们就会改变，它会赋予你们力量、自信和好心情！"当轮到托比亚斯时，他惊奇于我的车钥匙，我解释了那个神奇的无线遥控车钥匙所能遥控的范围，然后要求演示最后一轮的"一家人在桌边"。这些儿童手偶表现得非常体贴有礼貌。父亲让那个代表儿子的手偶打翻了一杯水，并且立刻说他来擦干净。托比亚斯让代表父亲的娃娃说："没关系，我可以给你再倒点水吗？你喜欢无气水还是气泡水？"

最后，我和一家人一起商讨，现在就期待这样的平和场面很可能还为时尚早。作为一项任务，我们约定，家庭应该一起规划做一些美好的事，最后大家都选择在周末一起烤个比萨。

在针对学习困难儿童的多家庭工作中，产生了该技术的一种变体。我们向该家庭解释："我们可以通过两种方式与自己交谈：帮助者念头让我们成长；反之，强盗念头会剥夺我们的良好感受。""我不行恐龙"作为一个外化角色被介绍给该家庭："它总拿你跟其他人比较。它说你什么也干不了。它会告诉你，哪怕你非常努力，你还是达不到目标。"然后询问孩子，他们认不认识这只恐龙。许多父母会主动表示，对这个家伙，他们可是经常碰面。接下来介绍的是"毒刺"，一只好斗的蜜蜂，它特别喜欢攻击父母。被蜇到的父母，对孩子的反应就像过敏一样，他们很快就生气和愤怒起来，坚信自己的孩子又笨又懒，还会说出难听的话，让孩子如坐针毡。

孩子们拿到代表父母或老师的手偶，家长玩的是代表孩子的手偶，大家一起演出一些短场景，例如，场景1"早上在床上"；场景2"家长与班主任的谈话"；场景3"家庭作业或就寝时间"。作为治疗师，我扮演"毒刺"的那个部分，尽管"父母"出于好意，话语中却充斥着责备。此外，我还使用了之前提到过的"我不行恐龙"，一种小小的、绿色的、刻薄的四脚龙，它想让孩子们相信他们就是"失败者"，他们在学业上全无希望，不管怎样都会搞砸。

治疗师："角色设定是这样的：两个孩子早上还没有睡够。一个家长手偶（由孩子来

演）叫醒孩子们，它下定决心：‘我不会生气，也不会骂他们！’场景开始！”

家长手偶（由一个孩子扮演）：“孩子们，快醒醒！”

一个孩子手偶（由一个家长扮演）心情很不好，边发牢骚边找衣服。

治疗师：“现在毒刺来！”随后蜇了一下父亲的手偶（孩子扮演）。

这个手偶变得非常愤怒，咆哮起来：“你总是磨磨蹭蹭的！”

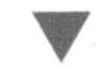

在随后的讨论里，我问孩子们：“你们有什么办法？还可以怎么做呢？怎样才能驯服“我不行恐龙”和讨厌的蜜蜂呢？你们怎样叫停它？你们用什么办法能够获得鼓励的想法？”

接下来，孩子们开始画画，画出毒刺到来后，家里是什么情况。

手偶作帮手 系统治疗师的出发点是，预设人们有解决自己问题的能力。他们的资源可以通过手偶来代表。

（1）和孩子工作，发掘出他们的愿望和目标。

（2）提供不同的手偶或毛绒动物：“选一个你喜欢的手偶。”

（3）与选好的手偶聊一下他们的特点：“你好，小松鼠，你有什么特别的地方？”

（4）让手偶表达出孩子的问题。

（5）让孩子选择第二个手偶，要与前面的一个完全相反：“小松鼠友好而害羞，狮子很勇敢，能大声咆哮。”

（6）和孩子谈谈助手玩偶的品质：“知道吗？狮子可以成为一个好帮手，让人不再害怕。”

（7）问孩子：“狮子会给你什么建议，让你变得快乐又自信？”

（8）扮演一个台词提示者。悄悄在手偶的耳边说些好主意，或者让其他手偶娃娃提出好的建议。

（9）请孩子表演两个手偶对话，就一些不同之处开展争论：“松鼠，你喜欢狮子什么？你们受不了对方的是什么？”

（10）找一个方法发掘并赞赏他们各自积极的方面：“狮子，你勇敢而强大，一声咆哮，就能把所有人都赶跑。松鼠，你柔和又乖巧，你跟孩子玩得特别棒。”

（11）询问孩子，在他看来手偶有哪些积极的特性，他可以把什么吸收到自己的日常生活中。

（12）两个手偶可以二选一地达成协议，它们如何帮助和支持这个孩子。

▼

苏珊娜，一个有点害羞的女孩，下周她要在学校朗诵一首诗。作为准备，我们用手偶来演示这个情境。她选了一只松鼠手偶，在我的提问中，松鼠显得特别灵活、勤奋、可爱，但也特别害羞。我告诉松鼠，它将在森林学校演唱一首歌，这当然并不容易，因为松鼠不是很习惯提高它的嗓门。我让苏珊娜选第二种动物作为帮手，她选了科米蛙：“因为它有一张大嘴巴，并且总是胆子大！”我问科米蛙：“你想给松鼠什么建议呢？”科米蛙提出了很多好建议：“去吧，大声唱，你看，就这样。”然后张开大嘴。根据我的建议，松鼠和青蛙一起唱了一首二重唱。我允许苏珊娜下次会谈再归还科米蛙，因为她去学校朗读诗歌的时候，要把科米蛙作为隐藏的提示者藏在书包里。

共同编织家庭娃娃的故事　根据欧文（Irwin）和马洛伊（Malloy）的观点，治疗师在家庭娃娃访谈中要请家庭选择相应的娃娃并给它们起名字。之后请整个家庭共同编一个故事。在访谈过程中，我们要注意观察娃娃间的互动行为、联盟、冲突和角色的分配。这项干预促进了象征层面上的沟通，激活家庭去实现共同的目标。此外，作为代表的娃娃还会展示出冲突的解决之道。这种干预让父母有机会更好地彼此接触并享受快乐。故事的内容并不是重点，重点是此时此地家庭的互动。通常，家庭会突然有了解决办法。共同游戏促成了原有模式的中断，引导人们表达没有表露过的感情和个人感受，提供了孩子和父母互换角色的机会。

我们需要大量动物和人物玩偶作为材料。根据孩子的年龄，干预需要 30 分钟左右。如果家庭在治疗中已经使用过手偶，作为前期准备，这很有利。孩子们喜欢这种技术并且自发地玩起来；父母偶尔还需要治疗师的鼓励。我会扮演一个兴致勃勃的观众，退到透视镜和摄影机后进行观察。

（1）为这个家庭提供一个装有大量娃娃的篮子："请选一个娃娃。给它起一个名字。请给我们介绍你的娃娃，讲讲它有什么特别之处。"

（2）"你们和家人一起编一个故事，有开头、中间部分和结尾。故事应该是虚构的。请你们练习一两次。你们一旦准备好，就可以开始上演剧目啦。我是你们的观众！请选择一下，谁是故事的主角，然后确定一下谁来介绍这个故事的标题。"

（3）这家人为接下来的小片段排练了 7 分钟。

（4）演出开场宣布剧本："亲爱的观众，今天你们观看的剧目是……"手偶将被一一介绍，然后演出开始。

（5）演出结束后访问手偶，以更多地了解孩子和家长的想法与感受。保持在假装层面上，像采访真人一样采访玩偶，角色扮演的故事因而仍在继续。

（6）请玩偶解释，它们是如何养成自己的特殊性格和行为方式的，它们有什么愿望。治疗师要对这一点或那一点表示惊叹赞美。请求娃娃们互相交谈，共同做点什么。提一些开放性、更广泛的问题。在这里，二选一和是非问题反而会起阻碍作用。重复一些陈述，而不要去解释它们。

（7）最后一轮：手偶被移开，离开假装层面，以此作为游戏和现实的分界点。孩子和父母被问及他们为日常生活学到了什么："嗨，这是一出很好的剧。什么最让你们开心？什么让你们不太开心？你们学到了什么？"

（8）在元层面上对表演加以总结："一个家庭知道如何去解决争端太重要了……我完全理解，对你们来说能喜爱爸爸妈妈有多重要。兄弟姐妹之间发生了那么多争吵，但是你们还是演绎了一个如此美好的故事……"

治疗师在评估时应该注意，表演所呈现的问题和短剧之间不必有清晰的直接关联。除了形式和内容方面之外，故事在情感色彩上也很有意义：

- 内容是关于什么的？
- 这个故事的创意性如何？
- 故事有连贯性吗？

- 故事是令人伤心的，还是好笑的？
- 角色是否一直在争吵？
- 每个人都表现出哪些优缺点？
- 玩偶的选择提供了哪些关于扮演者的自我形象的提示？
- 在实施一项设定的任务时，该家庭是乐在其中，还是费力而混乱？

手偶作为顾问　这种技术是在家庭医疗背景下针对儿童工作发展出来的。它借鉴了经典的木偶戏，戏里的木偶和小观众互动。他们警告小丑防着那条正偷偷摸摸游过来的鳄鱼，给小丑加油鼓劲，还会插几句话和支几个好招。一个问题展示的舞台可以是关于某个孩子的，也可以是关于患有同样的疾病的一组孩子的。我们借助手偶演出一幕与孩子们问题相似的戏剧，故事的主角克服了所有可以想到的危险。与此同时，手偶的演出被一再打断，好让旁听的孩子参与进来，我来提问："孩子们，你们会给小丑什么建议？汉斯，我应该怎么做呢？"孩子们的呼声立刻被接纳，我让主角立刻执行。孩子们成了处理当前问题的顾问。该技术也可以用于一对一咨询。

（1）选出两个手偶，一个是给孩子用的主角，一个是帮手娃娃。

（2）给孩子上演一小段和他情况相似的问题情景。例如，"妈妈几乎只管我弟弟。""我弟弟总是喜欢大声尖叫。""因为我弟弟，朋友们都不喜欢找我玩了。"

（3）用帮手娃娃指导孩子的手偶，给它建议和主意，告诉它能做些什么。如有必要，治疗师可以使用一个悖论的变体技术，提几个显然错误的建议，让孩子识别并丢弃。

第16章 系统式角色扮演和表演技术

16.1 简介

几乎所有的心理治疗机构都用角色扮演游戏来进行工作，但是它最初是孩子们的发明。孩子们喜欢扮演不同的角色，最喜欢的角色是高大、强壮有力量的角色，如英雄、有魔力的动物，当然还有妈妈和爸爸。1900年左右，莫雷诺（Moreno）观察到，儿童能把冲突在角色扮演中再现出来，他由此创造了“心理剧”。他的即兴剧的第一批演员就是儿童。他也是最早和家庭一起工作的心理治疗师之一。即使他的模式使用了其他的概念，他的人际关系理论仍然是基于真正的系统假设。

许多家庭治疗师都会用到心理剧的元素。结构化家庭治疗的根源之一就是角色理论。米纽秦，资深的戏剧爱好者，将家庭治疗师描述为“家庭剧的导演”。家庭雕塑的技术是在借鉴心理剧的基础上发展起来的，而迈达尼斯的假装仪式可以被理解为一种悖论角色表演的变体。

配备 角色扮演游戏可以没有辅助工具，也可以与真人、迷你模型、手偶和其他代替品一起表演。房间里的每个物品几乎都可以被用到，如抱枕和椅子成为人的占位符，治疗室的地毯可以成为“父亲的领地”，第二块地毯可以成为“母亲的领地”。一些简单的道具如下：

- 一些魔杖；
- 小讲台；
- 一个换装箱或一个装着幻想服饰大杂烩的箱子，里面有帽子、鞋子、羽毛披肩、各种靴子、高跟鞋、珠宝首饰、配饰；
- 一个宝箱，装有魔法符号、宝石和其他东西；
- 平衡板；
- 不同长度的多色绳索；
- 两部手机；
- 不同大小的彩色丝巾；
- 戏剧化妆品。

角色游戏利用儿童自发的想象，从而让我们更容易进入他们的内心世界。这一关键技术中融入了许多系统性家庭治疗的基本原则。角色之间的相互制约和人们行为模式的互补都被清晰地展现出来："一个人做了什么，就让另一个人做什么，或者不做什么"。例如，一个家长可以扮演"劳工部长"，另一方可以扮演"娱乐部长"。家庭里的不同角色在模拟的层面上体现出来，并被戏剧化地夸张。来访家庭在表演中生动地展示了不同角色，比如，"爱哭闹、抱怨的人""不停抱怨的妈妈""疏远的爸爸"或"傲慢的儿子"。

在演示冲突情况的时候，治疗师能清晰地看到演员们对"差不多一样"的模式都做出了什么样的贡献。例如，父亲在冲突中越来越强硬地坚持他的角色行为，而女儿也越来越坚定地维护自己的立场。角色扮演游戏促进了人们审视自己的行为。它是模式中断的一种形式，消解持久重复的问题循环并提供有关该家庭的诊断信息。家庭背景下的行为方式的意义可以得到辨识。新的尚未提及的问题模式，正如尚未识别的资源一样，都显而易见。与循环访谈方式类似，引入"视角转换"是关键原则。

角色扮演在行动的层面上使人从另一个角度观察情况。交换角色时，孩子被引导换用他人的目光看这个世界，在身体上和情感上扮演别人的角色，设身处地地占据他们的内心视角。这能培养孩子具有更大的同理心。与符号象征、人物角色或格式塔技术相比，演员们能直接反馈是一种优势。视角转换、更大的同理心以及更好地理解另一个人的观点，所有这些都会导向皮亚杰意义上的去中心化。角色扮演游戏具有一种表现功能，它们构建了框架背景，让人们联结情感、表达感觉，在表演中表现幻想和对未来的想法。新的规则被建立起来，游戏和情感链接被连通。角色扮演允许症状外化，从而达到了情感分离，即人们可以扮演“疾病”“冲突”“毁灭之路”和“未来之路”。

角色游戏完全被认为是动作技术。问题在会谈中实时上演，并在行动层面上呈现出来。如果不仅仅在元层面上谈论病痛，那么治疗师的处理工作会变得更简单。在演绎问题情境时，内部搜索过程就被调动起来，并生成解决方案，游戏式地开拓出新的行为可能。角色游戏引导人们去注意二选一的行动选项：“也可以换个方式，我可以在 10 秒钟内换另一个角色。”

仪式也可以用于预防性演示，比如，表演一下如何与父母好好道别。通过角色游戏间接传达了这种表演理念：问题和解决方案可以表演出来。行为表现为某种特意为之的事情。所遵循的规则是有意选出的，因而是可改变的。当孩子和他的妈妈演示原本的问题模式时，这在某种程度上是自相矛盾的。这种陌生化的间离效应引起了人们对问题模式的有意偏离：“我真的有必要每天跟我 17 岁的儿子为了房间的整洁而争吵吗？”一个关键的信息被传达出来：“你对当前的行为有很多选择！”通过表演他们的烦恼，问题就得以解决。

系统式角色扮演使用了整个系统的潜能，因为在开发解决方案和替代场景时，父母和兄弟姐妹都贡献了自己的想法。练习角色游戏是角色游戏的诸多形式之一。“用练习来学习”是系统治疗培训中的标准技术，尽管如此，这一技术作为获取知识的方式在系统理论中一直被忽视。对角色游戏进行练习是有益的，可以让人在安全的实验领域学会更多剧目，变得更有能力。儿童不单单是以认知的方式来学习知识的，在更大的程度上是通过模仿来学习的。把父母、其他儿童和治疗师作为榜样，进行认同式学习、模仿性学习和习得，这是获取有效能的行为模式的有效方式。

新的现实在角色扮演中形成了。一个害羞的孩子扮演一头凶猛强壮的狮子，感受到了它的勇气和力量，那么此时此刻展现出的就是他强大有力的另一面。当一个上学困难的孩子花 10 分钟去扮演一个恐惧上学的孩子，甚至将这种恐惧夸张化时，他就能体会到自己其实可以控制一点自己的行为。治疗师的任务是营造一种氛围，允许好奇心并唤醒乐于改变的意识。

16.2 系统式角色扮演技术

系统战略性心理剧 与经典心理剧不同的是，这种角色扮演的形式并不是在团体背景中与陌生的主角们一起演绎，而是和该儿童或青少年的家人共同进行。其工作进程围绕目标展开并借鉴了短期治疗模式。家庭决定改变的目标，治疗师只是安排过程。如果已经了解了家族的历史、围绕问题的典型互动循环和之前尝试过的解决方法，就可以更有针对性地实施该技术。问题的存在可能是因为忠诚义务和家庭信仰。有可能出现的改变会带来什么影响，通过角色扮演也得到了反照。

- 哪个发展步骤让该家庭感到棘手，因而停滞不前？
- 该家庭在哪里为自己的行动空间设限？
- 该家庭有哪些创造性潜力有待加强？
- 改变会带来什么影响？

基本理念是两步走：演出一个家庭生活的场景，再在角色扮演中发展出一个稍好的解决方案。常用的开场是："迈耶家的一天""起床，上学去""我们去郊游""妈妈，我今天不想做家庭作业……""哮喘发作""快去睡觉""计算卡路里"或"一场争吵的角色扮演"。这个过程中伴随着系统性问题，如尺度问题："谁受问题影响更严重？"空间上的比喻和视觉上的类比都可以用于说明亲密度、距离和关系模式。

就像循环提问一样，我们也可以让不在场的人加入进来。身体或精神上不在场的或是已经过世的亲属都可以以这种方式拥有声音。空间的标记和占位符，如一把空椅子、一个抱枕或一双鞋子，都有助于在角色扮演中建构假装的现实。例如，孩子可以表演如何与想象中坐在椅子上的老师谈话。如果我扮演某个缺席的反面角色，那么我会采用"双重"技术与角色拉开距离，我会明确表明，什么时候我在角色里，什么时候我又离开了角色。

（1）宣告

» 在角色扮演之前向家人解释你的计划："目前我们谈了很多……我希望能够更好地想象出你们描述的事情。你们可以给我展示一下问题出现时发生的场景事件吗？”

» 保证营造一种安全、信任度高的氛围，允许自发行为。作为首次开场，一个次要的附带主题比一场真实的、“激烈的”冲突更好、更适合。
» 利用父母想表达清楚自己需求的愿望，要求他们“展示”问题，而不是“表演”。

（2）准备舞台

在“同步带领”的意义上，给出一系列的分步骤，让拒绝回答的可能性降低，参与的可能性增加。

» 起立，同时请孩子也站起来。然后请家人亲属们站起来。
» 和孩子、家人一起选一个日常场景，或者给他们规定一个场景。
» 让他们详细描述一下：“你从学校回到家后，你们具体都站在哪儿？”
» 分配角色：“好，你是一个很想做饭的女孩，您是妈妈，你是……”

（3）展示家庭生活的一个场景

» 请家人和孩子：“现在给我看看，这样的场景通常是如何进展的。开始！”

（4）流程提示

» 向后退一点，采用一个观察者的位置。眼神接触会阻碍过程。
» 请孩子和家人保持角色扮演，不要谈论场景。如有必要，让一个角色来扮演某种被压抑的情绪和态度，如“听天由命”“无望”。
» 通过适当表情和手势的刺激来强化角色，如扮演儿童时采用相应的音调并蹲下来等。
» 更多地关注过程，而不是内容。确保角色扮演的进行。表演内容里的解决方案要由家庭来负责。
» 请家人再次展示场景。重复加深体验，可以让人拉开自己与问题模式的距离，这有助于找到解决方法。

（5）中期评估

- 用积极评注来结束事件。
- 询问所有参与者的印象、感受和见解。
- 赞赏每位家人的立场。
- 阻止贬责性评论，并且指出角色扮演毕竟首先是艺术行为。

（6）找到更好的解决方案

建议家庭找一个新的解决方案，这其中可能还需要一些步骤。可能的选择有以下几种。

- 交换角色。
- 悖论的夸张模式和“恐怖场景”：“我认为，你们争吵时可以更加激动一点！”“你们笑得太多了，给我看看‘超级恐怖版本’！”
- 陌生化的间离，如来一场“不说话的吵架”。
- 每个亲属的理想场景和解决方案：“给我看看，美好的一天该是什么样子的……”
- 奇迹发生后的次日，整个家庭中的一切都变得非常棒，请角色表演一下那天的场景。
- 旁白齐呼。

（7）下一步的流程提示

- 如有必要，轻声提示想法和假设。
- 鼓励参与者尝试新的变化，例如，表现得更积极主动或清晰明确，或者更安静：“试一下，假装你是一个性格完全不同的父亲！”
- 遥控器可以让播放的录像带暂停，把这个主意带入工作中。与该家庭谈谈，拍摄电影时，每个场景都要拍好几遍，因为有时候该叙事并非最佳。

» 来一段小的重播："停一下，我听你说话时总是带着哭腔。（模仿）……你试着调整一下音量……"

» 利用父母、共同治疗师和实习生作为支持者（旁白团），在背景里一起喝彩或者喝倒彩。

» 请孩子或一个家长离开他的角色。请你演绎他的角色并在其中反映出你所观察到的要素。然后让孩子和父母再次扮演他的角色。

» 使用"双重"技术，说出可能发生的内心对话。此时治疗师要注意运用良好的非语言的引导，注意维护好关系，表明你的陈述只是想法，而非真理。注意保持亲密平行的身体姿势，不要令人生厌。

进行系统式角色扮演时，治疗师应保持公平的态度。让家庭传说的中心主题明晰起来。所有参与者一开始时表现出的都是一种片面的关系视角，比如，"我的父母太严格了！"或"我们女儿要是还这么闹，她马上就可以进精神病院了！"通过角色扮演，我们不断探究追问对现实的这种认知。比起直接改变典型僵化的角色行为，更重要的是，通过角色扮演，把这种僵化的归责行为和片面的剧情消解掉。

问题模式的象征性角色扮演　如果请求家庭重现"今早的争吵"，那么他们很快就会陷入他们的恍惚问题中。取而代之的是，我们应该从头到尾演绎一遍角色关系模式中的范本场景，而不要演绎具体事例。典型的领地冲突问题适合于这一技术，同样适用的还有一些常见的长期问题，在这些问题中，青少年会抱怨他们的隐私没有得到尊重，责备父母不遵守边界和不重视规则。青少年可以用一些彩线标识来象征他的"空间"。要求母亲和父亲干扰破坏，坐到他的空间里去，在里边收拾整理，或者进行诸如此类的活动。此时，对这个少年提问："你能做什么，才能让父亲或母亲从你的领地里出去？"

另一个典型的情况是，小保罗不停催促正在与朋友通话的母亲。此时治疗师可以向母亲提问："您有什么感受？什么时候您其实很想制止他？"在评估时要注意每个人的感受和状况，并启发新的模式。

角色互换　这是一种启发洞见的社会测量学的经典技术，就是我们通过另一个人的眼睛去看世界，它适用于解决治疗的死胡同。当出现明显的负面归责时，以及父母与孩子出现貌似无解的冲突时，我就会使用这一技术。类似于循环提问的方法，我们通过这个技术可以了解人们对某位亲属的所思所感。在家庭成员都在场的情况下，进行角色交换的扮演，“变成另一个成员”来反思经历和感受，这样一来就更容易促成去中心化。对另一个人的归责，以及对方的真实行为，通过互换两者就被更好地区别开了。

以家庭为单位的工作，显然易于促成在子系统层面上的角色交换。让父母表演出孩子气的退行行为，他们通常会觉得很好玩。同时他们也会体验到，少年倔强的抗诉里蕴含着多少威力，还会体验到与父母谈判一点也不容易。少年和儿童在扮演父母的角色时出乎意料得好。他们显得成熟而有责任感，对他们的“孩子”也很有办法。这样就传达了一个隐藏的信息：“你也有成熟的一面，你会长大，用一个母亲的眼光看世界。”

（1）在两个人的角色扮演游戏中，请他们交换座位。提前打消阻力：“即使你觉得扮演你的小妹妹这件事特别特别难，这也没关系，其实这就像你穿上她的鞋子那样。”给出过程的说明，好进入角色（对母亲）：“好，你现在14岁，你非常希望家长允许你今天与朋友们在外边玩很久，这对你来说很重要。”（对女儿）：“您作为‘母亲’，您想联系得上……”

（2）让角色扮演进行下去：“演给我看看，通常这样的讨论是怎么进行下去的。”

（3）在事后回顾时，先询问那些在冲突时宁愿袖手旁观的家人，询问他们对事件的评价。

（4）采访主角：“你扮演角色时感觉如何？你感觉到被理解和被听见了吗？要想满足母亲或女儿的需求，你觉得还需要什么？”

（5）注意对所有的角色都加以正面的点评，肯定他们以家庭大局为重的方面。

悖论的角色扮演　在角色扮演的过程中，家庭很快就在无意中又陷入了他们的问题模式。我们可以积极利用这一倾向，要求该家庭把问题模式故意夸张。于是情况很快急转直下，表演者自然而然就会发生心理抽离和建设性的解决行为。间离技术可以加强这种效果，例如，来一场不说话的争吵。

（1）请家庭：“请给我看看超级恐怖的版本，那种绝对灾难性的场面！”

（2）“要想让事态百分百出岔子，让你们完全无计可施，那得说什么做什么呢？”

一个家庭抱怨说，别看9岁的儿子和他5岁的妹妹在治疗谈话中表现得很有建设性，他们在家可完全不一样。只要一踏上回家的路，他们肯定就又会开始吵闹。我请家人给我展示一下场景；我们把四把椅子成对摆放，模拟一辆私家车，并表演“回家路上的混乱殴打”。整件事情尤其让大女儿感到有点尴尬。第二场表演就变得规矩多了。在另一次角色扮演中，换一个演出设置：父亲坐到后排去，和孩子们在一起，大女儿坐到前排挨着母亲。

在第二次会谈中，父母表示，在回家路上没有人愿意再玩这种灾难场景了，每个人都表现得很好。

借助于悖论角色扮演，复杂的关系模式也可以呈现并被夸张。“脚垫”练习起源于家庭治疗，即对于有大量行为问题的孩子，治疗师会要求他们的父母躺在地板上，让孩子在他们身上来回乱踩。我更倾向于向父母描述这种激烈有效的措施，却并不要求执行。

索菲亚描述了关于外出和化妆的争吵如何一再升级。我表示自己想进一步形象地了解一下这种场景。父亲来扮演观察者，因为当他的女儿和妻子发生冲突的时候，他通常都不在场。于是我见识了一位坚持立场的母亲，但多少有点顽固；还见识了一个很快就急躁起来的少女，破口叫骂，这又加强了母亲决不妥协的态度。我建议把争吵（像肥皂剧里演的那样）表演得更加戏剧化。母亲的反对态度要表现得更加粗暴，女儿则要更尖锐和急切。之后，母女俩互换角色。母亲很乐意扮演一个大声叫嚷的少女，女儿则演了一个死板得几乎荒谬绝伦的母亲。

表演结束后，我问她们是否有兴趣再演一场甜蜜粉红的“一切都很好的场景”：一个女儿，她的表现就像妈妈长久所希望的那样；一个妈妈，则正如女儿梦想中的样子。两个人都进入了角色。索菲亚咯咯地笑着，用甜蜜的声音问：“亲爱的妈妈，我今晚可以出去玩吗？我和柯莱儿一起，我们就在那家叫‘鹳’的店里玩，晚上10点之前我肯定回来！”“当然可以，谢谢！你如果这样问我，那么我肯定会说同意！”两个人大笑起来，父亲也说，这是个难以想象的场景。我询问索菲亚，是不是她更喜欢软弱的、惯着她做什么都行的父母，但是让父母惊讶的是，她承认说她偶尔需要人在后面“踢踢屁股”，如果什么都听她的，那么她在学校就要留级了。之后进行了一场谈话，讨论她在哪些事上需要小一点、中等或大一点的“踢”的力度，以及什么能帮助她自愿接受规则。

迷你角色扮演：“再演一次” 在角色扮演时，家庭特意约定，跳出日常的真实生活，表演其他可能的剧本。这样一来，电影和戏剧的世界就开放为治疗过程的象征。类似“开拍”或“开播”这些表达，就强调了这一性质。“大部分人都了解电影是怎么制作的……有个导演，而演员们必须一遍又一遍地拍同样的场景，直到他们彼此之间真正协调。同样，场景也可以慢动作播放。”

进行角色扮演时，如果一个家庭在旧模式中不得其法地摸索解决方案，我会这样打断他们：“哦，最后一幕在我看来不是很行得通……我想，我们必须再拍一次！我把录像带干脆往前倒两分钟吧。”然后我请求他们：“再演一下这一幕，来点不一样的！”必要时我会提出具体的建议，指出哪些需要更改。也许我也会加入这个迷你角色扮演，接过某个角色演上一分钟，然后再次变回导演。

索解取向的角色扮演游戏可以连续进行，以制作成“电影”。“我们来拍摄一个小视频，就叫：‘克吕格家的一天’！我们拍摄午餐桌的场景，最好同样地拍三遍，然后我们看看你们最喜欢哪个表演！”

遥控器治疗 父母束手无策是一种常见表现。遥控器治疗提醒父母，他们拥有的行动选项，并带来一种神奇的现实。

▼

由于频繁住院，马库斯在学校拥有的朋友比他期望的要少。所以他更多的时间都是在家，跟9岁的哥哥和5岁的弟弟一起追逐打闹。父母亲在各自的原生家庭里都习惯于安静温顺的孩子，不知道该拿他们这个捣蛋团伙怎么办。

在治疗谈话中，三个小伙子用他们的狂野考验了我一把。我看向我的右手，问道："你们家有遥控器吗？遥控电视和录像机的那种？有？那我现在要用我手中的'遥控器'调到儿童频道。现在，动作片上演！"马库斯、雅尼克和法比安开始疯狂地蹦来跳去，而父母则是瞪大了眼睛看着。五分钟后，雅尼克问："我们现在可以停下来了吗？"我摇头。又过了七分钟，他又问我是否可以停下，我按下了暂停键。男孩子们筋疲力尽地歪到地上。在短暂休息后，我从安静休息频道又换回了儿童频道。男孩子们明显无精打采地在房间里蹦跶着。过了两分钟我又换了频道，孩子们感激不尽，摊在他们的椅子上。我说："现在请您来！"同时把魔力遥控器递给了母亲。可是就在她按键之前，最大的孩子大喊道："付费才能看！"（当时一家著名的付费频道即将破产）我反驳道："雅尼克，也许你已经在新闻里听说这个消息了，付费电视已全部取消！"经过母亲打开和关闭儿童频道的演示之后，我和这家人告别了，我说道："你们只要记得，你们自己也有'遥控器'，只是偶尔要给它充充电！"

在接下来的会面中，母亲开心地报告："起作用了，虽然不是每次都行，但是也让人满意了。"她说她记得操作遥控器的感觉是什么，于是她出场时头脑清醒得多。对这种结果她非常满意。

希腊合唱团 许多成年人和儿童总会听到一个破坏性的内心声音，这声音要么偷走他们做学校作业的勇气，要么絮絮念叨、谆谆劝告，说他们无足轻重、体型太胖或不值得被爱。在与每个孩子的一对一的工作中，我试着去挖掘这种驱动力的根源，以便能肯定这些声音的积极意图，辨识它们在内心系统和真实的家庭系统中的意义。消极的声音喜欢自行其是，也没那么容易消失。

这里提供两种不同的工作方法：孩子可以将内心驱动声音的音量调低，或者把支持的声音的音量调高。当有人说起令人不悦的事情时，充耳不闻的能力也被视为一种资源。

具体我会问："你总是别人说什么你就干什么吗？不是？这很好！"然后我说起许多人会无视闲言碎语，皮厚感钝，不让事情触犯自己。接下来，我们把内驱力中最刻薄的批评搜集起来。我会在一场角色扮演里给这些负面的内心声音赋予真实音量。我会劝说孩子，让他在角色扮演中扮演可恶的提词员，只用演一下下，如果孩子正巧快考试，就要他这么絮叨："你太笨了，这你肯定考不过！"这个讨厌鬼的部分也可以让"我不行恐龙"来扮演。面临这种攻击，大多数孩子很快就开始防卫："我一点儿都不想听你的，你说什么我都无所谓，你说的都不对！"

在第二种策略中，孩子来控制支持的内心声音和真正帮助者的声音的音量。我请求家庭成员组成啦啦队。我会讲讲海德堡的半程马拉松和轮椅马拉松，它们每年都会吸引大批热情的观众，观众们站在内卡湖畔，朝着运动员欢呼："加油！加油！"接下来，我们就开始进行角色扮演游戏，孩子表演在障碍物跑道上奔向目标。父亲、母亲和兄弟姐妹大声喊出令人鼓舞的句子："你可以的！保持住！快！快！"

（1）"想一想你感到特别艰难的情况，那时喝倒彩的声音淹没了一切。想一想在这种情况下你需要哪些声音和建议者，谁能在这种情况下帮上忙？把家人当成啦啦队员的话，他们会大声喊什么，又会小声说什么？"

（2）"现在给我们看看，在你要做报告的那天早上，你是怎么出门上学的。"

（3）开场时"我不行恐龙"（由治疗师扮演）沙哑地嘶吼："放弃吧！你根本就没必要去！"父母上场（坚决地）说："来吧，你能做好！"

随后给孩子布置任务，让他写日记，在日记里记录一下，什么时候出现了哪种声音，他怎样降低了喝倒彩声音的音量，又是在什么的帮助下，提高了鼓励的声音的分贝。父母要提醒孩子穿上他最喜欢的衣服，来一段疯狂的舞蹈（参见章节19.2），或者随身带上代表爸爸或妈妈力量的物品。这项练习可以与幻想技术、治疗技术结合起来，孩子可以去往某个力量方位，可以在工作之前的那个晚上请求一顿力量大餐，唤醒他最喜欢的"充满好心情念头"。如果这家人喜欢唱歌，啦啦队齐声高唱也可以传达他们的信心。

待改变的剧本 有时候我会跟孩子们讲一部名为《土拨鼠之日》的电影，电影主角陷入了时间循环："他日复一日在同一天的清晨醒来，然后重新经历这一天的一切。有一天他发现，这样的情况下也隐藏着机会……他开始每天都做一些新的事情。"

在这个引子之后，我请孩子写下他在日常生活中的典型行为，比如，在学校的表现。我对这个剧本稍加改变，然后接受并在面谈中表演出来。在接下来的数次会谈中，更多的细节会被更改，场景演绎也随之变化。这么做的目标在于利用其他角色和其他的自我部分，传达出这种想法："你可以有所改变！"。

孩子作为家庭剧的导演 有些孩子处于明显的劣势地位，在家庭中内化了一个替罪羊的角色。他们给人的印象一般是很压抑的，他们的问题看起来比什么都严重。

我正式任命孩子为导演。他会收到一台简易摄像机，同时要求他花几个星期拍一部关于他家庭生活的影片。作为导演，他可以给父母和兄弟姐妹指示，要求他们每个人应该做什么说什么。他来决定把这部电影拍成纪录片或者幻想片，他要选好片名。治疗会谈时则由我扮演这个孩子的角色。大家一起观看电影的素材，一起选择拍摄成功的场景。这项干预提升了孩子的价值，他展现出责任感，构思出好的场景。之前指责和定罪的恶性循环也就因此而中断了。

孩子作为建议者 采用这种角色扮演技术时，治疗师要请求某个孩子或少年扮演一个成年人角色，比如，教师或治疗师，这个角色刚好面临一个棘手的案例。这种干预可以用迷你电话访谈的形式来进行："你好，我这里有一个 4 岁的小男孩，他不想上床睡觉，我该怎么办？"这样对孩子发出邀请，就更换了等级层序。这也暗示着，他富有能力，对这个问题具备专业知识。

▼

格利高因为暴力行为被所有的福利机构都驱逐了，现在他在监护下独自生活。他和他的监护人相处得很好，事实上他的脑子很清醒。有一天，他告诉我，他很愿意继续去上学，但是老师都懒散得很："嘿，他们都蠢得很，对他们想干什么都行。如果我是老师，可不会这样！"角色变换的关键点出现。

我请求格利高展示一下，如果他是教师，他会如何处理那些特别"无赖"的学生。格利高能够准确地说出最让老师抓狂的行为。我见识到这样一个男孩，他当"老师"时态度明确而有力量，知道怎么获得尊重。他解释说，对待像他和他同学这样的男孩，用其他方法是行不通的。

该技术也适用于患病儿童，例如，患有哮喘或神经性皮肤炎症的孩子。慢性病的影响可能使孩子在家庭或学校班级里固化成一个特殊的角色。他们总是被人认定，需要帮助是他们个体身份所决定的。事实上，大多数这样的孩子都有能力完成一次次复杂的医疗流程。因此，我会让孩子与我描述他所知道的有关他病情的一切，以及他学会了什么医疗措施。我们将共同制定一份指南，说明什么能帮助孩子对待疾病。

家庭传说 该技术把叙事治疗和时间轴的元素融合到角色扮演中。在家庭关系错综复杂、涉及较长时间的背景下，我就会使用这一技术。

（1）介绍时间轴的构想：“你们今天站在这里，假设在你们身后的这一段路，就是过去起起伏伏的时光。在你们面前，这条线就是未来。在接下来的几个星期，甚至可能是几个月里，你们能看到不久的将来。比较靠前的这一段，是几年后，还看不太真切。”

（2）然后介绍有关电影的构想：“你们可以拍一部关于你们家庭生活的电影，有高光，有低谷，还有把你们带到我这里来的那个危机，但是也有美好时光、亲密时刻和欢乐节庆。你们生活中的哪些场景和哪些插曲将会属于名为‘我们的家庭生活’的这部电影呢？”

（3）现在请家人一起构思关于他们生活的三个场景，展示一个来自过去的场景，一个来自现在的场景，一个来自未来的场景。

（4）问家人：“对每个场景来说，恰如其分的典型语句和态度会是什么呢？每个场景又该有什么合适的标题呢？”

（5）“请你们选择一个人，让他宣布每个场景的名字。请你们表演场景。”

这些场景可以录制成视频，随后治疗师可以和该家庭一起观看和赞许。

家庭表演 对于面向儿童的系统性团体治疗和多家庭治疗来说，角色扮演是很好的技术。作为“热身”，可以让每个人轮流做夸张的表情。让一位小组成员进行自我介绍，同时做一个手势，所有人都来模仿和重复一遍。也可以让整个小组围成一个圈，一个接一个地尝试进入这个小圈，表演“侵入”。对于社交上被孤立的孩子和父母来说，这是一个重要象征。

治疗师随后建议，孩子站到内圈，扮演一个“家庭”，他们要编出一个故事。当然也可以提供主题，比如，“不久前的午餐”“家中的大吵大闹”。为戏剧《和睦家庭》写个剧本再演出来，这个提议反响特别好。有时候，所有的孩子都想扮演孩子角色，又或者所有人都要扮演成年人的角色。角色扮演里呈现出来的家庭，通常都是孩子们说了算。在外圈观看的成年人可以欣赏到有趣的画面，看看他们的孩子在家庭系统中扮演了什么角色，看看孩子们会如何感受成年人的角色。

孩子们可以为电影《完美家长》拍个宣传片，男孩女孩分开，选一个孩子当导演。孩子们有时会模仿父母之间的对话，或者模仿一位家长与老师在学校的谈话。反过来，治疗师也可以请求家长在内圈集合，扮演早上不想起床的孩子，或者做作业时磨磨蹭蹭、推三阻四的孩子。

16.3 戏剧表演和即兴表演

在和小朋友大朋友的工作中，我使用了很多即兴戏剧的元素。与上述角色扮演不同的是，这些技巧的目的性不那么强，而更注重表达。这类技术允许孩子超越自己，表现出自己的另一面，尝试扮演新的角色和新的内心部分。所有的感官即听觉、视觉、感觉和面部表情，都被纳入其中。通过改变与世界的联系，孩子们也改变了对自己内心部分的理解力。

通过即兴表演，我们得以更多地了解该家庭和他们的情感诉求。即使年幼的孩子也可以积极参与。即兴表演的主题可以是自由的，家庭想到什么就表演什么。也可以由我来加以具体规定。治疗师提供舞台，同时又是倾听者和观众，还有那么点儿评论家的意思，提供反馈和建议。

哑剧练习　想让即兴表演变得简单，我们有大量的“热身练习”。可以让该家庭在房间行走，假装某块地毯是平滑如镜的冰面，人们必须小心地保持平衡，直到脚底重新回到坚实的地面上！在家庭团体中，我让大小参与者轮流站到一根想象中的绳子上保持平衡，这通常会引起阵阵大笑。接下来，我用一根“绳子”举办一场拔河比赛，两支队伍都要努力把对方往自己这边拉。我还会提议传递一个假想的巨大包裹：“请别把它摔了，里边的东西非常贵重！”一朵美丽芬芳的花可以由众人传递，每个人都非常享受花的美好。一个海螺里可以听到海的声音，或者假装咬了一口柠檬.

重播–剧 家庭围成一个圈；一个人站在中间开始表演，用一个动作、一种声音或者用哑剧的形式表演今天过得怎样。接下来，每个人都轮流模仿他们的所见所闻。然后换另一个人站到中间。“神奇机器”也有类似的作用：治疗师先模仿一台机器，能活动，能发出声音。再提名其他人继续这种活动并发出自己的声音。

当语言干预不能继续深入时，发挥一点创造才能，就可以在任何情况下自发地利用即兴表演的效果。

“动物之家”的角色扮演 小孩子喜欢假装成动物角色。谈话时，有时一个小孩子会自发地变成一只猫咪，开始用爪子挠人。对我来说，邀请家庭来扮演“动物之家”就是一个游戏，家庭成员都可以变成自己最喜欢的动物。孩子们喜欢扮演个头小的动物，有时候会做些让人不开心的事情，比如，一只淘气的小狗，到处乱跑还咬人；或者一只小猫，抓伤了小弟弟。这是一个很好的机会，治疗师与来访家庭可以看看在这家里是否真的有强势的“虎妈”“熊爸”。

母狮力量 对于感到无助的父母来说，这种干预会带来长远的改变。我会提出一个悖论请求作为开始：“演一个无助的人物，来回走一走，就像是束手无策、灰心绝望。当你四处走动时，感受一下，你的视线是怎样耷拉下去看向地面的你的臂膀是如何松垮下垂的，观察你的双手，它们看起来虚弱无力。当你观察你的双手时，你可以用手指演示一下。你可以缩拢起手指，好像你有柔软的小猫爪一样，然后猛地张开，就像你有锋利钩爪一样……当你亮出锋利的爪子时，请想象一下你拥有母狮的力量。你会如何像母狮一样行走？你的目光和步态会怎样？假如你允许自己狂吼怒喊，音量会有多大？如果你抬起视线，认识到自己不但拥有柔软可爱的一面，还拥有母狮的力量，那会发生什么改变？”

难懂的语言和对话 有些事情用方言或其他的语言更容易表达。绝大多数来找我的家庭都说标准德语。但是，家有幼儿的父母都知道，还有一种对话形式只需要很简单的词汇，如“嘎嘎”“巴巴”或“哇哇”。我请孩子和家人来表演他们生活中的一个场景，例如，最近一次家庭争吵。但是，禁止使用任何语句，只能用“嘎嘎”

或“巴拉巴拉”。

这项练习适合中小学生，比如，他们害怕口试，或者总是纠结着“到时候我能想到正确的答案吗”这样的问题。

治疗师（扮演老师）：“巴拉巴拉？”

孩子（作为学生回答）：“巴拉……巴拉巴拉……巴拉巴拉巴拉巴拉巴拉。”

老师：“巴拉巴拉？”

学生：“巴拉巴拉，巴拉巴拉，巴拉巴拉巴拉！”

当然也可以用其他的“方言”，比如“Mu”。

“我们来演一场考试，就好像你在最后一刻想到了‘Mu’作为答案；或者你说：‘Mu，mumumumu，mu……’；再或者你回答个‘Mu’，带着点儿敷衍躲闪。”

不要觉得这种干预貌似轻浮，其实它具有哲学深度，因为根据日本的传说，“Mu”是禅宗对最深层问题的答案[①]。

▼

我请求索菲亚与母亲假装争吵，就像从前她因为想要外出或化妆而与母亲发火的时候。只是这场争吵的方式要有所不同，两个人都只能说“巴巴巴”。于是两个人用这个不熟悉的语言互相斥骂，随心所欲，眼睛放光，手势里充满了热情夸张的气质。如预想的一样，两个人对此都忍俊不禁，索菲亚更加意识到自己以前的行为方式多么荒谬可笑。

变装、面具和表演　通过变装、礼帽和面具，更换角色就更容易了。穿上别人的鞋，假装我们变成另一个人。孩子们喜欢打扮成印第安人或海盗；或者戴上妈妈的帽子、穿上妈妈的高跟鞋，自豪地走来走去；或者披上一块白床单变成可怕的幽灵。变装有助于显示自己本性中被隐藏的一面，此时此刻就变成孩子认同的一个身份形象。表达感受可比讨论感受要有趣多了！一个简单的变装就是足球队T恤，这会让男孩觉得自己属于一支强大的球队。变装的角色扮演提高了角色认同感，也增加了行动的乐趣。

---

① む（mu），汉字可写作：無。——译者注

经历的表演 这可以追溯到法国教育家莱昂·尚瑟雷尔（Leon Chancerel），他创造了这一技术作为戏剧表演的简单形式。作为众所周知的戏剧性游戏，通过海迪·弗赖（HeidiFrei）得到了进一步的发展。

邀请小孩子和大孩子，通过表演、活动和动作来表达他们的感受和观察。朗读一篇童话或者童书中的文本，让孩子们表演出来。治疗师也可以指定主题，如："在热带雨林中散步""魔法森林深处""校园里的局外人"。领导者介绍主题，孩子们选择他们想要扮演的故事中的哪个角色（如强盗这个人物）。孩子们从大量色彩缤纷的毛巾和配饰中选出变装所需要的东西，必要时可能还会化妆。

演员们表达当前的心情、对文字的想象、当前的感受和此刻的需求。这种情况在选择主题、变装和搭建舞台时就发生过了。孩子为自己表演自己感受到的，并且自己决定演出的内容和方式。游戏领导者朗读所选的故事，或者自发地编点故事讲。不去纠正参与表演的孩子，创造的空间非常宽松。

该方法不强调目标和解决方案，而是相信大朋友小朋友，相信他们能把故事、剧情和感受进行表演式的表达，从而找到适合他们的解决之道。

16.4 说唱团

通过约亨·施魏策，这一技术得以发扬推广。单个来访者、家庭或团体为单位都可以应用这一技术。人们可以将内心的偏颇声音提高嗓门说唱出来。这项技术在针对慢性问题和自我形象软弱无助的问题时，具有强烈的激活作用，人们往往会自发地开始疏远内心偏颇的声音。

如果我们清晰地发现典型的偏颇态度对治疗步骤起消极作用，我就会把它描述为一个耳语者，一次又一次念起消极的咒语试图劝服人们。或者我把它描述为倒数歌单排行榜："这周榜首又是'这你做不到'，你总是喜欢听这个！"

（1）询问有没有一句话或者一个词，能准确表达这种有问题的消极立场："请你小声点像自言自语一样地说出来。"

（2）"重复这个句子，就像歌词重复的那样。声音越来越大，转动音量旋钮！”

（3）加入节拍动作来强调句子，请求客户加入。

（4）经过几次重复，通常会产生反对冲动。让反对的声音变大，你可以像合唱指挥一样指挥这场唱诵。

（5）家人可以接手作为合唱团的负面角色部分，也可以让青少年在积极与消极两者间交替。

（6）提问：“哪首歌更好听？你想听谁唱？”

（7）作为家庭作业，建议青少年注意观察内心收音机什么时候唱什么歌。

▼

卡伦情绪消沉。由于偏头疼，她经常在学校缺席，对自己的体重她也不满意，她的强项是超快的理解能力，可她不知道怎么好好运用。另一个隐藏的资源是她的节奏感，她在玩打击乐器。目前，她甚至连上学都不敢去了，因为她在假期里变胖了。治疗师：“你说的听起来像一首副歌：‘我做不到，我不会’的副歌，是这个的缘故吗？”我让卡伦小声念这个句子：“我做不到，我做不到，我做不到……”然后声音大起来，伴随着手指敲击桌面。没几分钟，这就变成了一场即兴创作：

“我可以，我可以，我可以做到！不能？”

“我可以，我可以，我可以做到！不能？”

“我可以，我可以，我可以做到！不能？”

“我可以，我可以，我可以做到！ 肯定！”

16.5 家庭－歌剧

困难的家庭情况可用雕塑排列出来，也可以编成故事，如果不这样的话，还可以用歌剧的形式来加以展示，在这种歌剧里，每个人都要唱一个特定的角色部分。

离别曲“我真的要……”竞赛歌或者加油鼓劲的齐诵“别担心，要快乐”都可以应用。

（1）让家庭选择一个经典的家庭情境。

（2）介绍这种方法，其形式像歌曲或歌剧。

（3）请家庭共同决定，谁在剧中扮演哪个部分。

（4）给家庭10分钟时间来排练这个作品。

（5）邀请家人，让他们表演这个作品。

▼

托比亚斯和米利阿姆的（继）父母抱怨说，这个组合家庭里一片混乱，毫无章法。两个孩子不会一起玩，只会不断吵架。听父母的话？这不可能！于是我开始介绍家庭歌剧，很明显，对他们来说合作唱歌不是最佳选择，但我仍请求他们每个人表演他们最喜欢的角色。父亲开始唱歌：“安静吧，安静吧！”妈妈的声音更大，她的副歌颇具威胁：“我数到三，我数到三！”但是米利阿姆唱道：“我要开心，我要快乐！”托比亚斯则是：“我想干啥就干啥，我想干啥就干啥！”他的声音大过所有人。

“我简直听不到父母的声音！”我说，用这句话我把会谈带入了下半场。托比亚斯和米利阿姆同时被要求，一起排练15分钟的歌曲，此时，我则和他们的父母讨论父母在场时处于何种位置才合适。

两个孩子回来时非常兴奋。他们不仅演唱了他们刚才排练的美妙歌曲，还多加了一段唱词，如果他们中有人卡词了，另一个就会帮忙补充。回应我的建议，先是母亲，然后是父亲，开始指挥这个小合唱。他们给乐团做出起奏手势，像乐队指挥那样指挥歌声忽高忽低，最后来一个结束手势。我感觉到在这个家庭乐队里沉睡着无与伦比的才华。最后这家人容光焕发地回家了。

成年人和儿童有他们最喜欢的好心情音乐，有他们私人的能量音乐和放松音乐。当孩子准备迎接某个特别难的考试时，父母可以充当啦啦队合唱团，用他最喜欢的能量音乐鼓励他们。在黑暗中唱歌，能驱逐讨厌的幽灵，声音往往是“具有魔力的”。一些无意义的小调可以用卡农轮唱曲的方式表演，比如,《拖后腿》或者《走走走》[1]，这些都是对付坏情绪的好方法。人们可以整理出自己的最爱歌单，并且用MP3播放器和iPad随身携带，再遇到困难时，喜欢的歌曲、能量音乐或者好心情音乐就触手可及了。

① 德语民谣/童谣《Klotz am Bein》和《Ging gang gulligulli》，歌词叙述一个荒谬的情节，没有具体意义，常有无意义的词句重复。——译者注

第17章 家庭雕塑和舞蹈

17.1 简介

用雕塑进行系统治疗工作，始于20世纪70年代早期，受人本主义疗法的影响。它也有其他的起源，比如，场景箱和人物雕塑的测试方法。家庭雕塑是系统性家庭治疗中最有名的动作技术，它们被作为一种非常有效的模拟治疗过程。

家庭雕塑技术运用生动的雕塑把家人之间的关系和典型的互动序列符号式地表现出来。使用雕塑展现了家人围绕着问题的互动。雕塑创作者的内心对家人的看法借此得以外化，变得显然可见。每个家庭成员都被当作活的符号象征。他们空间、距离上的排列象征着家庭的情感联结、互动和等级关系。这是一种激活体验的方法，启发一种形象化的模拟式的认知，促使人们自发地表达自己的体验。这项技术也可以用于4岁以上的较小儿童。如果家庭的语言极其固化，对什么都斥以理性理解，总是片面地归责，那么这项技术就非常适用。

家庭雕塑一方面是一种诊断工具：家庭中的关系模式、冲突、三角关系和联盟都能被塑造和展现，家人的内心画面变得可触、可感、可改变。另一方面，家庭雕塑具有治疗效果，因为这一技术尊重了不同家庭成员的不同视角。每个人的观点都会被问及，因此个体性得到了强化。通过改变雕塑，可以标记边界、演示愿望场景和解决方案场景。由此，生动地表明了关系的改变是可能的。在排列家庭雕塑时，家人都能体验到其团结为一个整体，共同解决一个问题，从而增强了他们的凝聚力。

17.2 雕塑技术

一些家庭治疗师在雕塑工作中融入符号物品，例如，彩色的绳子可以标示边界或者表示家庭成员的亲密联结。对于合作伙伴众多的自我体验团体，则尤其适用原生家庭的雕塑技术。如果有四个或更多的人一起参与，并且房间足够大，那么这一技术会更有成效。缺席的家人可以用枕头或者占位符来标识。特别是当治疗过程越来越偏向认知理解时，我就会用此技术加以调整，使用雕塑在模拟层面上进行表达。

（1）选一个孩子或少年作为主角。

» 如有可能，不要从索引患者开始，而是从事件边缘的某个兄弟姐妹开始。“你肯定见过一个立式的人像，放在城市公园里或是市政厅前。请想象一下，你是一个雕塑家，要给你的家人做个立式雕像，要表现出你对每个人的典型印象。你可以一个一个地“摆弄”你的家人，把他们摆成全家福雕像，假装他们是橡皮泥捏成的。把他们摆放成每个人典型的姿势，就像你感受体验到的那样。你想从谁开始？”
» 鼓励孩子凭着直觉和趣味进行实验。
» 对于较小的孩子，给他演示一两次，如何摆放一个人物。

（2）孩子要给每个人赋予特定的位置和姿势，但是摆放时不能说话。在每个人前演示出他应有的面部表情。

（3）如果孩子已经完成了他的雕塑，就请他：“你从外面绕一圈看看是不是都弄好了，还是你还要再改一下。”

（4）“现在，作为结束，你把自己摆成雕塑也加入进去，站在你认为适合你的地方。你可以为这个雕塑作品起个名字吗？”

（5）治疗师现在要扮演一个主动的角色，询问所有参与雕塑的人：

» “你在你的位置上感觉如何？”

» “你感觉自己和其他人的距离怎么样？”

» “你是否能意识到，雕塑家就是这样看到和体验这个家庭的吗？”

» “你的家庭这样运行，你赞同吗？”

» “如果你愿意改变的话，准备怎么做呢？”

» “展示一下，你想要移动到哪里。然后请再回到原来的地方。”

（6）赞许人们的反馈。说出自己的一些印象和感受，不要加以解释和分析。

（7）必要的话，请求其他家庭成员也展示一下他们想要改变什么。

（8）询问家庭成员，他们从雕塑中学到和体会到了什么，以及他们得出了哪些方法，用以实现治疗目标。

（9）给雕塑拍张照，如有需要，以后还能重提这张照片。

通过雕塑，症状患者对家人积极的贡献被清楚地展现出来。有时，来访者比较刻板，或者孩子没那么积极，我们只得到了一个毫无意义的雕塑，看起来就像一张生硬的家庭合照。那么我就直接找下一个人，请他摆放一个新的雕塑。

两个小时的时间不允许来访家庭制作两个或两个以上的雕塑。如果所有的家庭成员一个接一个地制作了四五个雕塑，效果反而被减弱了。该技术有许多变化。

恶化 – 雕塑 在寻找能提供良好解决方案的雕塑时，这是一种有用的中间步骤：“假设一下，什么都原样不动，奇迹没有发生。那么一年以后，你们会是个怎样的家庭？”通常我会先示范一下，夸张地说一说这个家庭事件给我什么印象，如果继续下去，他们会驶向何方。这一步骤会引发紧张感，引起变化的冲动。

▼

让父母痛苦的是，7 岁的妮科尔声称父母是她的仆人，并要求得到相应的待遇。她不仅在家中这样，在治疗讨论中表现得也非常明确，父母对此束手无策。当她在家表现得像个小公主时，父母没有直接说“不”，而是跟她长篇大论地谈话，试图了解女儿的动机和理由。

我建议家人场景式地展现这一情况。小妮科尔优雅亲切地指挥命令着父母团团转，并为此开心极了。在这种情况下，作为治疗师，我介绍了一种舞蹈编排的解决方案。首先，我要求女孩把她的父母轮流高高举起来，但是她没有成功。接下来，我要求父母一起将妮科尔举起来，让她明白，他们在一起可能非常有力量，能把她举起来，小妮科尔领会到这一点，感到放松多了。

解决方案雕塑 请求家庭做一组愿望雕像或目标雕像，把这组雕像一步步改变，直到所有人都觉得差不多。治疗师可以提出改变雕塑的建议，来协助这一进程。解决方案雕塑也可以在治疗开始时使用，用于阐明任务："你们已经给我描述了你们来这里的原因。假设我们可以穿越时空，复活节就要到了，然后是圣灵降临节假期、暑假，然后是秋假。你们发现：一切都相当顺利。那么你们能不能展示给我看看，那时作为一家人的你们会拥有怎样的面貌呢？"

主题雕塑 在这种变体中，治疗师规定一个焦点，要求就此制作一组雕像，主题如下。

* "之前－之后"雕塑："给我看看，在搬家之前和之后，你们的家庭面貌各自如何？"
* 关于疾病后果的雕塑："给我看看，这个问题在你们家占据什么地位！"
* "权利"雕塑："你们中间谁说了算？谁有发言权？谁只能听从？"
* "亲密－疏远"雕塑："谁和谁特别亲近？"
* "未来"雕塑："给我看看，要是姐姐搬出去后，你们家将看起来如何。"

雕塑也可以由治疗师来制作。借此，我可以形象地说明我对家庭系统的评估，还可以触碰禁区，例如，把女儿放在离父亲很近的位置，或者让母亲亲密地挨在儿子身边。

也可能会发生这样的情况，雕塑工作并没有取得什么进展，也没形成什么清晰的认知。在这种进入死胡同的情况下，我会在雕塑工作后提议进行一场想象之旅，如前往自己父母的原生家庭。其他的可能性还包括："替换"成另一个人，让他来建立新的雕塑；"双重"技术，这时我站在制作雕塑的人身边，把我脑海里当前的想法和感受告诉他。

17.3 家庭系统排列

家庭雕塑的传统形式是在与真实家庭一起工作中发展出来的。家庭系统排列则与此相反，它是在小组或者大团体工作中创立的。这一技术放弃了动作技术、手势、面部表情和运动。在大团体工作中，家人的排列具有了某种治疗仪式的特色。就像传统的雕塑工作那样，某人从在场人员中挑出人选，把他的原生家庭排列建立出来，必要时还要建立他的当前家庭。只是这里由并非家庭成员的人来代表家庭成员。

这一模型认为，家庭历史构成了当前个体行为的决定性背景。一个人对自己家庭中的主要关系有某种内心印象，这一模型就对此印象发挥作用。家庭和社会系统中现有的规定性秩序作为一种核心观念在组织领域上发挥作用，主要表现为爱和忠诚。这些秩序具有文化特色，但并不能随意改变。父母应当照管孩子，孩子不应当照管父母，这种观念就是这一秩序的一个例子。一旦孩子成为父母的“家长”，事情就会出现问题。

另一个例子：一位家长与自己第一次婚姻中的孩子的依恋关系，通常会成为其与新伴侣冲突的原因。在“爱的家庭序位”模式中，父母与第一次婚姻的孩子关系优先于新的伴侣关系。在重组家庭里，很多孩子都愿意接受父母的新伴侣（只要他/她不试图将自己置于“第一”的位置，而是认识到，同亲生父母的联结才是孩子最主要的）。例如，第一次婚姻的孩子并不会位于母亲和新伴侣之间，而是位于母亲和亲生父亲之间。家庭排列工作的巨大反响，也说明了对这种触及价值观的治疗仪式的根本需求。

最亲密的家人在家庭系统中有没有占据一个好位置，儿童似乎对此具备强烈而深刻的感觉。例如，患有慢性疾病的儿童和残疾儿童的父母会面临挑战，他们要公正对待残疾孩子因疾病而产生的要求，还要公正对待自己健康的孩子。当孩子感觉到父母并没有更加照顾生病的兄弟姐妹时，比起父母特殊对待病童的需求，他们感情上会感到更不好受。

“爱的家庭序位”模式依然以这一假设为出发点：对于某个家庭系统的归属感，以及在这个家庭中的地位，会导致相应的特定行为和态度。当孩子在家庭系统中的角色或地位得到肯定时，孩子内部的巨大力量就会觉醒：“无论残疾与否，坦妮娅都是我的大姐。”

家庭排列技术，目的在于让适合某个家庭系统的原始秩序清晰可辨。这一技术始于两个基本动力：**纠缠**和**中断前行**。“纠缠”意味着孩子出于爱和忠诚，把自己认同于另一个人，在自己的生活中模仿着这个人的道路。但是这种任务让孩子不堪重负，并且由于为自己的人生任务考虑太少，他们总是面临失败。一位与父母关系紧密的高中毕业生就是这样一个例子，她不断深入思考“死亡与消逝”的话题，不能集中于自己当前的任务，从而陷入了存在主义的抑郁，也没有设法脱离。而她并没有意识到，在她的家族历史中，死亡占据了重要的位置。她不是真正的独生子女，在她出生之前，母亲曾流产过两次，她还有一个哥哥死于婴儿猝死综合征。在她的家庭中，家庭传记的这一部分对她一直是禁忌，父母不曾对她提起。她在一个无意识的层面上感觉自己与父母的联结尤其紧密，却并没有理解原因所在。

模型的第二个基本原理是中断前行。一些创伤可能会干扰和阻碍儿童与父母之间的爱以及他们之间多层面的身体和情感上的联结。如果一个孩子前往他最亲密的关系人的道路被中断，就会出现问题，尤其是身心医学方面的问题。家庭排列的目的在于，把中断的前行之路带到目的地，从中让人感受到爱和感恩。

据我看来，家庭系统排列是家庭治疗工具箱中的有益补充。对于涉及存在意义的严重疾病和丧失事件，使用这一技术可以开展工作。例如，在住院小组治疗的框架下，16 岁以上的青少年就可以进行排列工作。对于那些在福利院长大的孩子、不堪重负的父母来说，运用此技术就会让他们有机会清楚发现自己对原生家庭的忠诚，也让我有机会对父母表示赞许，不管他们可能有什么样的局限性。可能的话，父母有一方要在场。

（1）请孩子为家人和自己每个人各选一个代表，把这些人排成一排。让孩子再详细地说明一次谁是代表谁的。不要求描述每个人的特质。

（2）其他的家人都坐在外圈。孩子和代表们集合在内圈，他把代表们排列成他内心里的家人画面。排列时只需要注意房间中人物的位置和视线方向。另一种方案是，治疗师根据自己对该家庭系统的印象来排列画面。

（3）要求孩子把自己也排列进去，要求他描述自己的感受。

（4）作为治疗师，要倾听自己内心的声音，即这个排列阵容在你心中引起了什么反响：“还有谁应当属于此列？还缺谁？是否有某个人被排除在外，不被肯定？”

（5）寻求一个解决方案的系统排列，寻求一个“更好”的画面，这种排列画面要能展现出有益的强化效果。找到一个解决金句，例如：“你是我妈妈，我现在和爸爸住一起！”

（6）请孩子，给这个排列画一幅图。

▼

塞利纳的父亲死于癌症，她排列小雕像，来演示她感受到的新家庭的情况。这一排列清楚表明了她的孤独寂寞，以及获得支持的急迫性（见图17-1）。

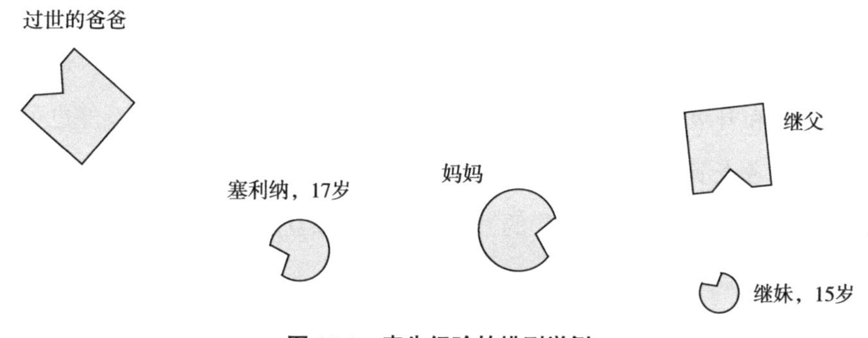

图17-1　丧失经验的排列举例

过程提示

- 排列时，参与者不应谈论，而应保持对内心的关注，不要从自己的主题分心。
- 当一个孩子觉得很难确定某个位置时，通常是缺少一个被排除在外的人。如果他来参加排列，画面就会清晰起来。
- 从家庭动力的角度来看，期待孩子们排列出解决方案是不太合适的。那样的话，他们未免对家庭事件承担太多的责任了。而内化了某个特殊角色的孩子，无论如何也不会放弃这种过多的责任；他感到他需要在这个位置上。因此，改变的动机应该来自于成年人。

面对孩子的家庭系统排列通常会结合一些创意技术，很大程度上更类似于经典的雕塑工作和迷你人像工作。比起成年人的系统排列，它们显得更轻松和更欢快。

17.4 舞蹈编排

在雕塑技术的进一步发展中，参与人员不会保持在一个死板不动的位置上，而是通过运动来表明特性模式。静态的排列衍生出运动的图像，让家人的“舞步”和重复的互动模式变得显而易见。与此同时，治疗师可以鼓励和启发家庭寻找解决方案模式来替代原有模式。对于父子之间的权力斗争，我建议玩类似“掰手腕”的游戏，母亲扮演裁判的角色。或者我建议，孩子和父亲站在房间里，伸出手臂，让他们尝试将对方推到墙上。

与雕塑工作不一样的是，舞蹈编排可以与单独的来访者一起进行。通过对问题模式加以夸张和升级，舞蹈就具备了悖论感，从而产生对质效果。事件也可以用慢动作回放，或者表演过去、现在和未来的不同场景。例如，用舞蹈编排预先演练一下和父母家庭的告别，用超慢动作的微小舞步，配以互相凝视的深邃目光。

▼

17 岁的拉拉患厌食症已有三年。尽管最初她颇有动力，但在门诊治疗中，她并没有成功实施我们商定好的建议和约定。她非常沮丧，也非常不想接受住院治疗。

当她在会谈中又一次上演她的模式“其实我想增重，但是……”我请她站到房间的一边去，这个边代表改变的愿望，让她把这个愿望喊出来。她喊道：“我想好起来！我想变得强大！我不想再这样下去！我不想再这么压抑！”紧接着我要求她走到房间的另一边，这个边代表着不想改变，让她把这个愿望也喊出来：“别烦我！我害怕变胖……我受不了这一切啦，我根本就不想！”然后我让她换回要改变的那一边，重新再说一次改变的愿望。过两三分钟再让她又重新回到了不改变的位置。拉拉来来回回走了几分钟，最后绝望地喊道：“这太可怕了！”我认同说，她摇摆不定地折磨自己，的确很可怕。然后我再次劝说她进行住院治疗。下一次会谈时拉拉和父母一起，此时她已经准备好住院了。随后一周，医院给她安排了治疗。

高加索灰阑记[1] 父母双方无休止地争夺儿童监护权，通常会让孩子很受伤。如果离异的父母在会谈中表现出这样的模式，我会请孩子站起来，然后要求父母双方一人抓住孩子的一只胳膊，把他拉到自己这边。这一方式把父母的破坏性行为清晰化，绝大多数父母的反应都是非常震惊的，而孩子的反应则表现为轻松不少："这正是我一直以来的感受！"舞蹈编排很适合与歌唱、说唱和音乐结合使用。

17.5 时间轴工作

这项多功能技术由格式塔治疗师、NLP 治疗师史蒂夫·安德烈亚斯（Steve Andreas）和康妮热·安德烈亚斯（Connirae Andreas）创立，并由涅梅切克进一步发展为生命流模式。时间轴工作的中心思想在于，把内心、叙事结构和理想画面外化显现，并都在时间路径上排序归纳。罹患慢性疾病的人很容易丧失时间感。想象事情会改变，对他们来说很难。时间轴唤醒希望，并隐约传达了这一信息："你可以将过去弃于身后，你的面前还有未来！未来将会有所进展。"于是在某种程度上，我们把未来也带到了当下。决策对未来会有什么影响，可以用场景演示一遍。对于面向青少年的时间轴工作，我们会谈起当他们最终长大后的希望和愿望。这种谈话把青少年当作一个富有能力的人，因此具有强烈的动机推动效果。在大多数情况下，我会请孩子设立时间轴，而父母在旁观看。

（1）介绍时间轴的概念："我们可以把人生想象成一条路或一条河。我们可以说：这里，你现在站的地方，就是当前、现在。在你身后，是过去的时光。我们现在是 20×× 年 6 月，这就是你现在站立的位置。如果你朝身前

① 《高加索灰阑记》，德国戏剧家布莱希特的作品，内容借鉴中国元杂剧《灰阑记》。戏剧中，两个女人争夺一个孩子，都声称自己是其生母。法官在地上画圈，让两个女人拉扯孩子。最后不忍心伤害孩子而放手的女人被宣布为生母。——译者注

看，那是通向未来之路。夏天大概就在这里，而今年的秋天差不多是在这里。未来当然是开放未决的，你只能看到最近的这一段，大概就到这座小山后面。在这个房间的墙壁之后，未来继续延伸。”

（2）让孩子描述他的时间轴：“它最远有多远？是一直向前还是弯弯曲曲？是清晰可辨还是模糊不清？”

（3）要求他向未来迈进：“你怎么看呢？6个月之后你会站在哪里？两年之后呢？等你到了18岁，你又在哪里？”

（4）让孩子用现在时叙述一下，他在20××年干了什么，想了什么，感觉到了什么。提出系统性问题：“是什么缘故让你最终来到我这里？如果你的问题解决了，对你来说会如何？”

（5）对于有沉重经历的孩子，我会打探一下，那些曾经发生在很久远的时间轴上的压力事件，目前和他之间的距离如何。我建议他继续朝未来迈进，以增加更多的距离。

（6）请求孩子：“目光朝前方看，看一会儿，那最远处就是还不确定的未来，它即将出现在地平线。在那前方的某处，你会认出来某个与你相像的人，他看起来充满信心地走在自己的道路上。他在前面做什么？”

（7）探明改变可能存在的负面作用：“假设你真的迈开步伐接近那个积极的未来：你真的能接受这些负面作为代价吗？比如，与你的家人保持距离？”

（8）在时间轴工作结束时，让孩子回到现在的起点：“回到现在，你现在知道了，你其实有机会向好的方向迈进。”

根据孩子的愿望，家人可以成为啦啦队。干预之后会谈谈反思，这一不同的场景引起了父母什么样的感想。可以表演一遍假设的未来场景，比如“远离贪食症的生活”。目标愿景应该显得可信和可实现。目标图像必须被生动地实现。该技术非常完美地适用于预先演练即将到来的困难和障碍，比如，拦路阻行的所谓“朋友”，或者阻碍进步的“听天由命”。对于有矛盾心理的孩子，我喜欢建立两条路，一个接一个地演绎：被动之路（即“游手好闲”之路），以及目标之路。我扮演魔鬼的辩护者，质疑改变的愿望：“继续坐在电脑旁边玩游戏是不是比学习更简单？要是你开始为毕业努力学习，你的朋友们会怎么说？你不就做了你父母一直期待你去做的事情吗？”我也会愿意扮演一个人格化的“阻碍”，挡住孩子，让他偏离他选择的道路。

生命河流模式　这是时间轴工作的一种特殊模式，把治疗室变成一个生活舞台。早在第一次会谈中，当前上演的问题就被置于家庭和个人经历的背景之下。虽然传统的时间轴工作不需要任何材料，但是生命河流模式依赖道具，如彩色绳索、星星、彩色心形和符号石。

生命之路用彩绳标识出来。这能帮助孩子们更好地想象出过去到未来之路。类似父母离异后孩子奔波于父母两边的主题就可以由此直观展示。

生命河流模式传达的核心信息强调了家庭的弹性。被家人视作的问题，如今被放到更广阔的时空中；我们提醒家人：“你们已经渡过很多难关。你们拥有潜能，也可以解决现在的困难和未来的问题。你们是成功的典范，你们很正常，否则你们不会走这么远！你们在生活中已经找到过那么多解决方法，你们也一定可以搞定当前的问题，毕竟，你们已经行走在正确的道路上了！”重要的生活经历会被提及：孩子出生时充满希望的心情，孩子学习走路时的耐心，战胜之前危机时的毅力。治疗师先要和孩子一起制作家谱图，随后大概再过 20 分钟，即在第一次谈话开始时，就要把家庭的生活道路用彩色绳子标识出来。

（1）为每个人都拿一根彩色的绳子，将其解释为生命之路：“你们看，想象你们的生活是一条道路。这是妈妈走过的路，这是爸爸走过的路，在这个点，他俩认识啦。”

（2）用符号标识特殊事件：在相识的时间处用一颗心形做标记，孩子的出生则用一颗明亮的星星：“保罗出生了，这里是他的绳子开始的地方。”住院和父母争吵这样的困难时光可以将绳子摆成波浪形来表示：“那时真是动荡不安的！”

（3）慷慨赞赏已经克服了众多大大小小的困难：婴儿时期的彻夜不眠、学会走路等。

（4）越过表示现在的点，将绳子继续延伸到未来。太遥远的未来可以用太阳做标识。

（5）与家人一起商定出一个不久将来的目标，合适可行，表述明确。

（6）问一下家人：“假设你们在这里，未来的某个点，这时你们已经可以说：‘我们做到了，一切都很棒。’那么你们都采取了什么措施？为了能说出这句话，你们每个人都做了什么？”

（7）与家人一起演一遍：“你们怎么到达那里？第一步可能是什么？具体说说，你们能做什么？”

（8）总结一下你的印象：“这么多危机，你们都克服了，真让我印象深刻。关于怎样才能在正确的道路上继续前行，你们的主意真的很棒！”

在排列之后，我们也要小心对待这些绳子，因为它们象征着对应人员的生命。应该记下所选择绳子的颜色，记下所用的符号，以备后续的会谈。采取动作技术如说唱、雕塑和排列，在完成后要进行谈话分析，从而把经验转化到现实生活的具体行为步骤中。

第18章 积木人偶

18.1 简介

孩子们喜欢积木人偶。他们充满热情地收集印第安人、牛仔、动物、恐龙、怪兽、骑士和士兵，儿童房被这些东西挤得满满的。几乎没有一个家庭会缺少形形色色的汽车、火车或宇宙飞船。玩积木人偶的场景可以是日常生活，也可以展示问题和解决方案、希望和恐惧、噩梦和梦想。真实的世界将被重复上演，儿童房间的地毯线条将被作为道路；用沙盘制作一个完整的微缩景观，成为孩子和大人的冒险舞台。

使用积木人偶的治疗工作与家庭雕塑和家庭排列工作有许多相似之处。象征符号取代了真实的人物和关系。这一工作与叙事技术、系统性角色扮演、时间轴工作和假装游戏之间都有密切的关系。该技术的其他根源是格式塔疗法、沙盘治疗以及类似家庭系统测试和家庭人物雕塑盘一样的诊断程序。

玩人偶模型，大孩子小孩子都很开心，这是一个最简单的走进孩子内心的理想媒介。游戏事件传达了孩子生活世界的图像。在游戏时，我们顺便就能和他展开谈话，了解到他有着什么样的想法和感觉，面临什么冲突。对一些孩子来说，用人像展示生活中的事件，比用语言解释要容易得多。以家庭为工作单位时，孩子们也喜欢与家人一起玩人物模型，此时他们就成为彼此的玩伴。这是观察兄弟姐妹作为子系统如何相互作用的一个很好的机会。

游戏场景展示了语言不易表达的主题和内心冲突。人偶的排布可以解释为代际和性别的界限，以及家庭中的等级。人偶之间的距离被看作情感上的亲密和疏远，这一点和雕塑工作一样。人偶的目光方向提示着关系的强度。

人偶游戏使假想游戏的潜能更加清楚。孩子们创造了自身世界的微缩模型，并采取了观察者的视角：问题被外化，被从“奥林匹亚山”的众神视角来观看。该技术可以抵抗过于狭隘的问题焦点，因为“鸟瞰”的目光揭示了问题模式之外的路径和操作空间。使用积木人偶的工作作为创伤治疗技术非常出色，因为拉远距离的视角可以让过重的情感负担分离出来。

孩子常常会让某个人偶演出自己的问题行为。作为导演，孩子几乎是万能的。他可以添加帮助者人偶，可以用魔法让坏人消失，或者干脆让他们死掉，再引入新的、强大的帮助者人偶，这些帮助者可以遏制怪兽人偶。这样就间接强化了这种想法：“你可以影响和改变你的症状！”一些神奇的可能性出现了：由于这一游戏具备模型特质，遥远的时间和空间距离都可以被弥合。例如，一个离异家庭的孩子可以演示在母亲身边的生活场景，再去演示住到爸爸那里时的场景；或者一个孩子可以把漫长时光浓缩在一系列场景里加以演示，不同场景轮番登场无须中断。分开生活的父母可以一起出现在孩子身边。孩子还可以交换角色，借助人偶来扮演父母、某个英雄或小无赖的角色，游戏式地让不同的内心角色发声表白、彼此接触。有些孩子选择多个模型来表达一个人的不同性格：“我可以用两个模型代表我妹妹吗？她很小很可爱，我就拿这只小猫咪，但是有时候她好讨厌，甩也甩不开，所以我还要拿这只苍蝇。”

游戏可以化解激烈的冲突。各种解决问题的方案都可以被尝试一遍，一直演到未来的结果。如果父母和孩子一起使用积木人偶构建故事和冒险，会产生共同的关注焦点，并加强他们之间情感上的联结。这样就以暗示的方式约定了新的、富有疗效的规则：“我尊重你所建立的，我的故事与你的故事相连，我们在游戏中交替，每个人都轮得到。”治疗的艺术就在于，让父母花时间在游戏里创造出解决方案。不用去问到底谁是来访者，我们悄悄地让父母得到了履行父母职能的机会。通过一起做游戏，父母显得不那么强势主导，为孩子的需求留出了更多的空间。

使用积木人偶工作，可以在当时获取问题现状的印象，帮助理解有关过去的问题，面向未来，为问题的解决助力。

装备 如果可供选择的模型很多，那么使用模型工作会更有趣。所谓有教育价值的模型在儿童和青少年看来很无聊，更适合他们的是那些俗气的、可怕的和好笑的多种模型大集合。一整个模型家族也很有用，比如，狮子家族、黑猩猩家族或小狗家族。它们最好保管在可以上锁的箱子里或者放在篮子里。我们可以玩一个寻宝游戏，寻找孩子特别喜欢的人物模型。可弯折的玩偶可以表现动作和手势。

装备中应包含的内容如下所示。

- 人物和动物模型。
  - 幻想模型：怪兽、恐龙。
  - 原型模型：公主、国王和王后、女巫、魔法师。
  - 英雄：骑士、印第安人和牛仔。
  - 小动物：动物园动物、野生动物、宠物。
  - 人：小孩、大人、祖父母。
  - 不同角色的人：医护人员、警察、消防员。
  - 经典卡通人物：爱吃的蓝精灵、抱怨的蓝精灵、肌肉蓝精灵和惊奇的蓝精灵。
- 冒险景观和地点：潜水员、蝴蝶鱼、棕榈树、宝箱、珍珠、锡纸做的金球和银球、载着狂野海盗的海盗船、与孩子一起用彩色纸盒做的景观、由布或彩色纸板制作的水面。
- 建筑物：有待改建的积木房子（可能的话需要两个）、农场、棚屋、围栏、碉堡、骑士城堡。
- 交通工具：汽车、卡车、赛车、救护车、船、渡轮、飞机。
- 植物：树木、花。
- 框架：3 ~ 4个箱子（尺寸为40cm × 60cm × 3cm）、细沙、用于时间轴工作的彩色绳（也可用彩色布巾代替）。
- 数码相机。

我们也可以使用手偶工作，或者用黏土、盐面团、软陶或栗子制作模型。景观和房子可以由纸板制成。重要的游戏框架：一个桌面、一个沙箱、一个标记了的地毯或者一块布。一个带水管的泥巴房和两个分别装有干沙和湿沙的沙盘也属于可选装备。我喜欢用装满细沙的沙盘，还可以为未来的会谈做备用。这些盒子象征着特殊区域，包括一个过去沙盘、一个现在沙盘和一个未来沙盘；或者一个问题沙盘和一个解决方案沙盘；再或者“父亲的领地”和“母亲的领地”。

青少年不太愿意与“小孩玩具”打交道。与他们一起工作时，我会使用排列工作中的非模型的象征符号，比如，鹅卵石、半宝石、板栗、彩色积木或排列工作中用的木制模型。使用不同大小和颜色的橡皮熊糖会给工作增加趣味。

工作方法 根据治疗方向和自己的偏好，治疗师可以使用偏指导性或非指导性的方式。在态度方面，营造安全的氛围并信任自己的直觉是有益的。在接下来的过程中，我让孩子来引导自己，只在被要求时才接过引领权。在游戏中，我会偶尔提问，不去指导，也不带着目的去夸奖。孩子需要空间发展他们自己的游戏。治疗师的作用在于陪伴，偶尔提出建议，确保进程顺利。对于停滞或赘余的模式，我提出开放性建议，还会出主意，提供游戏选项：“你想不想补充一个人物，还是想就这样继续玩下去？你有没有考虑过找一个帮手？”游戏过程的质量将被重视。

- 游戏是混乱的还是有序的？
- 主要人物相互之间的联系怎么样？
- 是有所进步，还是整体都是仓促、慌张的？我对于孩子作为独立个体有什么样的印象？孩子的理解力如何？他的创造力和想象力呢？
- 专注的过程是有针对性的，还是忙乱的？孩子关注现实的能力、人际关系的质量和解决问题的能力怎样？
- 游戏传达出的孩子的人际关系是怎样的（见图 18-1）？

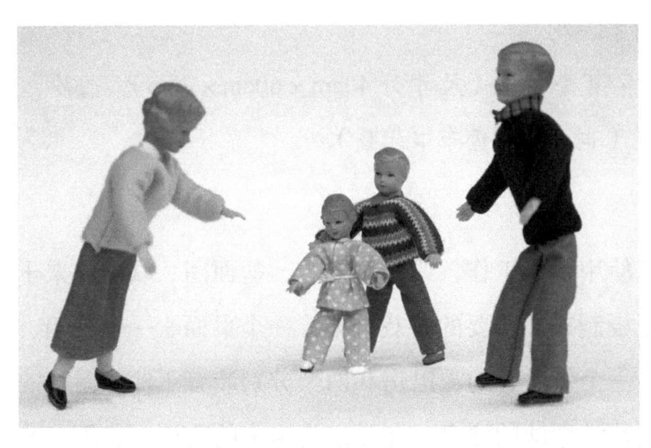

图 18-1 离婚冲突

积木人偶可以作为单一的治疗技术或者作为互动技术来使用。孩子可以单独玩，治疗师在旁边看。另一种方式是治疗师和孩子轮流构建场景。我喜欢将这项技术用于家庭游戏治疗，让家人一起用模型玩游戏，因为家人有必要学会怎么玩游戏。长期与儿童进行单独治疗，没有把父母纳入进来，在我看来这么做就错过了利用家庭系统资源进行治疗的机会。这还可能在无意中强化成年人的逃避行为（逃避花时间与孩子一起玩）。

18.2 迷你模型工作的技术

轮流讲积木故事 和人偶一起玩，对孩子来说很容易。相比之下，成年人则往往需要热身。为此，我请每个人都从我的收藏中挑出两个模型，再挑一个可以戴在身上的小物件。我自己也挑两个模型和一个物件，我解释说："我请你们每个人讲一个积木小故事。现在我来扔骰子。故事里要出现你挑的两个模型，一个物件和这个我扔骰子扔出的数字。每个人轮流讲积木故事，故事要有开头、中间部分和结尾。好，我先开始。我的故事是这样的……"如果这个家庭的孩子年纪稍大，也可以轮流将故事接龙讲下去。

使用积木人偶的家谱图 对于家谱图的工作，我们会在纸上用对应符号代表每一个人。家谱图具有更强大的情感表现力，如果加入积木人偶，对孩子来说会更加生动（见图18-2）。

（1）在桌子或地板上铺开一张大纸，你和家人一起绘制家谱图。把孩子们叫到旁边，向他们询问家人的姓名、年纪和其他信息。

（2）提供大量人偶模型、小物品和艺术品。"请你选择一个人偶或物品，能最好地表现出你对每个家人的感受和想法，也包括你自己。将这些模型小物摆到这个小圆圈里，或者摆到这个我对应每个人画的方框里。"

（3）"请你挑一个模型，这个模型最能描述你与家里其他人之间的关系，比如，你和妈妈之间、妈妈和爸爸之间的关系。把模型放在相应的位置上。"

（4）与孩子谈话，讨论模型的挑选。停留在比喻的层面。

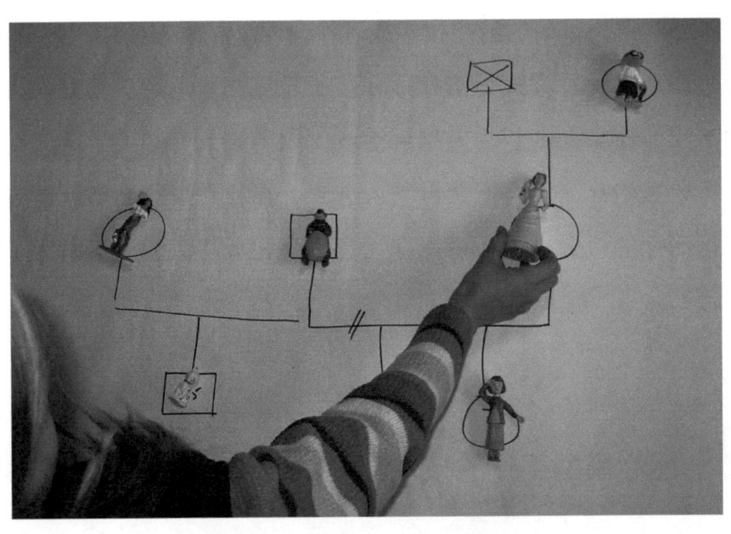

图 18-2　使用积木人偶的家谱图

动物模型家庭　这种技术是“动物家庭”格式塔技术的变体，把原技术变成了一场互动游戏。

（1）“你肯定认识很多动物。大多数动物都有特殊的品质和能力。有的特别勇敢，有的特别害羞，有的特别聪明。比如，许多故事里的狐狸都是聪明狡猾的，人们也常说“像狮子一样勇敢”“像老虎一样狂暴”或者“像小鹿一样害羞”。

（2）“请你观察一下这个架子上的动物，你看到的每一只动物都有自己独特的性格。你想一想自己的家人，如爸爸、妈妈、妹妹，他们是怎样的……假如你们都是动物，那么你觉得妈妈会是哪种动物？你是哪种动物？给爸爸和妹妹也各挑一只动物。”

（3）“每个动物会做什么？”

用系统性问题和孩子一起探讨这些动物具备的资源和特性。

典型的一天　如果我想知道该家庭的生活世界在孩子眼里是怎样的，我就会使用这种技术。从家人的陈述中不太容易获得这类信息。在材料方面，我们需要一个积木房子和代表家人的人物模型（见图 18-3）。

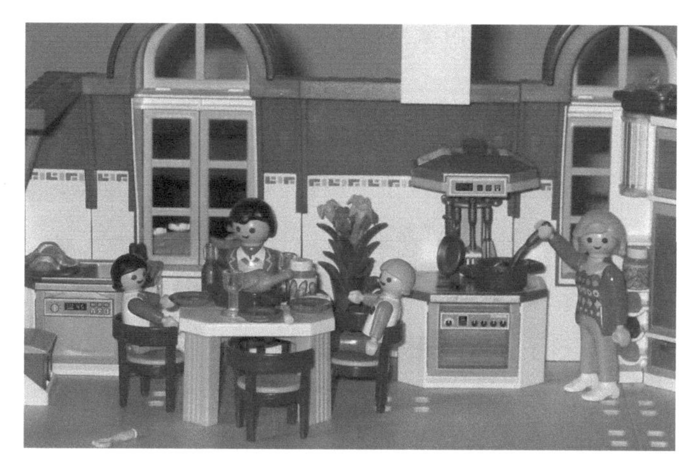

图 18-3　典型的一天

（1）“挑选人偶来扮演你的家人。展示给我看看，你们家一天的日常是什么样的。最好先展示一个要上学的日子。你想从哪个时间段开始？”

（2）“那个时间段每个人应该在哪里，请你把人偶放到那里。他们在干什么？然后呢？现在再给我看看，你们中午都干什么？你们周末一般都做些什么？”

治疗师也可以让孩子展示“在学校生活的一天”；很多时候，家长和治疗师对孩子在学校的经历知之甚少。

两个房子　父母离婚之后，相当多的孩子都在两个家庭中生活。有时，每个家庭的游戏规则截然不同。这种情况可以用积木人偶和两个积木房子来清楚展示，孩子如何在妈妈的世界和爸爸的世界来回变换。表演一下“周末在爸爸家”，孩子在两边跑来跑去，讲述他的历险。如果我们请求孩子在彩色的纸箱上画一个妈妈世界的房子，再画一个爸爸世界的房子，那么第二个积木房子很容易被即兴创作出来。

使用积木人偶的主题表演　有时候，规定表演的结构和场景是有意义的。“一家人正坐在这里吃饭，电话铃响了。接下来会发生什么？”“这个家庭里有个婴儿刚刚出生，妈妈正在给他穿尿不湿。表演一下，接下来会怎样！”“这个男孩正在玩，又跑来一些男孩，他们嘲笑他，还要打他。”“这个小孩的爸爸妈妈离婚了。”“这个女孩被爸爸骂了一顿，还受到了惩罚。接下来会怎样？”“这两个小伙子应该收拾房间，但是他们忘记了，而现在妈妈快回来了。”

除了主题表演，治疗师也可以不给出任何指示，让孩子玩模型。

（1）请求孩子：“请花点时间，你感受一下自己的内心……现在看看周围的模型玩具，想挑几个就挑几个。用它们摆放出一个场景，这个场景要能反映你现在所面临的境况。”

（2）你要保持专注，记录下发生的事情，看到什么就说出来，不要加以解释和分析。对孩子：“你周围有好多强有力的助手呀，可不是只有一个，居然有八个？它们在保护你，不让爷爷过来？它们都有什么特别的品质？你喜欢这只小海豚吗？你喜欢它什么？”

（3）提出系统性问题：“你可以重复这个场景吗？你可以把它表现得更清楚吗？如果你把助手带上了，又会怎么样？如果你带上了一只强壮的动物会怎样？”

当一个孩子说出让他感到有压力的事情时，治疗师可以让他把这些故事和困扰他的所有事情都写在小纸条上，然后把纸条都放在一个“垃圾袋”里。在下次会谈时，我们可以抽出其中一张纸条，使用积木人偶来表演一遍解决方案。

演示问题，演示解决方案　孩子和父母在谈话中通常会自发地报告最近发生的问题情况，例如，“不要在饭桌上争吵！”或是“在学校操场被羞辱。”然后我就会建议：“用人物模型给我展示一下这些场景。”我要求每个人都演示出一个解决方案或一个愿望场景。父母和孩子也可以利用人偶进行角色交换。有时候，先演一遍问题的夸张模式，再共同演示或者共同协商解决办法，这样会更有意义。

（1）针对该问题，选择一个或多个模型，你可以说：“有没有哪个模型会让你想起问题？给我看看，问题看起来是什么样子的？这个模型有名字吗？它从哪里来，如何生活？谁是它的助手？它们在一起做什么？它从谁那里能得到支持？”

（2）问题上演，你可以说：“你可以在这个方框里给我展示一下吗？它在做什么？这个问题世界是什么样的？”

（3）为孩子和他的家人选择一个人物模型，可以说：“有没有哪个人偶，你可以拿来代表自己，展示一下你在哪里，在做什么？这个人偶叫什么名字？它的特别品质和能力是什么？”

（4）游戏式地排列出孩子和问题具备的关系，可以说：“给我看看，这个人物模型应该放在哪里，它在做什么！”

（5）检查一下场景，可以说：“你还想改变点什么吗？还是一切照旧？你也可以多摆几个模型或者重新摆放一下！”

（6）利用尺度和悖论问题来侦查“问题之地”。

» “问题主宰的地盘有多大？”
» “安全之地又有多大？”
» “找一个神奇安全的地方！”
» “哪条道路一直通向问题的沼泽地，会使你越陷越深？”
» “要想让一切变得很糟糕，问题大获全胜，需要做些什么？”
» “哪条道路通向自由？”
» “有没有一片和平草地，这两个人物模型可以坐下来闲聊？”

（7）通过魔法帮手、资源、过渡沙盘和未来沙盘促进改变。

» “你可以召唤哪些魔法人物来帮助你？”
» “找一个魔法物品，这是你的帮手交给你的，能帮助你击退问题带来的影响！”
» “假设奇迹发生了……那时你的生活看来怎样？”
» “假如没有奇迹，那又将如何继续？”
» “你可以给我看看你如何找回自由吗？”
» “你要想感觉稍微好点，必须改变什么或拿走什么？”
» “你怎么才能把问题击退到一个合适的地方？”
» “可以给我看看你怎么掌控你的问题吗？”

（8）提建议，在时间轴上某个或近或远的未来，设立一个解决方案沙盘。

» “给我演示一下，一切顺利的话，看起来是怎样的？”

» “在你的梦想中，没有问题的生活是怎样的？”

» “如果事情如你所愿，超级顺利，那么看起来会是怎样的？”

场景演示可以跨越多次治疗会谈持续进行。治疗师要用数码相机给演示沙盘拍照，以供之后观看。与问题的英勇斗争图片可以被贴在带插图的治疗手册中，用资料来证明所发生的进步和退步。作为家庭作业，治疗师可以让孩子在未来沙盘里呈现某个场景，让孩子画一幅该场景区域的地图。和孩子一起编造冒险故事，讲述他和问题之间艰难持久但最终成功的斗争。

▼

比吉特鼓起勇气告诉母亲，祖父对她实施了多年的性侵。在治疗开始时，这个 9 岁的女孩告诉我：“好多年都是这样，这些疼痛要完全愈合，不会那么快的！”在治疗中期，我建议她用积木人偶展示她的经历。在第一个沙箱里（见图 18-4），她用好几个吸血的、危险的模型代表祖父，但是还有一只小鹿代表他看似无害友好的一面。比吉特想出这个主意，用多个模型来代表一个人物，不同模型代表不同的人格部分。对于她自己，她挑了一个内向的女性形象和另一个自信的女性形象。第一个沙盘展现了性侵动机的一个核心问题：怪物（火龙、鬼怪、蜥蜴、鳄鱼、凶猛的战士）将比吉特与她的家人分隔开。第二个沙盘

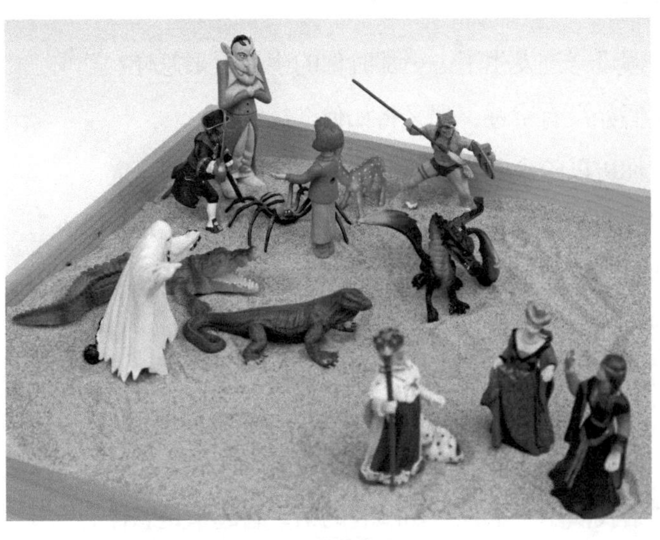

图 18-4 问题盘（一）

（见图18-5）符号化地呈现了攻击行为，但是神奇的帮助者也出现了：她所信任的母亲就像一个女王，而父亲像一个火枪手解救了她。接下来的场景展示了放松的比吉特，被家人围在中间，安然无恙（见图18-6）。

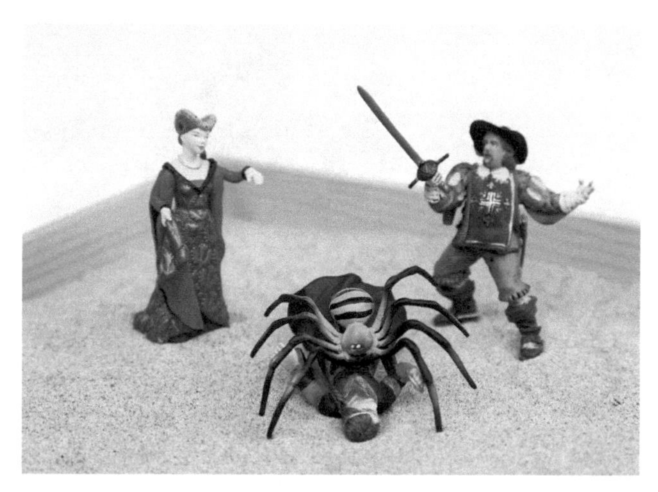

图18-5　问题盘（二）

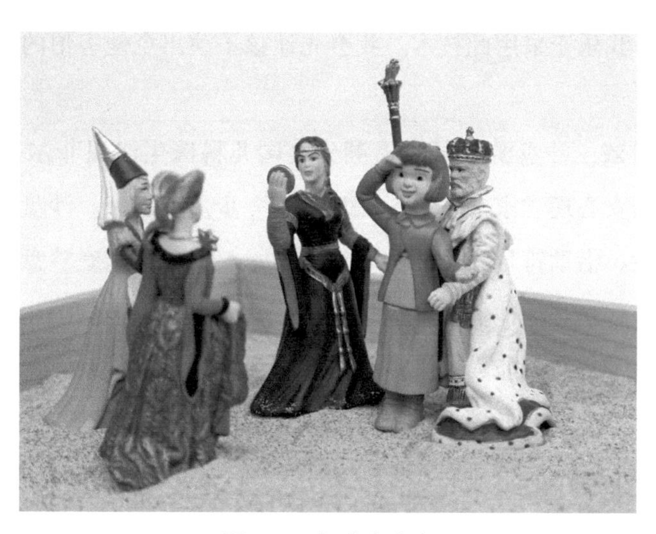

图18-6　解决方案盘

我请求她再摆一个未来的愿望沙盘。在未来的某个不确定的时间点，当比吉特真的完全好起来的时候，这个沙盘就陈列出她最喜欢的动物（见图18-7）。值得注意的是，她也把小鹿加了进去，因为她希望祖父能够克服自己可怕的一面，成为一个有爱心的人。

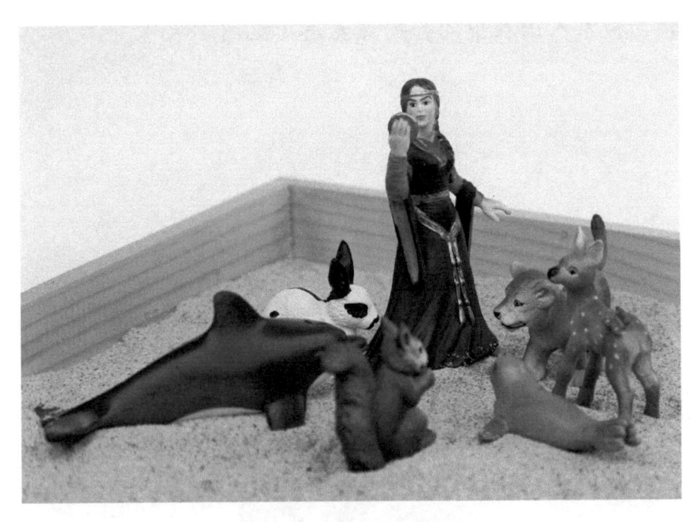

图 18-7 未来的愿望

共同讲故事、家庭玩偶故事和假装仪式，类似的技术都可以用积木人偶进行。

在积木人偶的帮助下把问题场景悖论式地表演出来，这是人偶工作的又一变体。对于考试恐惧，我乐于采用此技术。我会先让孩子演出令他害怕的场景，然后我来扮演他的角色。

家庭沙盘游戏 沙盘游戏可以追溯到英国儿科医生洛温菲尔德（Lowenfeld），并由荣格学派的女心理学家卡尔夫（Kalff）进一步发展起来。沙盘游戏的经典形式是一种非指导性、借助符号表达的个体治疗技术。在进行家庭沙盘游戏时，治疗师要邀请全家人一起玩，让他们在沙盘里用模型共同搭建出他们的生活状况、他们的问题和体验。孩子很快就能喜欢上这种技术，而根据我的经验，父母则更愿意接受一个有主题的结构化的治疗过程。就像在章节 21.4 中将介绍的家庭游戏治疗一样，一个重要的治疗步骤在于，引导父母参与到孩子们的世界中去。

好时光，坏时光 如果孩子和家庭曾经不得不挨过疾病、某个事故或一场持续的创伤，那么过于仓促地着手解决方案对于治疗来说就没有好处。关键是分担那些带来痛苦的故事，而不是肤浅地关注资源所在，试图抵消这些痛苦。我们必须做好准备，先倾听沉重的故事，再提出问题和探索解决之路。坚持以资源为导向也意味着要有信心，相信哪怕不催促来访者寻找答案，他们也能找到自己的道路。

当孩子把情感上的沉重体验用游戏表达出来时，如果他感到自己被认真倾听，得到了情感上的支持，那么这种游戏表达就具备了疗愈功能。治疗师提供了一个框架背景，这些故事在其中可以安全上演。如果孩子的沉重经历以这种方式得到肯定，他会感受到治疗师的强烈支持。在治疗语境下，通过演示模型场景来表达苦难经验，这种递归式表达改变了所表述事件的性质和价值地位。

情感的体验也可以用模型在一系列沙盘上摆放出来，或者之后在一个大型沙盘里重新摆放。它们可以沿着彩绳象征的时间轴排列出来。在绳子的上方排布美好时光，绳子下方陈设糟糕时光。我们应该赞许美好的时光，这是形成孩子经验世界的重要的一部分。故事的结尾可以保持开放性。

（1）“为你家里每个人挑一个模型。”

（2）“摆给我看看，在爸爸生病之前，你们是怎么样的？”

（3）“给我看看你们的低谷时刻，那些最艰难的时光。”

（4）“给我看看，你今天过得怎么样。”

（5）“万一一切不会改变，甚至变得更糟，给我看看你最大的担忧。”

（6）“创作一个未来沙盘。每个人都有什么样的希望，在半年或一年之后看起来会怎么样？”

Spiel-Räume

第五部分

其他干预措施

第19章 以运动和身体为导向的干预措施

19.1 简介

与幼儿一起工作时，身体表达形式、身体活动和身体接触比和成年人工作时要重要很多。萨季尔通过身体接触创立了资源状态的动觉锚定技术。阿克曼则说过，当孩子发泄情绪时，“治疗师必须能正确评估自己的肌肉力量”，这样才能在会谈中明确身体的界限，制服孩子，而不是放任他们伤害自己或别人。

19.2 以身体和运动为导向的技术

打架比赛 基思和惠特克介绍了他们的“打架比赛”技术，采取这一技术时，他们会和那些觉得自己无所不能的孩子在地上来一场游戏式的摔跤比赛。在某些情况下，父母（必要时是治疗师）必须依靠自己的力量在身体上压制孩子。著名的儿童治疗师姆罗亨（Mrochen）定期邀请青少年参加拳击比赛。我则倾向于不亲自下场，而是邀请父亲或母亲共同参加每晚的例行“比赛”，当然，我们会事先在会谈中演练一遍——摔跤、互相推对方至墙壁、枕头大战或者泡沫棒大战。

▼

安妮对弟弟们非常恼火，在家人谈话时，西蒙和卢卡斯一再争打。我问父母，要是安妮不这样一直在兄弟之间调停，会发生什么。“他们能当场弄死对方！”这是母亲的回答。我建议大可一试，反正医院的急症室只有几步之遥。西蒙和卢卡斯各自装备好固态泡沫棒，比赛只有两个规则：不可以打脸，如果有人叫停就停止。两个男孩开始打架，我则带着父母和安妮后撤到单向镜后观看。震惊的是，他们发现西蒙和卢卡斯开心得不得了，互相击打时绝对公平，压根没有任何需要第三人出面干涉的理由。15 分钟后我们回到诊室，看见两个小伙子，尽管筋疲力尽，却心情大好。我和父亲约定好，让他每晚给两个人组织一场格斗比赛。在治疗快结束时，父母提到，通过这种干预，他们开始从另一个角度看待自己的孩子：虽然身患疾病，但除此之外仍是非常正常的小伙子。

牵线木偶 – 散步 除了“吵吵闹闹”地关注身体的干预方式之外，还有更安静的工作方式。

▼

9 岁的贝恩德非常多动，还患有严重的视力障碍。他的多动行为使得老师不停地抱怨。单身母亲身负工作和照管贝恩德的双重压力，常显得紧张疲惫，她还患有高血压。她希望自己不必总是通过责骂来让儿子停下来。当着妈妈的面，我先请贝恩德展示一下，他可以怎么“蹦蹦跳跳”地从房间这头蹦到那头。然后又让他把这些动作“慢镜头重放”，像“机器人一样慢”。最后他本人发现了一个在他肩膀上的“按钮”，只要轻轻一碰，就能从一种状态切换到另一种状态。值得注意的是，这成功地震惊了母亲。这个男孩玩得很开心，像木偶一样慢慢一步接一步地走，有意识地感觉自己的身体。在一些单独会面中，他学会了渐进式肌肉放松练习。之后我给他布置了任务，让他和妈妈一起进行这些练习。要想让妈妈检查他做得是否正确，他就应该先给妈妈表演一下自己是怎么放松的。这让母子俩都乐在其中。

运动游戏 对于较小的孩子，运动游戏可以多加变化——“突突突，火车铁轨”。在这个游戏中儿童扮演火车头，其他人一个个排在后边。接下来，由母亲或父亲接管火车头的角色，而孩子应该紧随其后。

▼

一位母亲把她5岁的儿子约纳斯介绍给我，想弄明白除了药物治疗之外，是否还有其他治疗能帮得上他。儿童精神科医生已经给约纳斯下了多动症的诊断，约纳斯基本无法跟随我们的谈话，没几分钟，他就开始攀爬椅子。我建议移步团体室，并问约纳斯有没有关注近期在霍根海姆赛道上举办的那场赛车。他说有，于是我就此建议他来一场比赛。我宣布地毯的边缘就是跑道。约纳斯的任务是，尽可能用最高度速旋转跑圈，但不能飞出弯道。他热情高涨地执行了任务。跑了几圈之后，我给出“停车”的命令。约纳斯开始自愿遵守开始和停止的信号。在运动比喻的层面上，我们在游戏中营造了合作的语境，约纳斯可以练习如何调整自己的速度。

红色赛车　邦尼（Bonney）和涅梅切克（Nemetschek）将注重躯体的干预措施整合到了多动儿童的家庭治疗里。孩子躁动不安，双腿晃来摆去，不停站起来，不知疲倦地从一个对象快速转移到另一个，这一切都让父母精疲力竭。我在同父母的会话中先了解了之前的历史，同时也讨论了一下治疗选项。强烈关注躯体的方法旨在改善运动协调性，并在同步带领的意义上着手于症状。称赞这个男孩拥有强劲的马达，一加油就超级棒，但是刹车性能如何呢？于是，治疗室变成了赛场，我要求孩子用最快的速度围着地毯边缘奔跑，或者跨越绳子标示的障碍物奔跑，直到他有点累了或者他脱离弯道为止。我会在某个时间点上提出建议，他应该一听到喊声示意就中途停车，让父亲或母亲“调整刹车”。这时，孩子要躺到垫子上，将油门踩到最大，双腿使劲蹬车。父母则要制止他，他们紧紧抓住孩子的双腿，给孩子提供一个身体上的反馈，让他感受到自己的行动有多猛烈。我还会要求孩子切换到第一档、第二档或第三档。当爸爸举起孩子的腿制止他往下蹬时，即使在静止状态，孩子身体也是很紧张的。父亲就请求他说：“嘿，刹车，放点气！”这样，腿就放松下来，可以放下来。接下来，家长与孩子可以签一个技工合同，好定期中途停车调整，通过这种运动反馈循环来校准人体反应。

面对脾气火爆的孩子，还有一种技术很受欢迎，就是“停止—跳舞”游戏。我请孩子们带上一张最爱听的CD，可以随着音乐疯狂跳动和舞蹈。喊一声“停”，音乐就暂停，孩子们必须立刻一动不动，直到我再次打开音乐。

毛利人治疗 在课堂作业或考试之前，很多人都试着让自己镇定下来。在压力事件前，提前一段时间就使用放松技术是很有效果的。“心中小鹿轻撞”，有这种迹象就意味着已经准备好获得最佳成绩了，只是很容易能量过度。当挑战局面即将来临时，最好给越来越强烈的激动预留点空间，伴随着最爱的音乐来一段能量之舞，或者只是疯狂地舞动肢体做出夸张的表情。“对新西兰，我们许多人都想去这个国家旅游，那里有毛利人，他们是古老的、勇敢的南太平洋居民。在白人到来之前，他们早已拥有高度文明，他们是勇敢的战士。他们的舞蹈尤其出名。在毛利人开始作战之前，他们会跳起一种狂野的舞蹈。直到今天，新西兰橄榄球队的队员在决赛之前都会重现这种舞蹈，因为这种能量舞蹈让人感觉非常棒！”然后我会表演一下这种舞蹈，辅以狂野的叫喊和表情，吐出舌头，释放愤怒的目光，用脚有力踩踏地面，交替用手拍打着胸部和上臂。作为预防，我向他指出没有人会看见我们。总之，这一切应该尽可能看起来恐怖、听起来可怕，保证会消除焦虑感。我请父母提醒自己的孩子，这种舞蹈可以作为准备活动的一部分定期实施。

跳舞 与孩子一起，我喜欢进行一种简单的运动恍惚：“播放你最爱的音乐，然后像个疯子一样跳舞。再倒在地板上，闭上眼睛，用非常用手写下或画出解决问题的方法，或者写下和画出你最擅长的事。重复6～8次。”最好你也一起动起来，不然你就看起来像个观众了。

运用舞蹈和运动疗法，可以把不能清楚表达的幼童和有残疾的孩子也纳入家庭治疗的工作中。对于多家庭团体，我会使用一块彩色的舞动布。在运动游戏里，家人随着音乐舞动，孩子躺在布上也参与其中。

运动和身体意识 自我价值感主要是通过身体自身来传达的。用话语媒介和问卷调查，无法完全理解身体形态。而一些简单的身体感知练习（如费登奎斯方法）可以在短短几分钟之内向我们展示，我们的自我可塑性有多强。

在焦虑、恐惧症和功能不适的情况下，身体感知训练和专注训练特别有用。这些练习直接针对身体形态和房间中的方位感，例如，感知自己与周边事物上下前后左右空间的距离。

有一个关注身体的练习，我喜欢布置成作业让他们带回家，这个练习让人感受自己身体的大小："注意一下：你现在感觉自己有多高大？你能感受完整的身高吗？还是你感觉自己比实际的身高矮一点？如果你接受自己的实际身高，你的感受会如何？请把这个练习带回家。当你从这栋房子里走下楼梯时，注意感受一下你自己有多高大。在日常生活中，你也可以偶尔记录：你现在感觉自己有多高大？

注意力有缺陷的孩子可以自己进行运动治疗项目，例如，用 U 形雪板的滑板运动。对有明显多动症的孩子来说，有针对性、注重协调性的运动治疗是总体治疗的重要补充，如运动攀岩或瑜伽。

第20章 放松，催眠，想象力

20.1 简介

可以通过放松技术、幻想旅行、想象力和催眠疗法的练习来持续推进儿童和青少年的系统治疗。作为来访者典型经历的问题恍惚，其本质包括特定的认知模式、情感模式和身体模式。这些模式导致狭隘的感知焦点和生理学模式，不利于推进解决方案。当家庭气氛缓解，来访者可以发挥他们的想象力和创造力时，改变就更容易实现了。这正是应用放松技术、幻想旅行和催眠工作的时候。这些技术可以用于个人治疗；此外，根据我的经验，以整个家庭为单位接受治疗时也值得尝试这些技术。

20.2 放松

儿童的生活绝对不是无忧无虑的；和大人一样，当他们与朋友相处出现问题时，当他们面临课堂任务时，或者因为日常琐事而烦恼时，也会感到焦虑。有些孩子在成长阶段会出现肌肉失衡，这要么会导致暂时性的体态姿势问题和头疼，要么引起偏头疼。孩子要从父母那里学习怎样切断情绪的电源、从紧张的状态中脱离出来。

能够自我感觉良好绝不仅是放松技术的结果，它是一种生活方式的成果，这种生活方式与孩子和家庭的需求紧密相关。放松技术能增强自我调节能力，从而增加自信和自我效能感。

孩子在刺激下很快就会过度兴奋。有时，他们的父母拼命地尝试安抚他们，其安抚模式往往是采用尽可能多的手段分散注意力，这践行了“大同小异”的原则。“感受性”这一概念，讲的是婴儿分类并识别信号的能力，哪些需求必须当前满足，才能让他们感到舒适。对于注意力分散的孩子，采取悖论的工作方式才能找到解决方案。以前尝试的解决方案是用各种方式刻意安抚，现在则要反其道而行之，允许孩子不安多动，允许他自行达到内心的平静。在这种情况下，我和孩子建立内心的接触，进入宁和的空间。通过这种方式，我自己的情绪状态也改变了，给孩子营造出一个活力充沛的环境。这会近乎魔力般地帮助这个小家伙儿，让他的身体也随之同行；孩子开始放轻松，享受在父母身边的安宁。

使用同样的策略，我们也可以帮助因为发育迟缓和智力低下而有特殊需求的孩子平静下来。我们创造一个愉悦的环境，避免过度刺激，有规律地摇晃他，比如，用吊床，给孩子一场音乐之旅，导入催眠音乐：只有一些清脆声音的完全素净的音乐，播放白噪音的CD、喷泉飞溅声和山上牛群脖子上系的铃铛发出的响声。

生物节律　我们的生命中充斥着各种周而复始的周期，这种周期决定了一天、一个星期和一年的总体节律。富有责任感的父母能把自己的节律调整到跟孩子的每日节律一致。有些孩子早上起不来床，有些孩子习惯早起。对于一个放学后非常疲惫的孩子，父母对他加以责备，只会导致其过度刺激和防御。感知敏锐一些，父母就可以很好地判断何时是最好的时机，孩子最愿意听他们的话。嬉闹通常不被认为是一种放松技巧，但是对于多动不安的孩子来说（这些孩子运动很少），通过注重协调性的运动会比接受心理训练更能安静下来。

我们从系统的角度很容易理解为什么要让父母也参与放松练习。我经常给孩子展示一种要求他们在家练习的放松训练。在接下来的会谈中，孩子会给父母演示，他可以将自我放松做得多好。为了达到练习目的，我要求孩子给父母做示范（最好是指导父母如何放松）。这项练习在家也要继续进行，继续由孩子指导父母如何放松。母亲或父亲如此来帮助他们的孩子，而孩子也会反过来帮助父母，缓解他们的压力或高血压。

自我安抚 通常，我乐于跟孩子们谈谈他们在空闲时间里最喜欢干什么：体育、冲澡、听音乐和小沙鼠玩以及其他。然后，我们制定一个简单的处方，写下这些：“张大嘴，深呼吸三次。观察并测试你的感觉脑（有时闹得太疯啦）。请你的思想脑告诉感觉脑，它应该关机了。想象一下你两眼之间的那个点，在它之后有一个空间，请走进去。”这些处方应该每天在家里练习。

针对孩子的大部分放松练习，都来源于催眠治疗、自体训练，或者借鉴了雅各布森（Jacobsen）的肌肉放松法。有一种源自日式按摩的技术对不安宁的孩子很有帮助，即轻柔按摩指尖部分，促进其注意力集中。

世界是美好的 歌唱是一种最基本的自我安抚技术之一。哼唱不会造成压力，比唱歌更简单。人们哼唱时可以声音小到让人听不到，这是应对内在紧张和激动的绝妙方式。“当然，你可以唱歌，比这更简单的是哼唱，大声或非常小声……我想请求你的是，哼唱点什么，或许，一首小歌随便什么也行……哼唱的同时抚摸身体的不同部位……胳膊……双腿……左和右……你的身体……你也可以哼着歌，摸摸你前后左右的墙壁，随着声音触碰天花板和地板……想象让房间充满强烈的震动。”

孩子们可以自由哼唱。对于成年人，我喜欢给他们放一段非常流行的旋律，比如,《小勺子》《黄色潜艇》或者《拖、拖、拖后腿》[①]，后者因其特殊的内容表达力，我喜欢让他们大声唱出来。

了解你自己 以下这种干预措施与其说是纯粹的放松练习，不如说是一种专注练习。它简单高效，加强了和自我的联结，强化了自我内部的自主感。由于压力情况下活动性增加，我们很容易失去对身体的感觉，最终恶化并产生无助感。此项练习可以促进在任何活动中保持关注自我的能力。它适用于所有孩子和父母都在场聚集的场合，比如，课堂考试或冲突谈话。它是每个冷静训练的中心组成部分，它是静坐和关爱包围的前提条件，并且它符合甘地的非暴力抵抗的阿西穆萨原理。

我先解释一下，良好的自我价值感更多的是由身体感受来决定的，而不是由态度决定的。幼儿的自我是通过心理运动过程、通过运动和对世界的理解发展而来的，其过程远早于儿童的语言习得。我引用了一些俗语，如“这个女的站稳脚跟了”“一

---

① 三首歌分别是西班牙民歌《*La Cucharach*》，英语儿歌《*A Yellow Submarine*》和德语儿歌《*Klotz*，*klotz*，*klotz am Bein*》。——译者注

个脚踏实地的男人”“怒发冲冠”“气爆炸”。

▼

“请你坐下，手不要碰到腿。在这个练习中，你不需要特别做些什么，你只需要观察就可以了，只需这样，不要试图做任何改变。我们从你的左手腕开始吧。感觉一下你左手腕的位置。如果你做些微小的颤动，可以更好地感觉你的左手腕。让你的注意力光束从内部照进手臂、照到手腕，一直照到指尖，就像快速伸进手套那样，你就可以更准确地感受你左手的位置。继续每个手指的微小动作。你可以将左手的小指抬起一毫米，刚好够在下面放进一张纸。如果用同样的方式演示一下左手的无名指……中指……食指……大拇指，你就能更好地感觉到自己的手指。如果你把所有手指同时张开抬起再放松，就能感觉到你的左手掌。现在回到手腕……再次微小地抽动或颤动。来到左臂的手肘……如果你来到左侧的肩膀，做几个很小的动作。这通常是紧张聚集的区域。现在，同时轻轻摇动左肩关节、左手肘和左手腕。你可以发现你对左臂的感官感觉更加清晰了吗？现在继续开始右手腕……右手手指。把手指一起张开抬起一点，来感受手掌。从右手腕到右手肘……再到右肩，进行轻微的定向运动。同样，你可以使用手腕、手肘和肩膀进行熟悉的摇晃小动作……从而能完全感受到右臂。接下来开始左脚……想象一下，你会做一些小动作，就像你想用脚抓起鹅卵石。体会一下，踩到地板上，左脚是什么感觉……来到左脚踝，再进行一些细小动作……到左膝盖……再到左髋关节，这个关节隐藏在身体里……当你用左侧的臀部坐在椅子上，左髋和腿来回移动时，你可以更清楚地感受到它……继续用右脚试试，就像你想抓起鹅卵石或沙子……脚跟踩到地面上……右脚踝来来回回晃动……到右膝盖……右边臀部坐下来，右髋关节再次和腿一起来回滑动……现在感受一下头部连接到脖子的位置，这也是一种关节……轻轻地来回移动头部，感受一下头部相对于身体的位置有什么改变……继续下颌关节，然后再次轻轻张合颌骨。现在你可以以自由的顺序，用你的注意力感受不同的关节点，例如，右膝盖、左手腕、左手手指来回颤动……在你身体所有的这些连接点之中，感受你的自我……不需要改变任何事物……感受一下，你的情绪如何？确认一下，你刚才有多活跃、多兴奋或多平静？你迅速环顾四周，感觉一下发生了什么变化……不管什么时候，只要这种特别的身体感受开始消退减弱，你都可以用颤动的动作重新感知你的身体自我，让这种感觉重新清晰起来。你现在看着我，再试一次，一次又一次地感受你内在的自我。”

这一练习可以在10～20分钟内完成。对于幻想工作和催眠治疗工作，这是一个很好的开场练习。我请求他们定期在家中进行这项练习，很快，孩子和父母就可以在三五分钟之内专注于自我了。

呼吸放松法　这个练习很容易学会。

▼

“让我们花五分钟专注于自我。请坐下，手不要碰到腿。无论你是想睁着眼睛还是觉得闭眼更舒服，都没关系。你可以感觉到呼吸的来和去……来和去。自由地呼吸。你只需要观察你的身体如何自主呼吸。你可以吸气和呼气……只需要感受……呼吸的波浪是怎样的……又开始呼气……呼气之后吸气……让这一动作完全自主地进行，就像波浪来了又回……来了又回……从你生命的第一分钟你就开始如此呼吸了，从不需要多加思索……完全自主，这样你可以把事情置于脑后了……摆脱掉……因为从根本上来说，我们每次呼吸都是在肯定，肯定生命、肯定自己。因为每次呼吸，都是身体在汲取生命所必需的氧气。你弃掉了一些，弃掉了你用过的空气，身体要摆脱它。作为内在肯定的标示，你可以在下次呼吸时轻轻点头。像对自己表达肯定一样。”

对于多动的来访者，这个练习是开始治疗谈话的良好开端，随后的谈话可以更有序、更安静，更加围绕主题地继续下去。

手指指示　另一种简单的放松是通过活动小手指来逐渐达到集中状态：

▼

“请把你的双手放在双腿上，但是不要碰到。现在将左手的小指头抬起1毫米。当你将它放下时，感受当你的肌肉放松时有多舒服。重复一次。你能感受到肌肉一直紧绷到手臂再到肩膀。然后再放松，继续从左手的无名指开始。你会发现……当你根本不必抬起这根手指头时有多舒服。但是，还是请抬起来1

毫米……少即是多……你可以只是想象一下抬起左手的中指会怎样……再重新放下它。”

敲打按摩 这个练习同样适用于高张力和过度活跃的儿童。执行时最好不要穿鞋：

▼

“将你的手握成一个空拳，开始用两个柔软的空拳敲打1分钟自己的头部和面部，然后休息一下……现在敲右臂再敲左臂，继续休息片刻……继续敲打身体，敲打躯干，再休息一会儿……然后继续右腿、左腿……休息……现在敲击右脚底和左脚底。你现在感觉如何？”

来访者通常会说自己感觉到清醒、愉悦的身体感受。

放松和想象 适合的想象画面可以增强放松的过程：

▼

“假装你是一个雪人。在一个温暖的早上，你慢慢融化。”

“想象一下，你现在躺在沙滩上，有人用细软的沙把你埋起来，你可以感觉到沙子，沙子在你的手臂，你的腿……在你的整个身体上……我不知道你能感到温暖还是清凉……当然，不至于让你站不起来，你随时可以站起来……但是感受到重量的感觉更舒服了……你越来越享受体会重量的感觉……”

冥想 一些孩子有了不起的天赋，能让自己安静下来。客观冥想的基本技巧很简单：

▼

“坐直，集中注意力。看向某个物体，数你的呼吸次数。要是你的思想偏离，拉回来，然后坐直，数你的呼吸次数。”

“自从我开始冥想，我整个人都好多了！”迪特告诉我，人们觉得这个9岁的男孩有多动问题，他饱受同学们的嘲笑，忍受着无休止的家庭争吵。在我的要求下，他提醒我，几个星期之前我说到一些人如何冥想和闭关，但我们从来没尝试过。迪特还宣称，我教给了他冥想的方法：课间休息时，他坐在校园操场边偏僻位置的长条凳上，看着风吹过后的满地落叶，去感觉，这个围绕着他的世界越退越远，他面前的叶子的颜色变得越来越饱满清晰……直到他终于听到遥远的上课铃声……带着一种愉悦、复原、清新的感觉站起来，这种感觉让那些嘲笑毫无痕迹地滑落。

放轻松是一项家庭作业 许多家庭总是事务繁多，日程表排得满满的。看起来没什么自由空间用于静下心来。如果家庭要的不只是表面上的改变，就必须减少各种活动、预约和义务，“少即是多”。这同样也适用于多动的孩子。人们误以为有注意力障碍的孩子在增多，这其实与睡眠障碍、长时间看电视和缺乏运动都有关系。休息好的孩子不容易有紧张的反应。我喜欢让家人出主意，制订一个“家庭感觉良好计划”，看看怎样能少点压力，多点欢乐。以下是多个家庭在咨询中提出的一些想法：

- 每天早上在床上蹦跳5分钟；
- 一起做运动；
- 一起看一部有趣的电影；
- 去户外做些什么；
- 听优美的音乐；
- 从容平静地做事情；
- 设立一个懒惰日。

当家庭把日常工作安排得井井有条，并预留出一起享受快乐的时间时，就有利于营造出从容放松的氛围。

20.3 家庭治疗中的催眠

系统治疗的发展历经瓦茨拉维克、黑利和维克兰德的工作，也受到米尔顿·埃里克森的催眠疗法的强烈影响。心理治疗可以理解为人际交互影响的艺术。有效的治疗程序总是包含明确或暗含的催眠治疗成分，毕竟不对他人造成影响是不可能的。家人的沟通可以理解为某种方式的催眠式影响，适于传达良好、必要，但又片面的信息。治疗师通常认为恍惚现象是正性的。除了正面信息之外，家庭中还有负面的核心关系信息和引发恍惚的暗示，这些信息和暗示让孩子坚定了他的片面认知。例如，一个女孩一再听到父母说："你很漂亮，但是很笨！"这是因为父母没能意识到孩子的不灵活是因为运动发育问题。系统式治疗就着眼于解决此类问题恍惚。

自我催眠 一项有效的干预措施，是教给孩子和父母自我催眠技术。催眠技术增强自我调节能力，有利于获得良好感觉作为资源，能对头疼、哮喘或神经性皮肤炎之类的不适施加影响。面对儿童时，放松、想象和恍惚之间要流畅过渡。对尿床问题可以采用精神放松想象技术，我会向孩子提出如下要求。

（1）"发展一种感官知觉的想象，想象某种资源。"

（2）"去一个你最爱去的地方。"

（3）"在那儿做你最爱做的事。"

（4）"在想象时放松下来。"

（5）"带着这种体验下个决心，在膀胱充盈时也保持括约肌紧闭，及时醒来去上厕所，然后再回来重新躺下入睡，直到早晨在干爽的床上醒来！"

（6）"定期训练这个练习。"

和家庭进行恍惚－工作 恍惚状态的特点是在直接的环境中减少与人自发的互动，情感和身体过程的同步化，以及习惯的心理模式发生中断，并且更强烈地关注内心过程。自发的运动表现减少，对家庭成员的表达和行为的反应更加从容。这种较慢的互动节奏使我们更容易施加干预。

系统性干预，如问题演示和解决方案演示以及悖论角色扮演，都可以中断流程化的问题模式，这些模式会由最微小的提示和言语刺激而诱发。因而这种干预看起来像是反催眠的一种形式。讲教育故事或进行塑像技术时，孩子和父母反而会自发发展出解决方案恍惚状态。优秀的讲述者讲话时会有特别的声调，呼应到每个家庭成员。他的声音会随着故事的变化而变化，时而缓慢，时而戏剧化。他把故事中的画面和比喻与家庭的特别之处对应起来，让它们触动每个到场的人，以增加信息的传达效果。

应家属要求，我们也可以直接进行“恍惚归纳”。正式的恍惚工作都应该提前宣布。在治疗中，我们也可以利用自发出现的恍惚现象。通常，大概15 ~ 20分钟后，较小的孩子就会安静下来，这是进行恍惚练习的一个很好的时机。家庭已经熟知各种日常恍惚的形式，比如，大家都熟悉的上课时的无聊恍惚，玩电脑时忘记了时间和空间，或者跳舞时的运动恍惚。

恍惚状态中的经历是高度个性化的，因此，当家庭成员参与家庭催眠的程度不同时也没问题。深度恍惚不是催眠系统工作中所必需的，这项工作更注重唤醒解决问题的资源，这些资源早已存在于该家庭中了。治疗师的任务在于，营造一个激活和利用自我资源的语境：

“如果准备好了，请你们找个舒服的位置坐下，然后听我说。你们肯定曾经出去郊游过，想象一个时间，你们家庭要去郊游，也许是野餐，在一个特别的地方、特别的时间进行一次特别的郊游。也许是在一片你们喜欢的草地上，也许要去森林里或者山区的某个地方。在前去的路上就已经非常愉快了，单单这个事前准备，单单是知道大家要一起做点事情就会很开心，就已经是一种美好，因为每个人都可以带点自己喜欢的东西，也许是喝的，也许是吃的，也许还伴随着音乐、歌唱或者大自然的声响；也许带上一条毯子，让我们更舒服；也许是一些玩的……只需享受这些美好。每个人都能找到爱吃的，而你爱吃的就在这里，不管大家口味差异多大都没问题，只需要感受味觉。简单享受美食，意识到每个人都得到了他真实需要的。”

在恍惚中强化家庭　对于能感受到家人之间的爱和温暖的家庭，应用这种干预效果很好。我请家人闭上眼睛并进行呼吸引导。

7分钟之后，我向一个在问题中参与较少的成员提问：“你怎么评价彼得？他的长处是什么？你最喜欢彼得哪一点？”

哥哥：“他的快乐。”

治疗师：“你喜欢他的快乐，那你呢，姐姐？你喜欢彼得什么？”

姐姐：“我喜欢他的幽默。”

治疗师：“哦，他的快乐、他的幽默。那您作为母亲，您喜欢他什么？”

母亲：“他乐于助人！”

治疗师：“他的快乐、他的幽默、乐于助人。您呢，父亲，您喜欢他什么？”

父亲：“他足球踢得很好！”

治疗师：“他的快乐、他的幽默、乐于助人，他的足球踢得好。你呢，弟弟，你还喜欢彼得什么？”

以这样的方式，轮流问上几圈，表达欣赏的信息被一再重复，直到得知 10 ~ 12 个优点。最后问彼得本人：“你呢，彼得，你最喜欢自己什么？”这一项干预大约需要 45 分钟。

20.4 想象

从人类早期开始，梦和想象就是被用作心理治疗的方式。所有重大的心理治疗过程几乎都用到了想象。源于催眠治疗和 NLP 的想象技术如今已经成为创伤治疗的标准干预手段。这些技术用于儿童相关工作非常有效。白日梦、想象游戏和“假装—现实”是儿童成长发育的一部分。孩子会一再自发陷入短暂的沉浸时刻：在院子里玩耍时、上课时或听最爱的 CD 时。此时，孩子常常开始展开白日梦境。想象游戏可以分离现实经历。白日梦可以对生理过程产生积极的影响。在神经心理学层面上，真实的体验表现为内心图像并被加以处理。真正的现实和想象中的现实，对大脑而言差别并不大。研究提示，想象练习可以刺激孩子的认知发展。在一个著名的实验中，奥斯特兰德（Ostrander）及多名研究人员请求一些家境艰难的孩子在较长的时间里想象自己扮演另一个人：“想象一个非常聪明的人，想象一下，你是个演员，假装你就是这个人，像他那样看世界。”一年后接受测试时，这些儿童明显比对照组表现得好。可以说想象力远远不只是调出存储中的想象画面，它还积极影响着孩子的精神发展。想象力是弹性的，可以超越时间、空间和逻辑规则。儿童故事、优秀的散文和诗歌都在一定程度上调动了读者的视觉、听觉和感受。

想象练习有很多种形式：

在**联想式想象**中，治疗师提供一个单词、一幅图或者一个故事，要求孩子由此开始想象某个特定事物，或者引导孩子在内心寻找画面和突然出现在脑海里的想法。

在**建设性想象**中，要求孩子自己编一个故事、创作一张家庭的愿望图景，或在想象层面上转变某种症状，例如，一股舒服凉爽的风拂过皮肤，让皮肤有点痒。

在**补充式想象**中，要用想象把白日梦或者句子片段带到结尾：“然后，你来到这个世界的一扇门前，想象一下，门后会有什么宝藏……”

在**表现式想象**中，要求孩子将他所想象的内容创造性地画出来，或者用一段即兴音乐演奏出来。

想象和比喻一样，具有暗示作用，它们易于引领过程和进展，有助于构建新的现实观。新的态度、新的行为方式和新的角色，可以在安全的实验领域中加以测试。由此，孩子感到被激活并获得更好的自我效能感。应用想象技术的工作，通常会产生令人惊喜的创造性时刻。在孩子的幻想中断的地方，通过时间旅行、解决方案场景上演和在假装层面上的想象试验，我们就能让场景继续演绎下去。

想象力技术不太适合有明显学习障碍或有自闭特质的儿童。如果有过诸如强暴之类的极端经历，或者对于情绪不稳定的青少年和精神病患者，我会在相反的意义上使用想象技术：不要陷入负面画面，能清楚区分此时此刻并非内心世界，这种能力必须增强。

开始时我会问：“我们做一个简短的想象练习可以吗？”孩子通常都很善于想象。对于孩子和父母，先进行一下放松练习更有用。许多中小学生都接受过很好的睁眼做梦练习；当然，闭上眼想象的画面通常更加深刻。规律的深呼吸能帮助孩子转换到想象层面，但也并非必须要“深度”工作。如果孩子曾经历过困难，那么应该先从美好时光开始想象。

家庭就像…… 对于个人或家庭的治疗，这一系列简单的想象练习尤其适用于开场。请求简单列出一系列想象画面：“将你的家庭想象成一种动物……一种颜色……一段音乐……一道美食……一个国家……一件衣服……一位电影演员……一处最喜欢的地方……”这个练习很有趣，邀请孩子建立一个假装的现实。

另一个练习是，**想象一个安全的最喜欢的地方**。该技术已经通过创伤疗法而广为人知，适用于在多种不适症状中作为开场。

（1）首先让孩子描述一个他觉得舒适的场合。

（2）然后对孩子说："闭上眼睛，选一个你最喜欢的、最愿意停留的地方。大多数人都有一个待着很舒服的地方，比如，一把很喜欢的扶手椅、一个隐藏处，或者一个曾经度假过的地方。描述给我听听，你最爱的地方是什么样的？"

（3）继续放松练习，并引导孩子进入场景："你在最喜欢的地方能看到什么？听到什么？感觉到什么？闻到什么？"这些描述要能足够具体，才能调动孩子，还要足够普遍，才能留出足够的空间让他发挥想象。

（4）在这个安全之地散个步，随后用关键词来锚定体验，比如，给场景命个名。

（5）幻想旅行可以这样结束："无论你什么时候想回来这个地方给自己充电，随时都可以。"当然，开场时治疗师也可以建议安全之地是某块夏天的草地、某条小溪边或一片开阔的森林地。

我们是英雄 儿童和青少年通过识别和模仿来学习。除了父母之外，体育明星、电影明星和公共生活的明星都是重要的角色模型。

（1）"想象一下，你变成了一位你非常欣赏的人。"

（2）"从电视、漫画或你熟悉的人中挑一个形象。"

（3）"准确、清晰地想象你喜欢的英雄，他看起来怎么样？他如何走动？如果他说话，你会听到什么？"

（4）"现在跟你的英雄打个招呼，聊一聊。你们现在在哪里？他外貌如何？穿着什么衣服？你们在做什么？成为你的英雄可能有什么感受？请变成这个人吧，握个手，现在你变成了你的英雄。如果你是英雄，在这种情况下，你会怎么做？"

（5）请孩子保持这个角色一段时间。

（6）作为家庭作业跟孩子约定，在日常生活中他也要经常客串英雄的角色，并以英雄的视角看世界。

（7）作为下一步，治疗师可以建议孩子想象和观察，当自己作为英雄时，有哪些建设性的步骤可以解决自己的问题。

问题的想象 对于诸如忧郁和焦虑的问题，以及对于身体疾病或进食障碍，治疗师可以请求孩子把这个症状想象成某个客体对象，它开始自发改变，“忧虑的想法，就像字条随风飘起，粘在夏日云朵上，缓慢地飘过天空，云朵被风吹得越来越远，思绪像云朵漂浮，而你躺在地板上看着它们飘走。”

（1）“想象一下，你的问题是个物体。它有多大？它在哪里？”

（2）继续提问，直到发生自发的改变。

（3）邀请孩子在思想中自主检查问题，例如，围着问题跑一圈，从各个角度观察它，在想象中四处走动，距离可远可近。“当它在你身后，你的面前自由开阔时，感受怎么样？”

谁在困扰你 对于忍受内心负面声音折磨的孩子，我最喜欢的技术结合了外化技术、子模式工作和遥控治疗。这种技术带来了乐趣，因此也是对抗忧郁的好方法。

（1）向孩子打听那些恼人的内心对话：“想象一下，这个声音来自于某个人物或形象。你可以给它起个名字吗？它长什么样子？”

（2）打听其他方面：“这个形象是什么性别？是高还是矮？”

（3）询问不同的子模式：“它的声音是大还是小？是高亢还是低沉？你听到它的声音来自附近还是远方？”

（4）邀请孩子想象手里有一个神奇遥控器，他可以用它调节声音大小，改变音调高低，调成米老鼠的声音或者换成慢放声音。重复这个问题：“你的经历有什么改变？”

（5）请孩子想象，这个人物膨胀起来，比本来的体格大多了（“就像米其林小人”），然后又缩小了，可以放在旁边的那张边桌上。再次提问：“现在有什么变化发生？”

（6）工作继续，直到孩子发现某个变化给他带来了极大的缓解和放松。作为练习的结束语，做出如下评论：“很高兴得知，这个方式对你有用，而且你可以练习它。”

内心的啦啦队 如果孩子没有真正的家人作为支持者，这种想象技术会有所帮助。

（1）“想象一下，你召集了一个团队来帮助你。”

（2）“写下所有能给你加油鼓劲的人、事件、地点、策略和令人愉快的念头，以及能让你感受到支持的一切。”

- 人物；
- 事件，如最爱的滑雪运动；
- 对象，如一个证书、一支曲棍球棒；
- 地点，如你最喜欢的扶手椅，度假地的长凳；
- 策略，如制订一个计划；
- 其他，如想着你的小狗就在身边。

（3）“想象一下，在你生活中的美好场景里带上这些啦啦队成员，而当你感到压力的时候，也要带上他们。”

想象一个最喜欢的活动 想象有关运动的活动，很多孩子对此的反应都很好，这些活动在压力很大的情况下，可以作为强大的资源被调动出来。骑马、滑雪、踢足球、骑自行车或跳舞，此类活动都能带来快乐，并产生安全的、有自我效能感的经验。

（1）打听孩子熟悉的某项最爱的活动，他在进行这项活动时会感到愉快，如果他还发生了心流体验，那就最好了。让孩子简要描述一下场景。

（2）引领孩子进入这个想象中的场景，给他描述进行这个最喜欢的活动中身体的体验。注意孩子的反馈。

（3）结束想象练习，通常辅以提示，告诉他只要当他需要时，他就可以沉浸在这种美好感受中，这会令人感到非常愉悦。

（4）与孩子约定，面对压力场合时，他要在想象层面上唤醒这种活动体验，和它一起投入到这种场合中去。

▼

进行了悖论角色扮演之后，埃丝特重返校园。她拜访了她的朋友们，还能去购物，但是她的内心还不是很有安全感。在一次单独会谈中我们使用了一项资源——她喜欢骑马。由于我对马不是很懂，她不得不非常详细地向我描述她的美好感受：骑在自己心爱的马背上，让马儿前进，体会到：“这么巨大的动物真的会如你所想的去行动，你真的可以信赖他的力量”。带上这种感觉，想象骑在马背上，这只是一个小小步骤，然后去购物、去骑马，或者去拜访邻村的朋友。无论你是骑着自行车还是步行，都无所谓，我们都可以唤醒那种超棒的感受。

想象成功场景 与之前的技术类似，此任务基于唤醒真实的成功经历作为资源体验。这种想象资源是基于实际经验还是建构而来的，质量上来说差异很大。

（1）请求孩子：“生动地想象出一个美好场景，你特别棒地完成了什么事。进入场景1～2分钟，允许自己去看、去听、去体验取得成功后的感觉！”

（2）中断想象，简短谈论一下这个资源体验，随后唤起问题场景：“现在想象一下，你要去考试，想象一下，你在手球场，感受到你的凝聚力量。你可以接住球并用尽全力。你不会接住每个球，也不会回答每个问题。但是总体来说，你的内心有充满了力量的感觉。”

想象的时光机器 在治疗进入死胡同或者治疗停滞不前时，我们可以提供以下创造性练习：“你肯定看过什么电影，里边有个时光机器。这是很棒的一件事：人们踏入这个机器，设置好他想去旅行的时间段。假设我们整个房间就是这样一个时间机器，假设我们可以选择我们要去的未来的某个时间点和某个地点。彼得，你想去哪年？你在未来的这一年会做什么呢？”

针对解决方案的想象 想象积极的未来情境，这种想象就像一个来自未来的旋涡。如果不提出针对未来的假设性问题，作为替代，治疗师可以当着父母的面递给孩子一个真的（必要时一个想象中的）水晶球。之后我解释：“这个梦幻水晶球可以让我们（尽管有点模糊）看一眼未来。”我先问孩子：“你可以朝里边看，看看未来的一到两周。你能看见什么？发生了什么事？”然后，所有在场的人都会被轮流问到他们在“水晶球”里看到的事物。另一种变体是，你可以给孩子一个“真的”或者想象中的魔杖，让其给未来场景施魔法，使一切都顺顺利利。“假设，你有一根魔杖和三个神奇的愿望，你会给什么施魔法？你们每个人都会做些什么？”

想象的恍惚解决方案 这项技术可以很好地在团体和家庭中实施。首先进行身体的专注练习或者呼吸练习。然后引导该家庭进行一次幻想旅行，前往一个未来想象中的地方，他们在那里会发现：“一切又好起来啦。”要求家庭成员环顾四周，说说他们具体做了什么。

看不见的家庭干预 治疗过程进展艰难或者进入治疗的死胡同时，以下问题可以用来激发来访家庭解决问题的能力：“如果你们一家做出了某项发明，发明了一种秘密武器或魔法工具，能特别有效地帮助其他遇到相同情况的家庭，那么它是什么样的呢？”来访家庭通常会提出非常有创意的想法，这些想法可以在后续治疗过程中加以运用。

想象一下，你就是问题 不将问题外化或淡化，我们也可以把问题具象化。对于能感到家人间的情感，不会把孩子当替罪羊的家庭，这项技术是适合的。要求孩子完完全全走近他的症状、他的恐惧或他的痛苦，然后变成它，而不是跟症状（恐惧或痛苦）做斗争。可以询问该症状对孩子有什么意义。随着孩子放弃对抗症状，改变即变得可能。在看牙医时，孩子可以沉浸在自己的疼痛中，然后体会疼痛如何随着器械震动而变化，被这种波浪带入另一个世界。

想象及内心部分工作 儿童会内化他的照顾者，同时内化他们的特质和特征；他们内心还接纳了家人之间关系建构的方式和性质。有些成分敞开接纳，其他成分不受好评，宁愿隐藏起来。这些内心部分展现了某种形式的想象中的家庭。进行内心部分工作的目的在于，接触儿童人格的各个部分和找到融合不佳的一面。

与自己孩子打交道的经历，会唤醒父母经历过的童年时光，调动内化已久的与私人相关的部分。内心的声音可能是友善的，但也有破坏性的声音给父母施压。如果父母对孩子的各种问题“长篇大论”，而这些问题其实主要与孩子无关，只是父母的预测，这种情况就适用以下技术。

（1）请求该家长："想象一下，你的孩子坐在你对面的椅子上。在想象中，跟他换一下座位，现在你变成你的儿子或你的女儿。"

（2）"给孩子赋予声音。作为你的儿子或女儿，你来讲讲跟你的父亲或者母亲一起时的感受。"

（3）"换座位，作为你本人，谈谈你的感受。"

（4）"来回换几次。"

（5）继续此操作，直到该家长获得了不同的视角。

此项干预的目的是建立更好的联系，让父母的成年人部分和儿童部分更好地整合。与想象中的亲人对话，也适用于丧亲经历或是重要人物无法参与治疗谈话的情况。

17岁的安可，因为超重而接受治疗。她的背景是明显的抑郁情绪和自尊问题。安可一直都是"父亲的小女儿"，两年前父亲因肿瘤去世，她对此一直难以接受。她母亲迅速找到了一位新伴侣，而安可根本没有办法和继父好好相处。她也没有真的得到母亲的支持，母亲的主要精力都放在了再婚丈夫身上，女儿觉得没法与她沟通。

我跟安可说，我完全可以体会她在重大丧失之后的低落情绪，对于她的境遇，她感到孤独和悲伤是可以被理解的。主要的干预在于，让她先在会谈中与父亲进行一次交谈，随后在家再进行一次，跟父亲讲讲她的生活，请求他的建议和安慰。在下一次的谈话中，安可显得很感激，而且比之前高兴得多。她感到了自己的能力，她说她已经明白，父亲肯定希望她过得好。我们约定，她应该在想象中时不时地向父亲报告她的情况。

加强内心团队　如果"内心家庭"里有彼此冲突的派别，或者一个年轻人想要做到一些相互不一致的事情，那么对这些问题的解决方案，我们可以将其设计得复杂一点。

（1）与孩子一起明确问题的定义。

（2）询问他，哪些内心部分参与其中。有些部分不受喜爱，其他的深受认同。

（3）请孩子介绍这些方面，好像它们是不同的人一样。

（4）为这些内心部分起个名字：“混乱老大妈”“理智女士”。

（5）为了强化这个练习，可以进行一遍放松训练，引导他关注内心：“去内心中宁静的地方。”

（6）提及一个反映内心冲突的场景：例如，希望改变，同时又害怕不得不放弃什么。

（7）提出请求，让青少年内心团队的各个成员都参加圆桌会议，让他来主持。要求青少年继续推进，直到出现一个好的解决方案。

（8）提出一个计划或一个解决方案的建议，和各个内心部分一起详尽探讨。

（9）指导青少年担任主持人的角色。

（10）如有必要，可以引入“内心智慧之声”作为顾问。

内心顾问 用想象技术可以激活内心顾问和提供帮助的内心部分。我常常将这种技术介绍为“哈利·波特疗法”，并问孩子，他是否还记得，尽管哈利还小，他却掌握了最强大的魔法，这个魔法是什么。这个魔法在他遇到最大的危险时会保护他，这就是“呼神护卫”！哈利使用这一魔法，召唤一只雄鹿作为去世的父亲的形象（帮助者形象），这个形象在他对抗黑暗势力时总站在他的身边。

漫画英雄的三种解决方案 在有关系统的雕塑技术章节我已经介绍了漫画疗法。下面的技术着眼于想象层面。

（1）挑选漫画英雄。让孩子闭上眼睛，选一个他最喜欢的漫画英雄，这个英雄可以在他有问题、有烦恼的时候帮助他。当漫画英雄“准备就绪”时，请孩子点点头。

（2）三种解决方式。让孩子闭上眼睛，假装自己最爱的漫画英雄提出了三种解决方案。如果孩子设想的漫画英雄曾经在某个漫画故事中提供救援，会有所帮助。当孩子受到帮助时，请他再次点点头。要给孩子留出足够多的时间！

（3）要求孩子从漫画英雄的三个建议中选出最适合的解决方案，你可以说：“请你选一个在你看来最适合的借鉴方法，如果你选好了，请点点头。”

（4）化解：请孩子想象一下，对于之前的问题领域，他可以如何使用这个“最好的解决方案”。确保孩子有充裕的时间，温和地鼓励他，让他尽可能详细地想象一下呈现于内心的最后阶段的画面。当孩子感到“真的好多了”时，请他睁开眼睛。

不得不接受痛苦的牙科治疗的孩子，可以将疼痛想象成颜色或声音，然后可以画一画，这个漫画英雄怎么把这种颜色或声音变形，变成某种听起来更舒服、看起来更舒服，或者感觉更舒服的东西。

观察者技术　一种与沉重经历分离和保持距离的能力，对孩子是有用的资源。

（1）和孩子一起选出某个问题场合。

（2）进行一次幻想旅行，让孩子从一个高高的眺望台上以一个观察者的角度，距离遥远地俯瞰下来（就像从山顶、观景台或者飞机上眺望一样）。

（3）询问一下，孩子在经历和看法上发生了什么变化。

（4）建议孩子，让他想象一下站在上面观察自己如何熬过一个艰难的状况。

（5）给这次练习做个圆满的结束。

红气球　当因为种种压力堆积如山，家人筋疲力尽时，我觉得这种技术有特别的意义。

“请你们闭一会儿眼睛。注意呼吸的进出。感受每次呼气之后又如何吸气。在思想中散散步想象自己走过一片宜人的夏日草地，在几棵树背后，你发现了一个巨大的红色热气球。如果你允许自己走上前，你能看到热气球的吊篮仍然用绳子绑在地面上。气球甲板上放着敞开的空空的箱子，你可以把烦恼都装进去。把你所有想摆脱的问题全放进去，因为在气球外边，你会找到一把剪刀，你可以用它剪断绳子，一根接着一根……气球摇晃起来，想带着负重飞起来。

你剪断了最后一根绳子，气球升空了，越飞越远。你还在地面上观看，它变得越来越小，直到你几乎看不见它的颜色，变得只有大头针大小。你问你自己，是不是根本看不到了。你可以开始在这里四处看看了，就在这里的地面上。”之后，我会说这句话：“当你需要的时候，可以随时使用这个气球！”

第二个观察者 和其他多种分离技术一样，这一干预也可以追溯到米尔顿·埃里克森。如果孩子需要接受手术，害怕上学或者父母与某部门即将进行严肃谈话，我就喜欢使用此技术。

▼

“想象一下，卡拉，你在电影院里，电影院里有很多排空座位，你看向银幕，电影开始了……对正在播放的电影，你很熟悉。在前方的银幕上，你看到了你的问题场景，你能看见，那个银幕上的卡拉带着虚影微颤。接下来，我请你从身体里走出来，让你的身体坐在第八排继续观看，而你则继续向后走。现在，你可以观察一下你的另一个自我怎么观看银幕上发生的事情，而在后面，你找到了放映厅，那里一个人都没有，你只看见架子上放着一大堆电影录像带。你可以从控制室再次向外看，看见另一个自己仍然在看那部老电影。你可以问自己，什么时候才可以做出决定：你还想继续看这部老电影，让它播放一遍又一遍吗？如果你想放映另一部电影，会是哪一部？过了一会儿，请你重新回到第八排，回到自己身体里，此时，前面仍然在播放卡拉为主角的这部老电影，直到你决定结束这部电影。此时此刻，你开始环顾四周，回到这间房间，回到现在。”

内心之旅 从结构主义的观点来看，我们拥有某种现实存在意义上的内心自我，可能是一种错觉。即使如此，谨慎地与这个可感觉、可辨认的自我打交道，也能增强自我价值感。首先，引领来访者轻松地转入内心：“有时候，在一些美好的时刻，我们与我们的自我非常亲近，也许是早晨，半梦半醒之间，也许是听音乐或跑步时，要是能更经常地体验到这种美妙的感觉，难道不好吗？跟自己做好朋友？”之后我建议：“向内感觉，感受你的最深的内核。当你非常靠近自己时会感受到什么？你可以用这种方式，在必要时去拜访你的内心，像一个好朋友一样，如何？”

20.5 梦

系统性创伤治疗工作更多地关注梦的过程，而非梦的内容，甚至梦中看似琐碎的方面也很重要，我们可以将其理解为孩子自我部分的表达。同样重要的是各个内心部分在梦中的关系和相互的联系。如果一个孩子在单独会谈中向我谈起一个梦，我会问：

- “梦里让你特别感兴趣的是什么？”
- “你在梦中的活跃能量如何？”
- “当你醒来时，感觉如何？”
- “用现在时讲述梦。选取那个最近似你的元素，替它发声讲话。”
- “哪个内心部分和你最不相似，你根本就不想与它扯上关系？”
- 重复演示梦中的内心部分，直到孩子自主发生改变。

探讨梦的工作类似于使用积木人偶寻找解决方案的工作。梦可以用积木人偶再度上演，以发展出梦的不同后续。重要的是，要停留在隐喻的、前运算阶段的层面上，相信自己的直觉，而不要去寻找“正确的”含义。可以用白日梦的方式重复梦境。通过帮助者形象的出现，治疗师可以引导一个“好一点的结局”。例如，害怕跌落可以转化为乐于飞行。

家庭的梦　梦是一种礼物，家人应当表示赞赏。我建议家人分享他们的梦境，并把它们记录在“梦的日记”里。早餐时，父母可以问：“你昨晚做了什么梦？”如果某个孩子讲了一个梦，父母可以明确地表扬他。即使是噩梦，也表明了内心发展的某种契机。重要的是，成年人对于孩子讲述梦境给予积极和赞许的反应。接下来，可以让其他的家庭成员讲述他们的梦，询问梦中的主要形象，讨论一下梦可能在表达什么。每个家庭成员都可以表达自己对梦的看法，自由讲述自己的想法。大家一起，给梦补上不同的后续，让梦有一个美好的结尾。对梦的平等讲述可以促进家人的情感表达和相互联结。梦被视为一种有助益的资源，帮助孩子克服某个正在面临的日常挑战。

第21章 系统式父母训练

21.1 简介

除了与儿童和青少年以个人或家庭为单位的工作之外，进行父母咨询或父母训练也是系统治疗的一种方法。本书介绍了很多技术可以帮助我们直接与儿童和青少年进行谈话，把他们纳入治疗过程。但是，针对儿童的工作方式并不是总有意义的，有些孩子还太小，无法从治疗中直接受益；而对咨询，青少年鲜有兴趣，尽管其存在的大量问题已经给父母带来了极大的痛苦和压力。比如，一个15岁的女孩持续减少进食，仍强烈拒绝任何治疗；一个15岁的男孩不去上学，宁可与朋友们一起在城市里转悠，毫无节制地酗酒。

系统治疗曾提出过各种家长训练的方法，其理论背景有时截然不同。这里介绍的模型旨在强化父母，同时也尊重孩子作为工作对象的地位，并寻求解决方案以强化亲子关系。

21.2 录像辅助的咨询和使用单向镜的工作

用摄像机和单向镜工作，长期以来这都属于典型的家庭治疗的工作方式。如今这已成为一种广泛使用的治疗和研究工具。两种方法都提供了更大的透明度，并增强了心理治疗的效果。

使用单向镜的工作方法起源于一个偶然的发现：家庭治疗师富尔韦勒（Fulweiler）在隔壁房间通过单向镜观察了一次测试的情况，看孩子如何受到在同一房间的母亲的影响。他回到治疗室，给母亲提出建议，就像教练一样，让母亲改变一下行为，然后再次退回到观察的角度。心理研究所的简·黑利听说了此事，开始和单向镜后的共同治疗师进行家庭谈话，共同治疗师对治疗师进行训练指导，通过电话、头戴式耳机或在谈话间歇加以商讨。

摄像机辅助的家庭疗法由阿尔热（Alger）和霍根（Hogan）发展而来。在与比文（Beaven）等行为研究人员的合作中，又产生了针对双人和三人的互动过程的微现场分析技术，这一技术如今已经成为婴儿研究的标准技术。

视频辅助咨询的根本思想在于，把父母甚至是孩子引导进入观察者的视角，让他们成为自己所作所为的专家。观看录影时，父母具备了家庭事件的外部视角。该技术使人们可以反复观察行为顺序，同时与治疗师交流评价和感受，从而发现另外的可替代的解决方案，找到其他行为方式的“脚本”。

家庭 – 频道 20 世纪 70 年代初期，简·黑利请求一批来自费城儿童指导医院的出身于贫困市区的青少年，制作反映他们日常生活的电影，他给他们一个摄像机带回家。有言道，“百闻不如一见”，我也要求来访者定期带来家庭录像，作为标准场景要有一个用餐场面，还可以选取一个自由场景（比如，游戏中的一家人）。我建议他们固定好摄像机让它自己运转（比如，做家庭作业时），这样一来，有很大概率能录制到这样或那样的突发问题场景。我和家人一起反复观看这些录像。治疗师更多地扮演教练的角色，帮助来访家庭发现和提升自身的责任意识。自我批评型的父母一开始总是很容易去说他们哪里做得不好。因此，我明确要求他们指出积极的行为事件。通过反复观看视频，传达了这种观念：“成功”的场景在日常生活中也大可一试。我们约定一两个具体步骤作为家庭作业。在下次会谈时，我们将详细讨论更多的录像。在会谈之间的空档，父母还可以从电话和电子邮件中获得支持。

对于多家庭团体，我的工作也包括视频反馈。无须多时，这些家庭就学会了循环提问的技术。家长和孩子都很善于观察，他们可以提供彼此相异而高效的反馈，如果反馈来自另一个家庭而非某些专业人士，就更容易被人接受。不同家庭一起观看家中场景的录像，做出评价："什么事进展顺利或哪些事其实可以换个方式？"他们从团体里选出一名"教父"，让他在训练会谈中当"专家"，站到观察室里，通过电话或耳机提出建议。

理解婴儿宝宝　孩子过度哭闹的父母前来参加婴儿会谈，父母和治疗师共同观看玩耍或喂养情况的录像。然后，他们会自己评估，孩子的信号什么时候会被很好地接收到，父母和孩子之间协调得好不好，有没有误解孩子的信号，抑或是孩子可能需要更多的安静，而不是被分散注意力。这种针对较短时段的视频辅助的父母咨询，增强了父母与婴儿打交道的职能力，能预防持续性的不适和紊乱。

21.3 "自力更生"模式

"自力更生"模式特别适合有发育问题或严重沟通障碍的孩子及交流能力弱的父母，不过其在与孩子的系统治疗和教育咨询中也普遍适用。这种方法最初由玛丽亚·阿尔茨（Maria Aarts）在面向自闭儿童的工作中发展而来，如今广泛应用于各种儿童问题。这种方式号称能提高父母的直觉式育儿能力。这种方式也请父母带上游戏和用餐时的录像并与治疗师一起观看，从而揭示发展的各种可能性。对于事件顺序不做解释或评价，而是父母先进行自我评估。

- 父母对孩子的信号理解了多少，对他的动机识别得怎样？
- 这些动机有没有被恰当肯定和提及？
- 用什么方式回应了孩子的动机？
- 父母对于特殊的发展需求适应得如何？
- 父母和孩子之间的节奏或互动如何？
- 父母有没有跟上孩子的行为、节奏和动机？
- 亲子之间的接触和共感好不好？
- 儿童的动机是否有一套结构流程？
- 父母的所作所为是否也有结构流程，有头有尾？
- 父母能否有效引领？

采取积极方针，开发父母的潜能。在共同评估时突显、揭示和强化其表现出职能力的方面，而不是去说教。哪怕是问题家庭，他们的“节目单”也包括好的和不那么好的行为方式，以及好的和不那么好的“电影场景”。与极端结构主义立场不同，“自力更生”模式的出发点是，人们总可以描述出父母拥有的某些职能力，这些职能力帮助孩子在社会性上自我发展。

作为该模式的一种变体，治疗师可以先与孩子进行游戏，而父母在单向镜后观看。某位共同治疗师可以对过程直接点评，也可以之后借助录像加以讨论。

21.4 家庭游戏疗法

此模式结合了系统和人本主义的治疗思想，并在实证研究中证明了其高度有效性。

首先，父母在单向镜后实时观察或观看录像，观察治疗师和他们的孩子在规定的框架条件中进行某种非指导性的游戏。游乐区配有手偶、积木人偶和绘画工具。治疗师向孩子解释相关规则和时间规定。孩子来决定他要玩什么以及怎么玩。通过反思式倾听，治疗师营造出一种充分理解、充分接受的氛围，鼓励情感表达并促进对关系的信任和信心。既不称赞，也不评价孩子的游戏。同样，也并不建议什么解决方案或者做什么规划，事情进展由孩子来决定。越界行为，如打人或扔东西，将会被指出来并告知后果，如果继续违反规定，后果会被执行。大约经过 10 ~ 12 场游戏会谈后，父母会从治疗师那里得到基于视频的反馈。

在角色扮演中，父母练习如何与孩子进行共情交流。在接下来的步骤中，先由一名家长，继而父母双方与孩子以结构化的方式进行扮演游戏。陪同的家长团体会一起观看游戏情况的录像，父母双方就成功的场景相互提供反馈。

从家庭游戏治疗中，孩子学会更好地接受自己，对自己的能力具备了更大的信心。父母可以更深入地理解孩子的成长状况、感受和个性。此方法的目的是改善家庭氛围、情绪表达和加强自我意识。父母应该识别孩子的需求，能够充满共情地倾听。参与到儿童的幻想世界，对很多父母来说并不容易。家庭游戏疗法旨在帮助父母更轻松地与孩子进行游戏互动。通过增强父母能力，他们就不再那么沮丧和无助，与孩子的真挚关系也得到了增强。

家庭游戏疗法也可以在该家庭的家里进行，干预的强度也由此提升。

21.5 游戏治疗

这种指令性的游戏治疗方式借鉴了依恋理论，并受到结构战略性家庭治疗的强烈影响。该方法最初是为有严重社交障碍的儿童而创造的，特别针对严重发育迟缓、反应性依恋障碍、调节障碍、注意力问题和自闭症。

该措施基于家有幼童的父母自发的、易于互动的身体游戏，这些游戏给安全的依恋打下了基础。该疗法称，其展示了父母与孩子之间成功而富有职能的互动。孩子体验到自己是值得被爱的，感到世界是一个安全有趣的地方。游戏具备特定结构，为在日常生活中习惯了各种不确定的孩子提供了一个安全确定的框架。治疗师确定会谈的流程，规定规则边界，确保气氛安定。游戏治疗时，父母也得到就像在家庭游戏疗法中那样，强化的训练指导，比如，他们如何自己有效地执行该模式。

第一步是结构化的互动观察。在进一步的治疗过程中，和孩子进行一些简单的游戏互动，例如，《布谷布谷》《烤，烤，烤蛋糕》和《来了一只小蜗牛》（一系列德语儿童歌曲），孩子从中体验到爱护的举动，体验到真诚、抚慰和支持。叽叽咕咕说个不停，打打闹闹玩个不停，再唱唱歌，和孩子“腻歪腻歪”。这些工作方法调动了所有感官，紧贴身体，促进调节能力和共情能力。这些游戏总体上符合那些富有职能的父母对待孩子的方式方法。

游戏中会设置挑战以激发进展增强自主性。治疗师主动邀请孩子参与进来，会重视他的需求，但是如果出现防御性的退行行为，治疗师会努力致力于联结。这么做主要传达了这样的信息：“和你在一起很好玩！”给孩子带来惊喜、刺激和乐趣，从而吸引了孩子的注意力。

游戏会谈充实紧凑，时长 40 ~ 45 分钟。在短期疗法的游戏治疗中，父母先充当观察者，坐在单向镜后或者观看录像。然后，帮他们准备好参与角色扮演并充当联合治疗师来发挥作用。让他们了解儿童的需求和发展主题。在共同治疗的前提下，治疗师与孩子一起玩游戏，而共同治疗师和父母在一起，他给出反馈，说明他们观察到的事情。之后，在治疗师的指导和督导下，父母演一遍游戏互动。与家庭游戏疗法一样，在这种疗法中父母也接受了某种形式的短期培训。在多家庭背景下，以及有目的探查的家庭治疗中，这项工作也富有成效。

21.6 家长作为团队

能够建立协同关系是家庭的一种关键能力。这不仅仅适用于父母之间的协调，也适用于家人和老师、医生或青少年福利机构工作人员之间的交往。我们要求父母始终团结一致，既不现实，也没法实践。父母双方态度和立场的差异是一种财富，让孩子看到观点的多样性，前提是他能感受到父母之间的依恋和亲密关系。

在与父母达成“共识训练”之前，有必要去检查哪些部分值得商定共同方针路线。母亲通常承担了大部分的家长工作。因此，在教育问题上，如果她有很多话要说，看来也很公平。如果无须共识来规定所有事务，并且可以商定固定的职责，那么父母就可以节省很多精力。如果一个父亲因为工作“义务”几乎不参与孩子的养育，却又不断干涉妻子的教育工作，这就远不是什么平等的家长关系了。

在咨询中，妈妈们总被指责，说她们没能坚定一致地定好规矩。可是妈妈们通常比爸爸们更多地参与现场，她们花更多的时间和青少年在一起，妈妈们深知这并不是爸爸们那些偶尔为之、强势登场的“客串演出”，妈妈们会使用更多的灵活策略，具备更持久的耐心。

父母可以拟定一系列任务清单，明确他们的职责：“什么对我们重要？父母哪一方负责什么？”父母双方也可以进行角色互换，这有助于提升自身的灵活度以及更好地理解伴侣。例如，让父亲负责调停的角色，而母亲持续施加制裁。

当一个青少年展示出大量问题（攻击性、自残行为、拒绝进食或者明显嗜睡）时，父母的协同能力将受到特别的考验。青少年所造成的困难，会迅速成为父母的主要问题，原本自己的问题则被搁置一旁。这种动力迟早会导致问题升级恶化，青少年可能不得不接受青少年机构的救助措施或医院治疗。

许多家长会表现出不安和无助。家庭暴力的牺牲品并非总是孩子，家长也可以被压榨、被虐待，甚至被殴打。在暴力的家庭情况下，核心问题不仅仅是攻击。主要问题是事情和暴力发生之后的万事太平，没有任何后果。父母双方通常意见不一，罕有展示父母的权威。家庭中形成的等级结构并不一致，父母给予青少年成年人地位，而他的行为并不符合成年人的标准："他已经够大了，他应该自己看看自己……""她已经很大了，我不能，也不想给她做什么规定。"父母态度并不坚定，有时无比善解人意，有时又是专断独行。父母希望社会管理机构能承担责任，这也是可以理解的。但是在较大的系统中，"青少年福利机构、医院或寄宿学校"的家庭模式很容易不断重复。在具有适当角色结构的社会环境中，人们对自己的行为负责，并以适龄的方式"正常"行事。另外，做精神病学的诊断结论则有利于受害者立场和责任的外部归因，而不是增强自我的责任感。因此，现有的诊断结论如果用大白话来说就是：该青少年"行为叛逆"，正"绝食示威""迷茫无助"或者"需要引导"。

这种治疗方式的目的在于，明确定义父母的角色，纠正等级结构并促进父母与更广泛的社会相关系统的协作。如果父母双方都感到对该青少年负有责任"并采取相应的行动"，进一步的恶化升级就能被阻止。作为第一步，治疗师必须设法让父母放弃防御性的受害者态度，阻止他们继续展示无助。在需要决断的时候，父母必须主动，成为"赞同变革的客户"。为了取得行动效果，父母必须表现出自己富有职能和坚强负责的一面，清楚定义他们的关系，制定明确的规矩和惩罚。治疗师应该防止青少年在父母面前表现得更有优势地位，他不应当与父母玩权力游戏，其行为应当符合他的年纪，被当作青少年看待，而不是成年人。

该策略仅着眼于开放的症状行为。关于更深层的动机讨论只会导致人们逃避采取行动。关键在于简单的日常琐事：每天上学，和特定几个朋友联系，在家里完成作业，放弃物质滥用或暴力。该方法基于四个基本步骤：解决急迫危机、应对预期挫折、替代父母家庭以及与这个年轻人一对一地谈话。

（1）强调父母的责任：

» "如果不是您，谁能帮助您儿子？"
» "他需要您的在场和指导。"

（2）帮父母准备好展开艰难探讨：

» “这将会变得很艰难。他会测试您。您真的准备好帮助他了吗？您真的愿意坚持下去吗？”

（3）和父母一起商量好他们是否想要使用该策略，让他们做出这个基本决定。如果父母坚定合作决心，再继续进行。

（4）让父母明确说明，他们要求青少年做什么。父母双方必须协调一致，列举实际可行的具体规则。“儿子晚上可以外出吗？如果可以，多长时间？你要求他开始找工作了吗？在家时你希望他如何表现？他应该什么时候起床？”讨论和调整这些规则是这种治疗方法的主要工作。如果父母只说些没有约束力的话，他们就必须具体描述他们的期待。

（5）与青少年进行一对一的谈话，看看他有什么目标和兴趣。检查一下协同的意愿。如果青少年具备了合作和负责任的态度，他的目标会在治疗过程中直接加以考虑。如果他表现得很不配合，以父母为中心开展工作就更有意义。

（6）检查一下有没有遵守规则和执行后果。父母的责任就是确保儿童与青少年遵守规则。

（7）帮父母准备好应对挫折和干扰行动。在改变了等级结构之后，兄弟姐妹、祖父母或同龄人可能会对索引患者产生同情，并对进展提出质疑。

（8）随着更多的进步，与患者进行一对一的会谈次数会增多，诸如工作和学习之类的日常生活问题进入讨论范围，意味着该疗法已进入了常规咨询。

如果父母或索引患者回避问题，那么重点仍然放在治疗目标上：“关键是要帮助凯蒂脱离危险的健康状况。爸爸是否太严格，这个问题不是现在的话题！”如果父母一方表达了离婚的想法，可以建议他推迟决定，等青少年过了这个阶段再说。住福利院，给威胁要自杀的人提供住院治疗，换成寄宿学校或者更换治疗师，这些都不是真正的解决方案。住院之后或者在寄宿学校放假之后，同样的问题又会出现：他完成任务了吗？他在为毕业而学习吗？

最大的陷阱是高估了父母的合作意愿。对治疗师而言，重要的是区分伪合作和真正的热诚。即使面对激烈的反应和抗议，治疗师也必须保持方针明确。激烈的大声争论会导致回避话题而转向其他主题，最终改变治疗策略。这种回避是适得其反的。父母需要力量才能取得治疗上的成功。因此有必要跟他们商讨约定，如何才能彼此给予情感依靠以及作为伴侣如何相互支持。偶尔充满爱的拥抱（当着孩子的面也可以）是一种相互强化的简单方式，彼此暗示："我们在一起。"治疗师可以通过不变的处方来强化父母同盟（见章节9.7）。

充满爱的破坏活动　许多父母不敢与叛逆青春期的少年公开进行权力斗争。瓦茨拉维克给家长推荐"非对称作战战术"，装傻扮弱，使自己看上去处于劣势，或者把孩子弄糊涂，在孩子发脾气时出乎意料地拥抱他；母亲就是"忘了"买吃的东西；"无意"地把这个青少年关到门外；把四处乱放的鞋子装到袋子里放进冰箱速冻层。把孩子的房间清理一空，因为父母要开个派对或者要翻新。这使青少年想"反叛"也没法好好"反叛"。

父母罢工　罢工期间，父母拒绝孩子的命令。父母不再提供任何服务，不做饭，也不给零用钱；用罢工海报或横幅动员公众。当他们的要求得不到满足时，就这样做。孩子违反规定的话可以给他开罚单。哪怕罚单马上会被扔进了垃圾桶，这也足以让青少年意识到，错误行为会有后果。电脑、网络和音响设备可以加以没收和"抵押"，只有遵守约定才被允许使用。父母还可以请一个"教父"来。通常会有这样一个人，也许是某个叔伯或者是体育俱乐部的教练，他的意见对青少年起点作用。一个热心的、身材健壮的邻居也知道如何赢得尊重，请他来也可以达到同样的目的。

▼

一位母亲，尽管有严重的步行障碍，但她仍在工作，她独自养大了16岁的儿子和18岁的女儿。她很快得出如下判断：她的孩子们让她用尽全力去服务他们，榨取了她的善良。在个人会谈里，她谈到她即将进行一次复杂手术。据说出院后几周之内双腿都不能用力，要卧床。她担心自己的孩子会忽视她，只在他们方便的时候才照顾她，而此时正值她无力防备的状态！我的干预是建议她邀请她最好的朋友和她的姐姐，她们深受孩子们喜爱。两位女士明确无误地表示："我们每天都打电话！你们的妈妈会制订明确的计划，计划好她卧床的时候，谁该做什么。如果听到任何一点抱怨，我们立刻就来拧掉你们的头！"

一项花费高昂的措施是固定陪伴者，即一个不分昼夜和孩子在一起的人，确保他变好之前不要任何花样。在德国，到目前为止，只有到遥远地方旅行时，出资者才会负担这种 1：1 的照管费用。在我的诊所里，我见过一对父母，为了防止儿子逃学，一学年都坐在教室门口，这取得了稳定的成功。秘密武器策略致力于让父母提前行动，而不是总在事态进展的后面追。父母预防式地规定好，什么时候属于越界，什么会自动触发后续措施，比如，申请青少年救助措施。

当青少年已经有对他人施以暴力并恐吓威胁的行为时，情况就不同了。如果是针对年纪较小的青少年，父母可以一起用体力压制他，比如，来个**熊抱**，以此明确表示："我们不允许你有任何暴力行为！"这种情况有必要诉诸公共社会，让青年福利院，（如有必要）让警察参与。如果青少年已经伤人，这是严重的危急情况。如果没有事先组织好外部支持，想给该青少年设定边界的主意可能会引发危险的事态升级。想要设定边界的前提是父母对孩子具有影响力，显然这恰恰是父母所缺少的。对于危机干预，重要的是立刻寻求帮助，首先给事态降级。在没把握的情况下，不要讨论争辩，更好的是确保受到攻击者的人身安全并向警察求助。在这种情况下，空虚的威胁只会适得其反。治疗师要想采取进一步的措施，必须先好好诊断评估，该家庭是否有足够的资源允许该青少年继续留在家中，还是有必要或者至少暂时性地采取机构安置措施。

21.7 父母在场

父母在场的概念是由奥默（Omer）提出来的。家庭、学校和街头的暴力行为可以通过非暴力抵抗的方法来回应；同时也避免了破坏性的事态升级。无须表现得专断独裁，父母也可以表现出权威。

在我看来，系统式父母训练是在表达对家庭治疗实用主义理论的反思。该方法针对治疗过程，治疗师的角色更主动。指导父母坚定维护自己的立场。这种方法着眼于积极依恋的力量，并促进相应的自我意识形成。改变的出发点并非是孩子，而是其父母。目的是改变该孩子的行为，但这个目的不会强化父母的权威。要让父母意识到，解决方案在于他们自己的行为发生改变。注重解决方案的父母训练着眼于改变家庭中的互动模式，这项工作方法符合这一要旨，而并不是经典意义上的家庭疗法。

强化父母的在场提供了一种框架背景，使我们有可能在亲子之间建立另一种关系。与结构策略性家庭疗法不同的是，重建父母权威在该方法中并非首要的。当父母更好地重视自我、更好地整合自身人格并更能感知自身的尊严时，我们则认为治疗产生了功效。与孩子接触的质量应该有所改变，传达出这个关键信息："你对我们来说太重要了，所以我们无法允许你如此恶行恶状。我们并不是要与你做斗争，我们是为了与你建立良好关系而奋战。"

在事态升级时要想解决问题，就设法阻碍该危险行为，不要尝试直接禁止，这一点跟非暴力对抗是相似的。"我不同意你的所作所为。我站在这里，我的立场坚定不移！"要避免指责和贬低，因为这只会导致毫无意义的对抗，也不要实施威胁和殴打，试图控制和道德宣教都只会导致相应的事态升级。尝试给该青少年立规矩、划界限也同样会导致冲突升级。

互有敌意的反复争辩会导致关系日渐疏远。尝试改变孩子，想要"最终战胜他体内的恶"或者想要彻底改变他的冲动，都毫无帮助。所以不要攻击他，也不要以牙还牙、以眼还眼。父母保持接触并采取自我立场："我在这里。我希望你的行为有所不同。我是你的父亲、你的母亲，永远都是！我不是孤单一个人。"在冲突中，父母不能失败离场，而要牢守家长的地位。

与其让孩子出去自己反思，不如让父母进来加以干涉。父母与孩子一起进入他的领地：他的房间、舞厅以及见朋友。这都提升了双方关联的强度。父母放弃受害者的角色，也无须成为挑事者，只要采取积极主动的立场即可。求助于公共领域和利用社交网联是重要的一步。父母把他们和孩子之间的问题诉诸公众领域，不是独自采取行动，而是寻求社会支持。孩子作为个人得到尊重，而父母也要尊重作为个人的自我，形成一种孩子不会丢脸、每个参与者都能共赢的局面。

关爱的包围 出现错误行为时，不应将这种干预作为自发反应，它应当被精心准备。父母常常只是对所发生的事件做出本能反应，而非预先有所准备。而对错误行为的发生，最好等到回过神后，来个"静坐抗议"。冲突场景伴随着高度的心理生理活跃度，使人忘乎所以失去自我控制。非暴力抵抗行动需要有自制力、意志力和消除自己恐惧的能力。"如果一个人说他是非暴力的，可以预期，如果有人伤害了他，他也会对他发泄怒火。”这种态度是指，尽管有正当的愤怒，他仍能以大局为重、尊重作为独立个体的孩子以及敞开和解的大门；这种态度本质上是精神性的。

（1）作为准备，请你和家长一起用 3 ～ 4 次会谈彻底演示一下，当他们的孩子使用言语暴力时，他们如何能放弃本能的角色反应，如何能展示立场。作为自我观察作业，请求家长写个清单，是哪些信念和信仰阻止了他们展示自主自信的立场。

（2）在会谈中和家长深入练习章节 20.2 提及的“专注到自我”技术。要求父母每天重复练习。目标在于控制自己的本能反应，即使面对挑衅行为也能保持沉默。

（3）与父母一起制作他们的社交网联图（“生态图”，见章节 6.6）。“哪些人可以加以动员，提供支持？”

（4）与父母一起起草一份书面公告，传达的中心信息是对问题行为说“不”。

（5）让父母选择合适的时间发布公告。

（6）如果担心发生暴力，必要时可以约定有支持者在场。

（7）公告。父母向青少年宣布，他们拒绝他的命令：“我们不想这样继续下去。”“我们不能，也不想这样生活。我们得到了支持。我们决定不再容忍你的行为。我们也绝不准备容忍你殴打自己的妹妹。我们将采取除了暴力之外的一切手段，来阻止你继续如此行为。你有什么想法，请给个建议。”目前为止参与程度较低的家长适合做发言人。

（8）父母专注于信息的告知。青少年的反应是否积极并非重点，他们对宣布的反应也无关紧要。这也并非某个权力地位的声明。无须讨论、威胁或升级事态，也没有训诫和辩解。面对挑衅父母，要处之泰然。

（9）用沉默回应青少年不理性的反应。

（10）如果预期问题行为很可能继续进行，就请求父母双方在青少年的房间前“静坐抗议”，同时内心保持冷静自持。“我们会坐在这里等待，等你提出你将如何改变行为。”

（11）如果预计会有大吵大闹的抗议，必要时必须提前通知邻居。作为预防措施，提前准备一张信息便条贴在门上，请求理解，以防万一警察敲门。家长还可以给学校老师发消息，说明自己的行为，以期从校方得到的支持。如果青少年年纪不大，家长可以用身体阻止他使用暴力或者在自己房间破坏东西。如果青少年朝某个家长发泄情绪，要保护自己不被攻击。

（12）面对要求和条件（“滚开，要不然我什么都不说”）将用沉默来回应，而任何有建设性的建议都可接受。

（13）“静坐抗议”可以根据耐心长短坚持 30 分钟到两个小时不等。即使青少年无理取闹，也加以讨论或威胁。结束“静坐抗议”时可以冷静地结论：“我们没有找到解决方案。”离开时，如果青少年发出胜利的喊叫，就轻声说：“你没法战胜我们。”

（14）如有必要，后续的“静坐抗议”也可以请教父教母们参加，这些人只需在场就可以阻止青少年进行身体或语言上的攻击。如果预计静坐罢工的时间不短，父母也可以准备好精心制作的三明治，带上一保温壶的热茶。必要时关闭房间里的所有电视和电脑，或者切断电源。

（15）在日常生活中，父母既不要表现愤怒，也不要展示同情。在平等沟通的意义上，小小的和解姿态可以表现尊重和关心，也可以即兴给青少年做几件展示好意的事情，为了向他表示：“我们和你依然在一起；我们反对的是你的行为。”为了避免留下自以为是或独断专横的印象，父母完全可以在日常生活中承认自己的错误。

如果青少年跑出去，跟上他是有意义的。父母大可以在他朋友的住所前“静坐”，以宣示自己的在场。如果儿子在外面待得太久，父母可以去舞厅要求他一同返家，拿不准的时候可以待在入口处，就像罢工纠察人员一样。有时候，父母必须请年假才能进行长时间的“静坐罢工”。父母在场的概念需要持久努力才能形成。

方法成功的关键点之一是动员支持者。如果缺乏提供支持的社交网联，治疗师必须先帮助家庭摆脱社交孤立，比如，进行多家庭团体治疗。关爱包围这一技术要求父母在不惜时间的同时，在情感上也要高强度投入。他们必须下定决心，看自己是否准备好在较长的时间里放弃日常生活，出于对孩子的爱，把解决问题作为生活的重心。

第22章 结局好，一切都好

22.1 简介

治疗的结束阶段是巩固已取得的进步的机会。除了改变症状行为这一层面，尤其关键的是改变家庭的自我形象，获得连贯一致、富有责任感的立场："我们理解发生了什么，我们知道作为家庭我们该怎么做才能克服困难，我们充满希望地展望未来。"安东诺维斯基（Antonovsky）这样谈及家庭一致感，贝特森认为这种变化在更高的层面上就是第二次学习。

在治疗即将结束时，孩子、家庭跟治疗师的关系发生了转变。此时的谈话不具备太多治疗性质，而是类似于较深入的日常相处。治疗师和家庭之间的关系和各自的角色必须重新加以探讨和定义。治疗有效时，治疗师和来访者之间会建立特别的关系。系统治疗通常是短期的，但是无论治疗时间的长短，孩子和他的家人在治疗结束时都会失去一个对他们已经很重要的人。

治疗的成功属于孩子和他的家人。理想的情况是，孩子和他的家人之所以取得进步更多的是因为他们自身付出了努力，治疗师的帮助只是其中的一小部分。我当然也乐于接受对我工作的认可，但是我会着重强调来访者的贡献："我很高兴咨询对你们有所帮助。但是正如我在第一次谈话中说的，我只是助人自助。主要工作都是由你们完成的！"这种态度阻碍了来访者对治疗师的理想化，也避免其依赖性，还增强了其自信心：“对将来的事情，我们自己都可以搞定！”不过这种工作方式得不到多少告别礼物，因为治疗师没被理想化。

良好的治疗收尾需要时间，也必须提前准备。治疗的结束阶段是一个过程，有开始、中间部分和结尾。早在治疗开始，我就谈到治疗结束时会是怎样的，这种感觉会出现：“我们已经实现了之前的计划”。如果治疗从正确的切入点开始，其中一个范畴明确的、可解决的问题已经被彻底探讨过，就能恰当终止。早在治疗的中间阶段，取得了第一个实质上的进展，家庭也走上了正确的方向，此时就应该讨论和准备告别。真正的治疗结束，本质上是一种结束仪式，回望过往，展望未来，以及人与人之间的告别。

22.2 结束治疗的技巧

播撒念头 在治疗谈话中，可以一再顺便播撒念头和画面，提及治疗结束后的时间。例如，我会谈起小孩子，他们两三岁时会变得越来越独立。他们很享受一次又一次地奔向自由，但是一小会儿之后就会回到妈妈身边加加油，充满安全感才能再一次奔向自由。有一天他们会感到足够坚定，可以独立了。于是，他们出门了，奔向生活，走进幼儿园，然后上学，等等。但是他们知道：“有一个人，我在他身边就可以加油、充电。”这种感觉依然美好。

有关一次良好的治疗结束的轶事 这是另一种方法，在治疗中期阶段就为结束做准备。例如，我会说：“不知道怎么回事，我突然想起了我以前的身体治疗师，几年前我在他那里接受过自我体验。鲁道夫那时跟我说，那些从治疗中真正受益长远的人，都会养成习惯，每天抽时间给自己举行一个小仪式，自己做点美好的事情。”我在旧金山接受治疗培训时，心理研究所的迪克·费施（Dick Fisch）一开始就与我讲过，Paloalto心理研究所在相关来访者治疗结束三年后总会对其进行一次病例谈话。当被问及在此期间生活如何时，一位来访者回答说：“生活总是一个问题接着下一个问题！”当被问及是不是治疗对他没有帮助时，他反驳说：“您没理解我的意思，费施博士！在您那儿接受治疗前，生活就是一个大问题，现在不一样，生活是由这儿一个问题、那儿一个问题组成的，这区别大着呢！”

中期结算　和其他的旅程一样，治疗也可以分成不同阶段。经过一系列谈话（6次或10次谈话），我会问：“在我们完成的会谈中，我们之前商定的目标你们完成了哪些？还有哪些没解决？还有什么其他的想解决的问题吗？”如果目标列表上还有几点没完成，我们可以在治疗结束前再安排另一段治疗。

量度表　量度表可以用来直观说明已经取得了什么成就。在治疗开始时绘制一个症状量表，可以用于检查已有什么进展。治疗师还可以请求来访者对当前情况做评估：“这个量度表从1～10，请你指给我看看，在我们第一次谈话前你感受如何。你今天又在哪一个数字上？进展了这么多，你都做了什么？假如你还想感觉更好一点，比如，改善5%，该怎么做呢？”

旧病复发的处方　治疗快结束时，我几乎总为病情倒退开处方：“如果你状态稳定、感觉良好，并且进食对你来说一直这么轻松，那么我当然和你们一样高兴。但是，如何应对病情反复也属于治疗的一部分。从我的观点来看，病情反复是一次锻炼的机会，让你能自己继续处理。在结束之前，如果自我怀疑再次出现，导致一两次的旧病复发，而你能坚持过去，我也会觉得很有意义。”另一个温和的变体是，治疗师可以建议孩子假装病情反复。例如，他可以假装在某个可怕的日子里，他的感受又深陷低谷。然后可以模拟一次复发，比如，假装出现了暴食行为，同时在自己的日记中补充一种新的警示标记，标明自己对这种方式的体验。

处方和应急计划　我们会好了伤疤忘了疼，这很幸运；不幸的是，我们也很容易忘记解决之路。为了准备治疗的结束，我经常会请来访者列出两张清单：一张清单名叫“我受不了的是……”另一张清单名为“困境和危险的出路”。这些救援处方可以保存在一个有趣的地方，好在“万一有个万一”的时候备用。

内在的陪伴者　这项技术利用了大小来访者总会使用的一种现象，即在困难的情况下与治疗师进行内心对话。

▼

一位母亲报告说：“之后我就问我自己，‘要是R博士，他会对这种情况说什么？’我在内心里听到了您的声音，然后我想，好，你已经忍受了你丈夫酗酒的问题那么久。多年后我终于与他离婚，那时我多么自豪。然后我儿子长到

16岁，来问我：‘你到底为什么非要和爸爸离婚？’我就把一瓶白兰地酒一股脑儿地全倒在他的床上，跟他说：‘就是这样，现在你知道为什么了吧？因为那时每个晚上我们家里闻起来都这么恶心！’我只是想问问你：我这样做了，有没有问题？”

儿童和家人作为专家 这是一种简单的干预措施，巩固了该家庭“我们就是成事的人”这种家庭观点。孩子和他的父母被宣布是专家，具备处理此类问题的重要经验和知识。在我的家庭医疗门诊时间里，有时我会邀请家庭来，让他们来给未来的医生和治疗师上课，告诉他们面对有类似问题的家庭时，他们应该知道什么。如果一个孩子面对一个和该家庭治疗初期问题类似的问题，那么我会在提供咨询时向他们打听有什么建议。

治疗效果的创意塑像 孩子可以画身体轮廓图形或者球形，一个也行，最好两个，分割成多个小格，像NANA宝石的切面那样[1]。第一幅图代表治疗前。问题区域或优势区域都用彩笔涂记，再写上标签：“我的焦虑”“我的快乐”。第二幅图则要反映出孩子的变化，哪些特质得到强化，哪些区域可能依旧保持灰色。

符号和隐喻 它们也同样适用于直观说明治疗效果。

(1)“找到一个角色或者童话人物、一个符号或一张图，能反映你们作为个人和作为家庭的变化。”

(2)“如果找个符号或者图片来分别代表过去的家庭、今天的家庭以及未来可能的家庭，会是什么呢？”

(3)“对这三个阶段的家庭状况，哪个能量歌曲、哪段旋律或者哪条格言正好对应？”

(4)“把这些想法设计成图片或者拼贴画。”

对于6～8岁的小孩，治疗结束时我们可以虚构一个胜利者形象：“除了你自己的名字保罗·穆勒，如果你还得到了一个‘胜利者’的荣誉称号，那么‘胜利者保罗·穆勒’会有什么特征？什么造型适合这位‘胜利者’？作为‘胜利者保罗·穆

① NANA是德国饰品品牌，其Logo是一个多切面的宝石图形。——译者注

勒’，你会开什么样的车？拥有哪些在未来能帮助到你的神奇武器？”这个形象可以画成图画或者轮廓图，填充上色彩、羽毛、闪光粉和小纽扣，以此展现出改变后的不同。

展望未来　把儿童和家庭置于想象中的某个未来时刻，然后，让他们用现在时描述他们在做什么、感觉如何：“假如三四年或者六年之后，我们偶然在大街上遇到了。那将是 20×× 年。你们显然过得很好。你在做什么？还在上学吗？有女朋友了吗？”现在再把目光投回“过去”，并问：“你们做了什么才取得了这些进展？你们是如何解决问题的？”我们可以用道具来强化这项技术，比如，一颗可以预见未来的水晶球，或者一条通向未来的时间轴。

为了给治疗结束做准备，我喜欢留个作业，让他们从未来给自己写一封信。请求孩子找个角落写个答卷，从未来的 20×× 年给现在的自己写一封信，信里说一说自己过得怎么样，已经跨过了哪些障碍。

生活的剧本　“想象一下，你的生活是一部电影，你扮演主角。你还记得电影里刚刚过去的几个片段。你怎么做到的，怎么跨越这些起起落落、艰难险阻的？你的人生电影叫什么名字？如果你意识到自己在电影里又是主角又是导演，那么下一章如何进行？再接下来又会怎样？你不必给自己承诺什么，只需要给以后的场景提出一些想法。那么最后的场景是这样的……当然电影还是会继续上映，你是不是会有一个幸福的结局？”

类似的比喻还有“生活就像一本书”：“如果你的生活是一本书，你是书中主角，那么过去的那一章叫什么名字？当你意识到你同时又是作者时，下一章将是什么样子的？”告别的一种简单形式是彼此致以良好祝愿和相互感谢。可以请家人会谈时带上一些象征物，以为展示疗法的体验有多特别。在这种场合下，你可以正式宣告孩子已痊愈，一切正常。

22.3 治疗结束仪式

真正的治疗结束阶段在本质上是一套仪式，包括回顾、展望及人与人的告别。

治疗师需要提前一些时间与来访家庭约定告别谈话。巩固治疗的进展也包括共同对所走过的路给予肯定。对于这样的回顾，有时需要两次或三次会谈，以此检测一些问题，这是值得的。

对家人的问题

- “这个孩子、这个青少年和这对父母都有了哪些改变？”
- “家庭发生了什么变化？”
- “哪些困难被克服了？”
- “如果类似情况再次发生，有什么经验可以作为资源使用？”
- “还有什么是悬而未决的；你们收获了什么？”
- “最有帮助的是什么？最没帮助的是什么？”
- “对于有类似问题的其他家庭，你们会给出什么建议？”

对治疗师的问题

- 治疗过程中有哪些重要时刻？
- 你看到了哪些资源和优势？
- 什么还悬而未决？
- 家庭还可能会面临什么样的障碍？
- 他们可能如何克服？

证书、证明和奖章　这些东西给治疗的结束赋予了庄重的色彩。治疗师可以给孩子正式递交一张狩猎怪兽的高分成绩单并颁发证书，再和家人一起摆出胜利姿态合个影。

礼物　这是结束仪式最关键的部分。做出回馈后，离开就会轻松一点。较小的孩子喜欢送自己画的画，一些父母会赠送一个与治疗具有某种象征关联的礼物来表示感谢。当我准备饮料和蜡烛来做一个美好的告别仪式时，来访家庭有时会带来一个蛋糕或者一些小饼干。如果你与观察小组有合作，就可以请他们加入最后的会谈。你可以交给孩子一个神奇的、象征性的礼物，它在比喻的意义上代表着治疗的一个关键元素。例如，一件T恤印着治疗的格言；一块象征石；一把彩色大水枪，用于狩猎怪物；给一个成功解决尿床问题的男孩送一本书，如《穿越沙漠》。家庭也可以给自己送个礼物，例如，不去做治疗了，而是在一段时间里，每周一起做些美好的事情。

有些小说会在正文叙述结束后，在后记中另外去记述一些主人公在接下来几年的所作所为。在治疗中也有类似的故事延续。多年以来，在完成治疗后，我都会提供两个或三个开放预约。在结束会谈上我会说明，我希望在三四个月后再次听到该家庭的消息，了解他们的近况。“您可以打电话约好时间，跟我讲讲你们一家人的情况。如果您遇上问题或者有什么疑问，需要一个建议，也可以给我打电话。当然您也可以过来告诉我，之后一切都很好。”

后记

我写这本书，作为一本实践指南，针对面向儿童青少年和家庭的系统性心理治疗工作，希望本书能激发治疗师们对形式多样的创造性干预措施的好奇。工作开始时，我希望汇总这些适合青少年与儿童的技术宝藏，其中既有语言干预，也关注行动型的干预措施。这些技术形成于不同的家庭治疗流派，历时数十年，是系统模式的一部分重要财富。治疗师不仅仅依靠语言形式的交流，就能在治疗过程中更好地听到孩子们的声音。但是孩子不总是改变的关键，许多父母总是觉得自己的声音没什么分量，其实父母强有力的在场就意味着家庭系统发生了重大改变。

形象化技术用于强化孩子和父母。这种技术引起视角改变，有助于将问题外化，在具象的层面上为解决过程打个草稿。在关系层面上，这类技术有助于把轻松带进过于严肃的着眼于问题的治疗过程中，并且增添了一点游戏的性质。

治疗技术会在特定的背景下发挥作用，比如，以治疗师、儿童和他的家庭之间的特殊关系为背景的情况下。拥有创造性干预手段作为良好的基础非常重要，即便如此，它们也不是真正本质的技术。比如，家谱图技术就可以用于不同的治疗程序和目的迥异的医学中。真正至关重要的是我们作为治疗师对我们的来访者以及对他们所遭遇的问题的**姿态**。系统治疗的关键是生态学的视角，看到抱怨和痛苦总是植根于互动关系中。

系统性干预非常受欢迎，也经常被其他心理治疗程序采用。但是这项技术能否像一块砖那样随意搬运，无须顾及这种治疗工作方法面对孩子、面对家庭及其发展主题时采取了怎样的姿态，我依然抱有怀疑态度。系统治疗远不只是另一种心理疗法，它提供了一种后设理论，这种理论促使我们心理治疗师进行思考，将人们的行为、思维和感受置于他们的历史和特定的社会政治框架里加以分类解释，从而使之可以被理解。如果全面了解孩子的生活情况，治疗师就更容易找到合适的技术，技术的效果也就明显更具针对性。因此，除了详细地、针对实践地介绍了干预手段及其应用之外，我还在书中具体探讨了治疗的基本立场和治疗系统的建构。

如果好的心理治疗的标准就是治疗过程活跃有趣，那么本书所展示的方法也大可以用于面对成年来访者的工作上。好的家庭疗法也是一种游戏疗法，利用这点来解决问题，可以让来访者再次发现自己富有创意和乐于游戏的一面。面对孩子开展工作，对于咨询师和治疗师来说是一种机会，可以将游戏、幻想和创造力融入工作，从而享受我们事业中的乐趣。

在本书的最后，我可能无法确定自己是否成功地表达了我的感想：给孩子成长的空间，与他们分享自己的经验，在成长之路上陪伴孩子走一段，然后放手让他们前行，这一切是多么深刻，会带来精神上的体验。除了以这种方式支持年轻人，这个世界上还有什么其他事情比这更值得一做吗？

参考文献

考虑到环保的因素，也为了节省纸张、降低图书定价，本书编辑制作了电子版参考文献。扫描下方二维码，即可下载全书所有参考文献列表。

版权声明

· 好书推荐 ·

基本信息

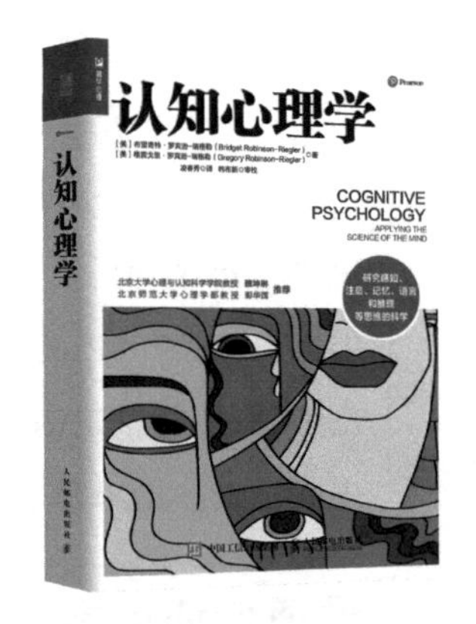

书名：《认知心理学》

作者：［美］布里奇特·罗宾逊–瑞格勒（Bridget Robinson–Riegler）

［美］格雷戈里·罗宾逊–瑞格勒（Gregory Robinson–Riegler）

定价：128.00 元

书号：978–7–115–54158–1

出版社：人民邮电出版社

出版日期：2020 年 10 月

认知研究的是什么

- 为什么考试中我总是觉得一些问题的答案呼之欲出，却又说不出来？
- 为什么我们在地下车库找不到自己的车？
- 为什么大脑会自动补全或修正未说完或说错的话？
- 目击者记忆是如何被重塑的？
- 口误是怎么产生的？
- 哪些心理过程让你决定起床去上课？
- AI 是如何思考的？

对于“思维”是如何进行的，以及该如何加以改善，一般人知之甚少。不过，对我们每天都在进行的思维过程，成千上万的“认知心理学家”已经进行了数不清的研究，并对思维机制有了极深的了解。在阅读完本书后，你就不会再是“一般人”了。

为什么选择这本书

- 经典心理学著作，了解和认识思维运作过程的百科全书；
- 中国科学院心理健康重点实验室副主任、中国科学院学位委员会委员、中国科学院心理研究所研究员韩布新教授审校；
- 北京大学心理与认知科学学院教授魏坤琳 、北京师范大学心理学部教授彭华茂推荐；
- 认知心理学本身跨学科，应用面广，涉及哲学、神经科学、人工智能、语言学、人类学；
- 《认知心理学》整体结构依据思维运作过程；
- 《认知心理学》包含大量趣味实验、现实思考板块，帮助读者更易掌握知识点。